骨ペディア

Bonepedia

骨疾患・骨代謝キーワード事典

編集
日本骨代謝学会

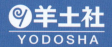

【注意事項】本書の情報について ──────────────────────────────
　本書に記載されている内容は，発行時点における最新の情報に基づき，正確を期するよう，執筆者，監修・編者ならびに出版社はそれぞれ最善の努力を払っております．しかし科学・医学・医療の進歩により，定義や概念，技術の操作方法や診療の方針が変更となり，本書をご使用になる時点においては記載された内容が正確かつ完全ではなくなる場合がございます．また，本書に記載されている企業名や商品名，URL等の情報が予告なく変更される場合もございますのでご了承ください．

序

　骨粗鬆症は最も頻度の高い疾患の1つといわれ，特に，高齢化社会においては増加の一途をたどっています．原発性骨粗鬆症に加えて，疾患やステロイド薬などによってもたらされる多様な続発性骨粗鬆症も少なくありません．しかし，いずれも脆弱性骨折を生ずると，日常生活動作を著しく障害します．一方，この領域の臨床医学の発展は目覚ましく，骨粗鬆症治療薬の台頭に伴い，骨量や骨質を改善し，骨折を減らすことが可能となりました．斯様な新展開は，RANKLやカテプシンKの発見をはじめとする日本骨代謝学会の先輩方が築き上げた多大なる基礎研究の成果が基盤となっています．

　骨格系は体を支持する重要な構造体ですが，骨・ミネラル代謝を司る重要な臓器でもあります．骨および硬組織は，構造的に脊椎動物の生命体を守り，骨・ミネラル代謝を介して機能的に生命基盤を支えるといっても過言ではありません．また，骨・ミネラル代謝の異常は多様な疾患を引き起こします．その代表が骨代謝異常症，すなわち，骨粗鬆症です．さらに，歯周病や骨転移など幅広い疾患群が含まれてきます．

　その多様性のために，骨・ミネラル代謝学は，解剖学，病理学，生化学，分子生物学，免疫学，再生医学などの基礎医学の全領域と交絡し，歯学，内科学・小児科学（代謝内科学，リウマチ学など），整形外科学，放射線科学などの臨床領域に至るまできわめて学際的，横断的，かつ重層的な学問です．実際，日本骨代謝学会の会員も，医学部，歯学部，薬学部，理学部，工学部など幅広い分野から集まってきています．だからこそ，多岐にわたる内容をまとめ，知識を整理し，できれば容易に理解を深めていく必要があります．

　本著では斯様な背景に応じるべく，「骨辞書」をめざして企画いたしました．キーワードとイラストを中心にして，骨・ミネラル代謝の基礎，機能と制御，病態と診断・治療に関して，日本骨代謝学会のオールスターともいえる学会員の皆様の英智を結集し，ご執筆いただきました．心から御礼申し上げます．骨・ミネラル代謝学に関する知識を整理し，10年先のこの分野の進歩を見据えて，新たな発見や新規治療の開発をめざして，次のステップへ踏み出すことが求められています．本著が新たな進歩の礎を築くことに資するものと期待しています．

2015年3月

日本骨代謝学会
理事長　田中良哉

Summary of contents
目　次　概　略

第1部 Overview　**骨組織とは**

第2部 キーワード解説　**骨・軟骨の機能と制御**

 1章　軟骨細胞の分化と機能
 2章　骨芽細胞の分化と機能
 3章　骨細胞の分化と機能
 4章　破骨細胞の分化と機能
 5章　骨髄環境と構成細胞の機能
 6章　骨を制御するホルモン，サイトカイン，細胞間因子

第3部 キーワード解説　**骨疾患の病態と治療薬・診断法**

 1章　骨の疾患
 2章　骨疾患の治療法
 3章　骨疾患の診断と解析法

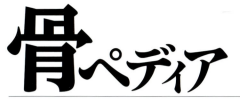

骨ペディア
骨疾患・骨代謝キーワード事典

Contents
目　次

◆ 序 ……………………………………………………………………… 田中良哉

第1部 Overview　骨組織とは

1　骨の進化 ……………………………………………………… 山口　朗　14
2　骨の発生 ……………………………………………………… 井関祥子　19
3　骨の血管・神経 ……………………………………………… 宿南知佐　25
4　軟骨内骨化と膜性骨化 …………………… 網塚憲生，長谷川智香　30
5　モデリング，リモデリングとミニモデリング … 網塚憲生，長谷川智香　36
6　歯の発生と構成細胞 ………………………………………… 大峡　淳　42

第2部 キーワード解説　骨・軟骨の機能と制御

1章　軟骨細胞の分化と機能

概論　軟骨細胞 ……………………………………… 小川寛恭，秋山治彦　51
Keyword 1　Soxファミリー …………………………… 山本浩司，秋山治彦　56
Keyword 2　プロテオグリカン ………………………………… 妻木範行　58
Keyword 3　ヘッジホッグ …………………………………… 西村理行　61
Keyword 4　CCNファミリー ………………………… 山本照子，松原琢磨　64
Keyword 5　小胞体ストレスセンサー ………………………… 今泉和則　67

2章　骨芽細胞の分化と機能

概論	骨芽細胞		竹田　秀	71
Keyword 1	コラーゲン		斎藤　充	76
Keyword 2	基質石灰化		大薗恵一	79
Keyword 3	Runx2		小守壽文	82
Keyword 4	Osterix		西村理行	84
Keyword 5	Maf		西川恵三	86
Keyword 6	BMP / Smad		今村健志	88
Keyword 7	オステオカルシン		檜井栄一	90
Keyword 8	PPAR		高田伊知郎	92
Keyword 9	古典的Wntシグナル		小林泰浩	95
Keyword 10	レプチン		福田　亨, 竹田　秀	98

3章　骨細胞の分化と機能

概論	骨細胞		上岡　寛	101
Keyword 1	DMP1		豊澤　悟	105
Keyword 2	SOST		岡崎　亮	107
Keyword 3	FGF23		福本誠二	110
Keyword 4	MEPE		道上敏美	112
Keyword 5	PHEX		福本誠二	114

4章　破骨細胞の分化と機能

概論	破骨細胞		高橋直之	117
Keyword 1	スフィンゴシン1リン酸		菊田順一, 石井　優	122
Keyword 2	RANKL / RANK / OPG		中島友紀	124
Keyword 3	TRAF6		髙見正道	126
Keyword 4	M-CSF / IL-34		中道裕子	128
Keyword 5	AP-1		松尾光一	131
Keyword 6	NF-κB		自見英治郎	133
Keyword 7	NFAT		高柳　広, 古賀貴子	136
Keyword 8	ITAMシグナル		篠原正浩	138
Keyword 9	非古典的Wntシグナル		小林泰浩	141

Keyword	10	DC-STAMP / OC-STAMP	宮本健史	143
Keyword	11	IRF8	髙見正道	146
Keyword	12	Bcl6 / Blimp1	宮本健史	148
Keyword	13	Srcファミリー	自見英治郎	150
Keyword	14	V-ATPase	久野みゆき	152
Keyword	15	ClC-7 / Ostm1	岡部幸司	154
Keyword	16	カテプシンK	手塚建一	157
Keyword	17	カルシトニン	安田重光, 和田誠基	159

5章　骨髄環境と構成細胞の機能

概論		骨髄環境	片山義雄	162
Keyword	1	破骨細胞と造血幹細胞	宮本健史	166
Keyword	2	骨芽細胞と造血幹細胞	溝口利英	168
Keyword	3	CAR細胞	長澤丘司	170

6章　骨を制御するホルモン，サイトカイン，細胞間因子

Keyword	1	PTH / PTHrP	竹内靖博	173
Keyword	2	性ホルモン	今井祐記	176
Keyword	3	VDR	増山律子	179
Keyword	4	ビタミンE	越智広樹, 竹田　秀	181
Keyword	5	MMP / TIMP	稲田全規	184
Keyword	6	Notch	山口　朗, 坂本　啓	186
Keyword	7	エフリン	松尾光一	188
Keyword	8	セマフォリン	林　幹人	190
Keyword	9	Cthrc1	竹下　淳	193
Keyword	10	TGF-β	林　幹人	196
Keyword	11	IGF	川口　浩	198
Keyword	12	FGF	川口　浩	200
Keyword	13	インテグリン	仲村一郎	202
Keyword	14	オステオポンチン	野田政樹, 江面陽一	204
Keyword	15	インターフェロン	小松紀子, 高柳　広	207
Keyword	16	TNF	北浦英樹	209

Keyword 17	IL-1ファミリー	宇田川信之	212
Keyword 18	IL-6ファミリー	宇田川信之	214
Keyword 19	IL-17	小野岳人, 高柳 広	216
Keyword 20	G-CSF	片山義雄	218
Keyword 21	ケモカイン	飯村忠浩	220
Keyword 22	miRNA	福田 亨	223

第3部 キーワード解説　骨疾患の病態と治療薬・診断法

1章　骨の疾患

Keyword 1	骨折の修復機構	酒井昭典	229
Keyword 2	関節リウマチ	小俣康徳, 田中 栄	231
Keyword 3	変形性関節症	池川志郎	234
Keyword 4	骨系統疾患	道上敏美	236
Keyword 5	くる病・骨軟化症	大薗恵一	239
Keyword 6	FOP	片桐岳信	242
Keyword 7	頭蓋顔面先天異常	森山啓司	244
Keyword 8	骨粗鬆症	松本俊夫	247
Keyword 9	続発性骨粗鬆症	竹内靖博	249
Keyword 10	ライフサイクルにおける骨の発育と老化	太田博明	252
Keyword 11	運動と骨	大島 博	254
Keyword 12	CKD-MBD	深川雅史, 風間順一郎	256
Keyword 13	多発性骨髄腫	安倍正博	258
Keyword 14	がんの骨転移	波多賢二, 米田俊之	260
Keyword 15	歯周病	北村正博, 村上伸也	262
Keyword 16	歯科矯正治療における骨代謝	菅原康代, 上岡 寛	264
Keyword 17	ONJ	米田俊之	266
Keyword 18	運動器疾患の疫学	吉村典子	269

2章　骨疾患の治療法

Keyword	1	ビスホスホネート	萩野　浩	273
Keyword	2	副甲状腺ホルモン製剤	竹内靖博	276
Keyword	3	SERM	斎藤　充	279
Keyword	4	活性型ビタミンD_3製剤	松本俊夫	282
Keyword	5	ビタミンK製剤	岩本　潤	284
Keyword	6	カテプシンK阻害薬	田中　栄	286
Keyword	7	抗RANKL抗体	杉本利嗣	289
Keyword	8	抗スクレロスチン抗体	松本俊夫	292
Keyword	9	抗IL-6療法	西本憲弘, 村上美帆	294
Keyword	10	抗TNF療法	田中良哉	296
Keyword	11	骨・軟骨の再生療法	妻木範行	298

3章　骨疾患の診断と解析法

Keyword	1	骨形態計測	遠藤直人	302
Keyword	2	骨・硬組織の染色法	網塚憲生, 長谷川智香	304
Keyword	3	微細構造解析	網塚憲生, 長谷川智香	307
Keyword	4	骨代謝マーカー	井上大輔	310
Keyword	5	骨密度測定	伊東昌子	312
Keyword	6	骨構造解析	伊東昌子	314
Keyword	7	骨の生体イメージング	菊田順一, 石井　優	316
Keyword	8	骨構成細胞特異的遺伝子改変マウス	石丸大地, 秋山治彦	319

◆ 索　引 321

執筆者一覧

◆ 編集
日本骨代謝学会

◆ 執筆 (五十音順)

秋山治彦	岐阜大学大学院医学系研究科整形外科学
安倍正博	徳島大学大学院生体情報内科学
網塚憲生	北海道大学歯学研究科 硬組織発生生物学教室
飯村忠浩	愛媛大学プロテオサイエンスセンター (PROS) バイオイメージング部門 / 愛媛大学医学部附属病院先端医療創生センター / 愛媛大学医学部附属病院人工関節センター
池川志郎	理化学研究所統合生命医科学研究センター 骨関節疾患研究チーム
石井 優	大阪大学大学院医学系研究科 免疫細胞生物学
石丸大地	岐阜大学大学院医学系研究科整形外科学
井関祥子	東京医科歯科大学大学院医歯学総合研究科 分子発生学分野
伊東昌子	長崎大学男女共同参画推進センター
稲田全規	東京農工大学大学院工学府生命工学専攻
井上大輔	帝京大学ちば総合医療センター第三内科
今井祐記	愛媛大学プロテオサイエンスセンター病態生理解析部門 / 愛媛大学大学院医学系研究科病態生理学講座
今泉和則	広島大学大学院医歯薬保健学研究院 分子細胞情報学
今村健志	愛媛大学大学院医学系研究科分子病態医学講座 / 愛媛大学プロテオサイエンスセンターバイオイメージング部門 / 愛媛大学先端医療創生センターバイオイメージング部門
岩本 潤	慶應義塾大学医学部 スポーツ医学総合センター
宇田川信之	松本歯科大学口腔生化学講座
江面陽一	東京医科歯科大学難治疾患研究所 分子薬理学
遠藤直人	新潟大学大学院医歯学総合研究科 機能再建医学講座整形外科学分野
大島 博	宇宙航空研究開発機構 宇宙医学生物学研究室
大薗恵一	大阪大学大学院医学系研究科小児科学
太田博明	国際医療福祉大学臨床医学研究センター / 山王メディカルセンター女性医療センター
大峡 淳	新潟大学医歯学総合研究科 口腔生命科学専攻口腔解剖学分野
岡崎 亮	帝京大学ちば総合医療センター第三内科
岡部幸司	福岡歯科大学細胞分子生物学講座 細胞生理学分野
小川寛恭	岐阜大学大学院医学系研究科整形外科学
越智広樹	東京医科歯科大学大学院医歯学総合研究科 細胞生理学分野
小野岳人	東京大学大学院医学系研究科免疫学
小俣康徳	東京大学医学部整形外科
風間順一郎	新潟大学医歯学総合病院血液浄化療法部
片桐岳信	埼玉医科大学ゲノム医学研究センター 病態生理部門
片山義雄	神戸大学医学部附属病院血液内科
上岡 寛	岡山大学大学院医歯薬学総合研究科 歯科矯正学分野
川口 浩	独立行政法人地域医療機能推進機構 (JCHO) 東京新宿メディカルセンター 脊椎脊髄センター
菊田順一	大阪大学大学院医学系研究科 免疫細胞生物学
北浦英樹	東北大学大学院歯学研究科 顎口腔矯正学分野
北村正博	大阪大学大学院歯学研究科 口腔分子免疫制御学講座歯周病分子病態学
久野みゆき	大阪市立大学大学院医学研究科 分子細胞生理学
古賀貴子	東京大学大学院医学系研究科
小林泰浩	松本歯科大学総合歯科医学研究所
小松紀子	東京大学大学院医学系研究科免疫学
小守壽文	長崎大学大学院医歯薬学総合研究科 生命医科学講座細胞生物学分野
斎藤 充	東京慈恵会医科大学整形外科
酒井昭典	産業医科大学医学部整形外科学講座
坂本 啓	東京医科歯科大学大学院医歯学総合研究科 口腔病理学分野
篠原正浩	東京医科歯科大学大学院医歯学総合研究科 / 独立行政法人科学技術振興機構さきがけ
自見英治郎	九州歯科大学分子情報生化学分野

宿南知佐	広島大学大学院医歯薬保健学研究院 基礎生命科学部門生体分子機能学	波多賢二	大阪大学大学院歯学研究科生化学教室
菅原康代	岡山大学大学院医歯薬学総合研究科 歯科矯正学分野	林　幹人	東京医科歯科大学大学院医歯学総合研究科 分子情報伝達学/科学技術振興機構 ERATO高柳オステオネットワークプロジェクト
杉本利嗣	島根大学医学部内科学講座内科学第一	檜井栄一	金沢大学医薬保健研究域薬学系
高田伊知郎	日本大学医学部生体機能医学系生化学分野	深川雅史	東海大学医学部内科学系腎内分泌代謝内科
高橋直之	松本歯科大学総合歯科医学研究所	福田　亨	東京医科歯科大学大学院医歯学総合研究科 細胞生理学分野
髙見正道	昭和大学歯学部歯科薬理学講座		
高柳　広	東京大学大学院医学系研究科	福本誠二	徳島大学藤井節郎記念医科学センター
竹内靖博	虎の門病院内分泌センター	増山律子	長崎大学大学院医歯薬学総合研究科 分子硬組織生物学分野
竹下　淳	国立長寿医療研究センター研究所 運動器疾患研究部	松尾光一	慶應義塾大学医学部細胞組織学
竹田　秀	東京医科歯科大学大学院医歯学総合研究科 細胞生理学分野	松原琢磨	東北大学大学院歯学研究科 顎口腔矯正学分野
田中　栄	東京大学医学部整形外科	松本俊夫	徳島大学藤井節郎記念医科学センター
田中良哉	産業医科大学医学部第一内科学講座	溝口利英	松本歯科大学総合歯科医学研究所
妻木範行	京都大学iPS細胞研究所 (CiRA) 増殖分化機構研究部門 細胞誘導制御学分野	道上敏美	大阪府立母子保健総合医療センター研究所 環境影響部門
手塚建一	岐阜大学大学院医学系研究科 再生医科学専攻組織・器官形成分野	宮本健史	慶應義塾大学医学部整形外科
豊澤　悟	大阪大学大学院歯学研究科口腔病理学教室	村上伸也	大阪大学大学院歯学研究科 口腔分子免疫制御学講座歯周病分子病態学
長澤丘司	京都大学再生医科学研究所 生体システム制御学分野	村上美帆	東京医科大学医学総合研究所難病分子制御 学部門/大阪リウマチ・膠原病クリニック
中島友紀	東京医科歯科大学大学院医歯学総合研究科 分子情報伝達学	森山啓司	東京医科歯科大学大学院医歯学総合研究科 顎顔面矯正学分野
中道裕子	松本歯科大学総合歯科医学研究所	安田重光	埼玉医科大学内分泌・糖尿病内科
仲村一郎	帝京平成大学健康メディカル学部	山口　朗	東京医科歯科大学大学院医歯学総合研究科 口腔病理学分野
西川恵三	大阪大学免疫学フロンティア研究センター 免疫細胞生物学	山本浩司	京都大学学際融合教育研究推進センター 健康長寿社会の総合医療開発ユニット
西村理行	大阪大学大学院歯学研究科生化学教室	山本照子	東北大学大学院歯学研究科 顎口腔矯正学分野
西本憲弘	東京医科大学医学総合研究所難病分子制御 学部門/大阪リウマチ・膠原病クリニック		
野田政樹	東京医科歯科大学難治疾患研究所 分子薬理学	吉村典子	東京大学医学部附属病院 22世紀医療センター関節疾患総合研究講座
萩野　浩	鳥取大学医学部保健学科	米田俊之	インディアナ大学医学部血液/腫瘍内科学部門
長谷川智香	北海道大学歯学研究科 硬組織発生生物学教室	和田誠基	武蔵藤沢セントラルクリニック

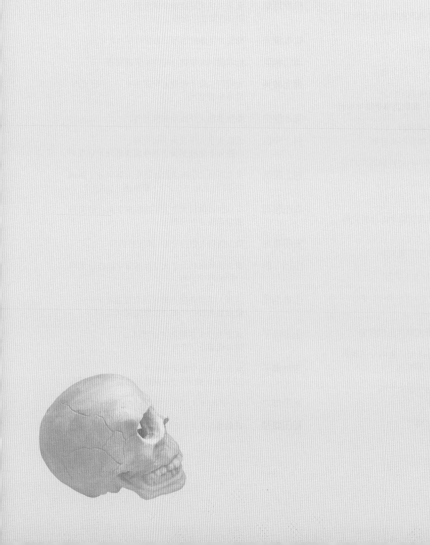

第1部 Overview

骨組織とは

第 1 部 Overview　骨組織とは

1　骨の進化

山口　朗

1. 骨はどう進化したのか？ —水生から陸生へ

　5億4千年前のカンブリア期，海中でさまざまな形の生物が誕生し，2億年後の3億4千万年前に脊椎動物が初めて上陸したと考えられている．その後，われわれ人類の骨格が形成されるまでに，脊椎動物の骨格は環境に適応してさまざまな変遷を遂げてきたと推測できる．

　特に，水生と陸生の脊椎動物との間では生活する環境要因が大きく異なるために，水生から陸生に移行したときに骨格にもダイナミックな構造的変化が起こり，新たな機能を獲得したと想像される．水生脊椎動物は浮力に助けられて活動するために彼らの受ける重力は約1/6 Gといわれているが，陸生脊椎動物は常に1 Gの重力に抵抗して活動している．

　また，水生脊椎動物と陸生脊椎動物ではカルシウムの摂取法に関しても大きな差異がある．水生脊椎動物は周囲の水にカルシウムが含まれているために（淡水のCa^{2+}：0.4〜12.0 mg/dL，海水のCa^{2+}：40.8 mg/dL）[1]，生活に必要なカルシウムは効率よく水中から採取することが可能で，生体内にカルシウムを貯蔵するための組織，器官を必要としないかもしれない．しかし，陸生脊椎動物はカルシウムが存在しない空気中で生存するために，生活に必要なカルシウムは食物から摂取する必要が生じ，骨格がカルシウムを貯蔵する組織，器官として重要な役割を担うようになったと考えられる．

　以上のように水生脊椎動物と陸生脊椎動物の骨格は，重力に対する抵抗性とカルシウム貯蔵庫としての機能の点で大きく異なり，このような差異は骨格の形態と機能にも反映されていると想像できる．そのため，このような観点から種々の脊椎動物の骨格を解析して水生脊椎動物と陸生脊椎動物の差異を明らかにすることは，われわれの骨組織の恒常性の維持機構や骨疾患の発症メカニズムの理解を深めるとともに，骨疾患の新たな治療法を理解するのに重要なヒントを与えてくれるであろう．

2. 骨細胞/骨細管系ネットワークの進化

1) 骨細胞の役割

　哺乳類の骨細胞は石灰化した骨基質で取り囲まれており，骨細胞の細胞突起を含

む骨細管系を介して隣接する骨細胞と緊密な細胞間ネットワークを形成している．われわれの骨組織では，古い骨が吸収（破壊）され，そこに新たな骨が形成されるリモデリングとよばれる現象により，その構造，機能が維持されている（⇒**第1部5**）．皮質骨ではオステオンという構造が，海綿骨ではパケットとよばれる構造が，リモデングの基本ユニットとなっている．古い（修復の必要な）オステオン，パケットが骨細胞により認識されることが，骨リモデリングのトリガーになると考えられているため，骨細胞は力学的負荷の感知を担う重要な細胞で，さらに骨代謝を調節する司令塔的な細胞としても注目されている（⇒**第2部3章 概論**）．

2）魚類の骨

現生の進化した硬骨魚類では，骨細胞をもたない骨（無細胞性骨）から骨細胞をもつもの（細胞性骨）まで多様な骨がみられる．basal teleost（下位真骨類）に属する魚類の骨では骨細胞がみられるが，advanced teleost（上位真骨類）に属する魚類では骨細胞がないとされている．basal teleostに属するゼブラフィッシュの椎骨表面は扁平な骨芽細胞で被覆されており，骨内に封入した円形または紡錘形の細胞（骨細胞）がみられ，これらの細胞を連結する骨細管系の発達は哺乳類に比べると悪い（**図1A, B**）[2]．一方，advanced teleostに属するメダカの椎骨は，表面が扁平な骨芽細胞で被覆されていたが，骨内に細胞の封入（骨細胞）のみられない無細胞性骨であった（**図1C, D**）[2]．

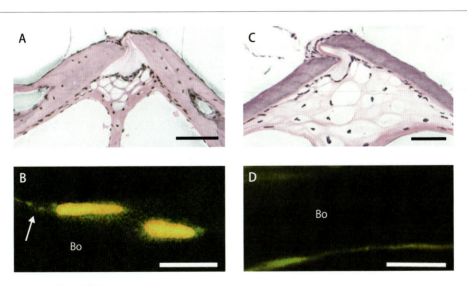

図1　魚類の骨組織
ゼブラフィッシュ椎骨（A，B）とメダカの椎骨（C，D）．A，Cは鍍銀染色を施してから，ヘマトキシリン・エオシン染色を行った．Aでは八の字型の骨組織（ピンクに染色）の内部に紫色の骨細胞が認められる．Cでは骨組織の内部に骨細胞が存在しない．B，Dはファロイジン染色で，骨細管系は緑色に染色されている．黄色は骨細胞の核．B）ゼブラフィッシュの骨では骨細管系がみられるが，その発達はよくない（矢印）．D）骨（Bo）中には骨細胞，骨細管が存在しない．各バーは50 μm（A，C），10 μm（B，D）．（文献2より転載）

魚類で無細胞性骨と細胞性骨が形成される機序として，2つの説が提唱されている．1つは，無細胞性骨での骨形成の初期にも骨芽細胞が骨基質に取り込まれて骨細胞となるが，骨形成の進行に伴い骨細胞が死んで無細胞性骨になるという説である．他は，無細胞性骨の形成過程では骨の石灰化に伴い骨芽細胞が後退し，はじめから骨基質中には取り込まれないという説である．一方，無細胞性骨をもつといわれているタイの下顎骨では骨小腔の存在が明らかでないが，骨内にシャーピー線維を含む管状構造がみられ，その中に細胞の突起が存在しており，これらの細胞も骨細胞の一種と考えられている．

　最近，メカジキの骨組織は，骨細胞のない無細胞骨からなるにもかかわらずオステオン構造を有し，リモデリングが起こっていることが報告されている[1]．この結果は，骨細胞以外の骨の構造と機能を維持する重要な機構が存在することを示唆するので，その同定が重要であろう．

3) 両生類，爬虫類，哺乳類の骨

　両生類，爬虫類，哺乳類の骨では多くの骨細胞がみられ，よく発達した骨細管系も観察される[2]．アフリカツメガエルは生涯水中に生息するカエルであるが，魚類と異なり，多くの骨細胞とよく発達した骨細管系ネットワークを構築し，マウスに類似していた．これらの結果は，骨細胞および骨細管系の発達は水生または陸生という環境要因だけで制御されているのではないことを示しており，進化の過程でどのようにして骨組織が骨細胞／骨細管系を獲得してきたのか興味がもたれる．

3. カルシウム貯蔵庫として進化した骨組織

1) 陸生ではカルシウム貯蔵庫が必要

　古生代（約5億年前）の海水中には過剰のカルシウムが存在していた．このため原始的な骨格である無顎類の甲皮は，体内に取り込んだ過剰なカルシウムをリン酸カルシウムとして皮膚に沈着させた排泄器官の一種と考えられており，生体内にカルシウムの貯蔵庫を維持する必要はなかったと思われる．頭頂骨などの膜性骨化（⇒第1部4）で形成される骨は，このような硬組織の名残ともいえる．一方，陸生脊椎動物では空気中にカルシウムが存在しないために恒常的にカルシウムが不足したため，生体内にカルシウム貯蔵庫を具備する必要が生じ，骨格がその役割を担うようになったと考えられている．

2) 骨のどの部位が貯蔵庫なのか？

　哺乳類の長管骨の骨幹端部には海綿骨よりなる軟骨内骨化部（二次海綿骨）が存在する（図2A）．ラットを低カルシウム食で飼育すると，二次海綿骨が急速に吸収され（図2B），血清カルシウム値の上昇がみられるので，この部の二次海綿骨は哺乳類における重要なカルシウム貯蔵庫と考えられる．さらに，卵巣摘出を行ったラットでもこの部の二次海綿骨が急速に吸収される（図2C）ので，この部は骨粗鬆症における標的構造ともいえる．

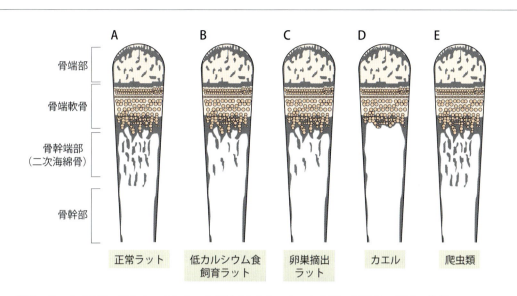

図2　ラット（正常，低カルシウム食，卵巣摘出）とカエル，爬虫類の長管骨の構造の比較
正常ラットでは骨幹端部に豊富な二次海綿骨が存在するが，低カルシウム食飼育ラット，卵巣摘出ラットではこれらの二次海綿骨が著明に減少する．カエルでは二次海綿骨の形成が顕著に遅れるが，爬虫類では哺乳類と同じように二次海綿骨が形成される．

一方，カエルでは骨幹端部と骨髄の境界部では軟骨内骨化の形成と二次海綿骨の形成が顕著に遅れる（図2D）．このような構造は，水生ガエル，陸生ガエル，樹上生ガエルで共通で，カエルでは生活様式にかかわらず軟骨内骨化部（二次海綿骨）の形成が哺乳類に比べて遅延している[3]．そのため，カエルの骨組織はカルシウムの貯蔵庫としての機能を獲得していない（または喪失した）と考えられる．そして，カエルでは骨ではなく，傍脊椎石灰囊（paravertebral lime sac：PVLS）がカルシウム貯蔵庫として機能している可能性が提唱されている[4]．

ほとんどすべての脊椎動物は，耳の膜迷路に炭酸カルシウムでできた耳石をもち，耳石はリンパ液で満たされた内リンパ囊という内耳の袋の中に入っている．カエルではこの内リンパ囊が脊髄の上を後方に向かってよく発達し，椎骨の間で脊柱管からポケット状に突出したPVLSを形成し，その中に炭酸カルシウムよりなる結晶を含んでいる．アマガエルを高濃度の塩化カルシウムを含む水で飼育するとPVLS中の炭酸カルシウムの結晶形成が促進されることや[4]，ウシガエルの後鰓体から分泌されるカルシトニンがPVLSのカルシトニン受容体様タンパク質を介し，炭酸カルシウム結晶形成を刺激していることが報告されている[5]．さらに，ヒョウモンガエルやトノサマガエルの後鰓体摘出術を行うと，PVLS中の炭酸カルシウムが減少し，血清カルシウムが上昇することも報告されている[5]．哺乳類は炭酸カルシウムを生理的に利用することができないが，現生のカエルはわれわれと異なり炭酸カルシウムを生理的に利用できるとされているので，カエルにおいてはPVLSが重要なカルシウムの貯蔵庫と考えられる．

われわれの検索した範囲では，爬虫類の長管骨（ロシアリクガメ，カナヘビ，グリーンイグアナ）では哺乳類に類似した二次海綿骨の形成がみられ（図2E），同部がカルシウム貯蔵庫としての機能を担っている可能性がある．

3）水生と陸生の比較からみえてくること

以上のように，無尾両生類のPVLSにおける炭酸カルシウムの結晶は，成体カエルにおいてカルシウム貯蔵庫の機能を担っていると考えられる．興味あることに，陸上生活を営む陸生ガエルや樹上生ガエルではPVLSに多量の石灰化物を形成しているのに対して，生涯水中で生活するアフリカツメガエルではPVLSに石灰化物がほとんど形成されていない．この現象は，陸生生活にチャレンジしたカエルではPVLSに石灰化物を形成し，この組織が上陸したときのカルシウム貯蔵庫としての機能を担うようになったことを推測させる．さらに，魚類には軟骨内骨化による二次海綿骨はないので，爬虫類，哺乳類で軟骨内骨化部を獲得し，それらがカルシウム貯蔵庫として重要な機能を担うようになったと考えられる．

つまり，われわれの軟骨内骨化部にみられる二次海綿骨は，生物の進化の過程で新しく獲得した構造と考えられ，そのような構造ほど代謝性骨疾患の標的になりやすいのではないかと思われる．

4. おわりに

骨組織は脊椎動物を特徴づける重要な組織であるが，生活環境が水生から陸生へと変わった段階でその機能も大きく変遷したと考えられる．特に，脊椎動物が上陸するにあたり，骨格は重力に抵抗できる強靭な支持組織とカルシウムの貯蔵庫という重要な役割を獲得したと考えられる．今後，脊椎動物の進化の過程で骨格の形態と機能がどのように変遷してきたのか，系統的に解析されることが期待される．

文献

1) Atkins A, et al：Proc Natl Acad Sci U S A, 111：16047-16052, 2014
2) Cao L, et al：J Bone Miner Metab, 29：662-670, 2011
3) Moriishi T, et al：Biochem Biophys Res Commun, 328：867-873, 2005
4) Kawamata S：Arch Histol Cytol, 53：397-404, 1990
5) Yaoi Y, et al：Endocrinology, 144：3287-3296, 2003

参考図書

- 『脊椎動物の進化様式』（Halstead LB/著　田隅本生/監訳），法政大学出版局，1984
- 後藤仁敏：『形態学からみた進化（講座進化4）』（柴谷篤弘，他/編），東京大学出版会，1993
- 山口 朗：『骨代謝 つくり，壊し，変える—そのメカニズムと最新治療（実験医学増刊 Vol.32, No.7）』（田中 栄/編），pp994-999，羊土社，2014

第1部 Overview　骨組織とは

2 骨の発生
骨芽細胞の由来と骨格の発生

井関祥子

1. はじめに

　骨は，われわれの体の形を決め，重力に対抗してその形を維持するとともに，動くことを可能とする組織であり，カルシウムの貯蔵庫としても知られる．骨は骨芽細胞が分泌する骨基質が石灰化することで形成され，その形成様式には膜性骨化と軟骨内骨化の2種類ある（⇒第1部4）．どちらも，未分化間葉細胞が骨芽細胞前駆細胞へと分化して骨形成系細胞へのコミットメントを受け，その後，前骨芽細胞を経て骨芽細胞へと分化して成熟する．骨芽細胞は自身が分泌する基質に埋もれ，骨細胞になるとともに骨基質は石灰化される．

　生後の骨格の維持や成長には破骨細胞が関与するリモデリング現象（⇒第1部5）が密接に関連しているが，発生の過程での骨形成には，破骨細胞の関与はほとんどないと考えられる．マウスはおおよそ胎齢19日目で出産するが，例えば頭蓋冠骨の領域では，胎齢17日頃に酒石酸抵抗性酸性ホスファターゼを発現する少数の破骨細胞が初めて認められるようになる．

　本稿では，骨芽細胞へと分化する未分化間葉細胞の由来とその局在，その性質，そして動物種特異的な骨格の発生について概説する．

2. 骨芽細胞の由来について

　発生の研究において，細胞系譜は古くて新しい問題である．再生においても細胞系譜は重要であり，例えばiPS細胞からさまざまな組織の細胞へと分化を誘導する場合に，基本的にはその細胞がもともと由来する胚葉，すなわち，外胚葉，中胚葉，内胚葉の状態を経てから組織特異的な細胞へと分化させることが必要であると考えられている．これは，再生過程における細胞分化が，全過程ではないにしても，発生過程を踏襲するということを示していると考えられる．一方で，ダイレクトリプログラミングという現象が近年報告されていることから，ある組織の細胞を分化誘導するのに，必ずしも発生と同様の過程を経る必要はないのかもしれない．

　発生過程における骨芽細胞の起源には，中胚葉と神経堤の2種類がある．

1）中胚葉由来

　哺乳類の中胚葉の形成は，ヒトは受精後3週目，マウスは胎生6.5日に始まる原腸

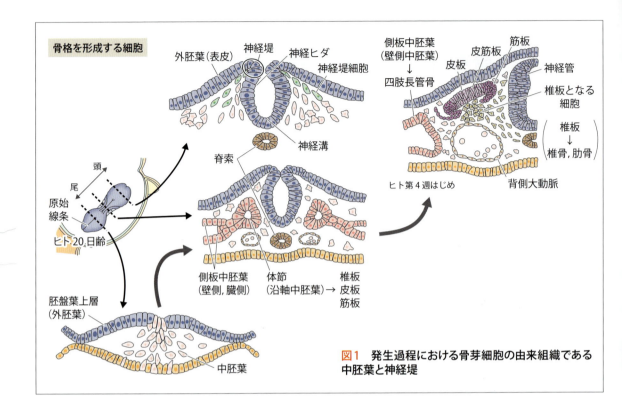

図1 発生過程における骨芽細胞の由来組織である中胚葉と神経堤

陥入とともに起きる．胚盤葉上層の細胞が，原始線条や原始結節の部位から胚盤葉下層との隙間に向かって陥入して葉裂を起こし，中胚葉を形成する（図1）．正中に近い領域は沿軸中胚葉で，体節，椎板を経て椎骨，肋骨を形成する．また，正中から一番遠い側板中胚葉は，四肢骨を形成する．このように，体幹部の骨は中胚葉由来であり，鎖骨や肩甲骨の一部などが膜性骨化によって発生する以外は軟骨内骨化によって形成される．

2）神経堤由来

神経堤由来の細胞が骨形成に関与するのは，頭蓋顔面部であり，この頭蓋顔面は神経堤と中胚葉に由来する骨から構成される．顔面骨と頭蓋冠骨は膜性骨化により，頭蓋底骨は軟骨内骨化によって形成される．神経堤細胞は，論争はあるものの，進化上，脊椎動物から出現したと考えられている細胞集団である．この細胞集団は，神経板が表皮外胚葉と接する神経堤に由来する（図1）．原腸陥入による三胚葉形成が完全に終了する前に外胚葉正中部は神経板へとコミットメントを受け，神経管を形成する．その際，神経堤の細胞の一部が上皮間葉転換を起こして神経堤細胞となり，中胚葉由来の間葉細胞中を移動し，移動先でさまざまな細胞に分化する．

神経堤細胞は神経管の前後（頭部から尾部）にわたって出現するが，頭部神経堤細胞には，体幹部神経堤細胞にはない，硬組織を形成する能力がある．頭蓋顔面の骨のみならず，歯牙の象牙質を形成する象牙芽細胞も神経堤細胞由来である．神経

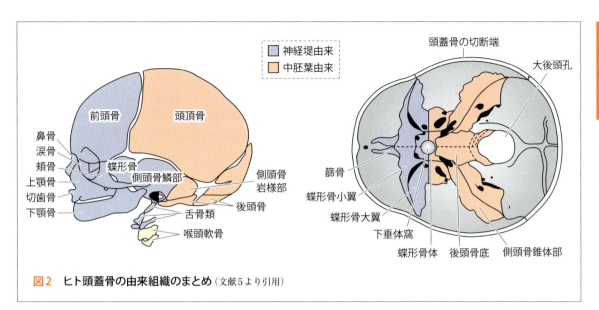

図2 ヒト頭蓋骨の由来組織のまとめ（文献5より引用）

表 骨の組織の由来組織のまとめ

骨の種類	由来組織
四肢骨	側板中胚葉
椎骨，肋骨	沿軸中胚葉（体節）
頭蓋顔面骨	頭部中胚葉 頭部神経堤

堤細胞はどの骨を形成するのか？ 鳥類であるウズラとニワトリのキメラ胚作製実験の結果から，2000年頃までは，下顎骨を含む顔面骨，前方から頭頂骨までの頭蓋冠，頭蓋底の篩骨が神経堤由来であるとされてきた．その後，組織特異的に細胞標識できる遺伝子改変マウスの作製が可能となり，マウスの細胞系譜を検討したところ，異なる結果が得られた．神経堤細胞と中胚葉細胞が標識されるマウスをそれぞれ調べた結果，顔面骨から頭蓋冠前頭骨と側頭骨の大部分，そして頭蓋底の篩骨と蝶形骨が神経堤由来であり，それより後方の骨は中胚葉由来であった．現在，ヒトではマウスの結果と同様であると考えられている（図2）．1983年にGans と Northcutt は，頭蓋顔面における神経堤と中胚葉由来組織の境界は，脊索の前方端，すなわち脊索前板と脊索板の境と一致するとNew Head Hypothesisのなかで主張した．マウスの頭蓋底では，この境は基蝶形骨（basisphenoid）と基後頭骨（basioccipital）の境界であり，遺伝子改変マウスによる細胞系譜解析の結果と一致している．骨の由来組織を表にまとめた．

3）組織由来による骨芽細胞の性質

これまでに，頭蓋顔面部では神経堤由来と中胚葉由来の骨があると述べた．由来

の違う骨芽細胞は異なる性質をもつのだろうか．ヒト2歳ぐらいまでの頭蓋冠骨は高い修復能力をもつが，2歳を過ぎると年齢とともにその能力を急激に喪失する．この修復能力は，頭蓋冠骨を内側から裏打ちする骨膜とも考えられる硬膜との相互作用に関連する可能性も指摘されている．

　Quatroらが，生後マウスの神経堤由来の前頭骨と中胚葉由来の頭頂骨に同じ大きさの骨欠損を作製してその修復を観察したところ，前頭骨が高い骨修復を示した．さらに，前頭骨と頭頂骨から初代骨芽細胞を樹立すると，細胞増殖や骨芽細胞マーカーの発現レベルが異なり，前頭骨由来の骨芽細胞がより高い分化能力を示した．そしてこの違いが，前頭骨由来骨芽細胞におけるFGFシグナルを介したWntシグナルの高い活性によることを示唆するデータを示した．これは，組織由来が異なる骨芽細胞の性質が違うと示していることになる．この異なる性質が純粋に組織由来に基づくものなのか，または周囲組織との相互作用によるエピジェネティックな変化などに基づくものかをさらに検討する必要がある．近年，組織幹細胞が注目されるようになり，神経堤幹細胞の樹立が試みられていることからも，さらなる研究が期待される．

3. 骨原基の成長

　軟骨内骨化により形成される長管骨では，骨端の静止軟骨細胞層，増殖軟骨細胞層，肥大化軟骨細胞層から構成される骨端軟骨の領域が成長の場である．静止軟骨細胞層中の細胞が増殖軟骨細胞，肥大化軟骨細胞へと分化し，海綿骨が誘導されていく過程で長軸方向への成長が得られる（図3A 上）．

　一方，頭蓋冠骨の大部分を構成する前頭骨と頭頂骨については，原基が側頭部の眼窩上縁に出現し，その後，頭頂部に向けて前後的な幅も成長させながら伸展拡大する（図3A 下）．この伸展拡大の要因としては，①原基周囲の間葉細胞を骨形成系細胞としてリクルートする，②骨原基中の骨形成系細胞が増殖や移動する，ことが考えられる．in vivoでの骨原基標識実験により，主要因は後者である可能性が高いことが示唆されている．これは三胚葉形成後に起きるさまざまな器官の形成を考えると，まず器官原基の領域が決定し，その原基が拡大や成長によって形成されるパターンは多い．よって，骨原基，特に頭蓋冠の膜性骨の成長についても同様のメカニズムが働いていると考えられる．

4. 骨の形や大きさの種差について

　前述したように，下顎骨は神経堤細胞由来である．では，下顎骨の形と大きさはどのように決定されているだろうか？ Eamesらは，下顎骨の形と大きさの異なるウズラとアヒル（図3B）の胚の移植実験を用いて，下顎骨がどのような形と大きさになっていくかを発生過程で検討した．ニワトリ胚の発生過程の形態観察によって決められたHH（Hamburger-Hamilton）ステージは，ウズラやアヒルの発生過程

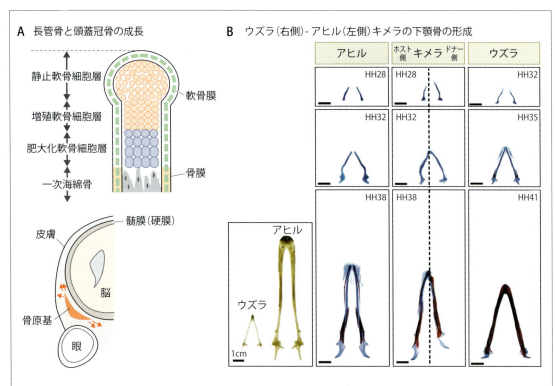

図3 骨の成長様式と，種で維持される骨格の大きさと形
A）骨の成長様式．長管骨では，静止軟骨細胞が増殖し，肥大化軟骨となって骨芽細胞分化が誘導されていく過程で，すなわち骨端部で成長が起きる．一方，頭蓋冠骨の前頭骨と頭頂骨は，眼窩の上縁に出現する骨原基が頭頂部と底部に向かって伸長拡大する．
B）成体のウズラとアヒルの骨格（左下）．正常発生のアヒルの下顎骨形成（左）とウズラの下顎骨形成（右）を骨軟骨の二重染色で観察した様子．中央は，下顎神経堤が出現する（HH）9.5でウズラの右側下顎神経堤をアヒルの右側下顎神経堤除去後に移植し，表示されているアヒルの発生ステージで下顎骨の形成を観察したもの．（文献4より転載）

にも当てはめることができる．それぞれの発生を観察するとウズラ胚の方が発生の進行が速い，すなわち，あるHHステージへの到達は常にウズラ胚の方が速く，孵化までの期間はそれぞれ18日と27日である．下顎へと移動する神経堤細胞（下顎神経堤細胞）はともにHH9.5に出現する．そのときのウズラ胚とアヒル胚の大きさはほぼ同じであるが，その後アヒル胚の方がウズラ胚よりも大きくなる．そこでEamusらはHH9.5のウズラ胚とアヒル胚を用意し，アヒル胚右側の下顎神経堤領域を除去し，そこにウズラ胚の右側の同等領域を移植してウズラ-アヒルキメラを作製した．よって図3Bの左側は対照群（宿主であるアヒル胚の組織）となる．

アヒルに移植されたウズラの神経堤細胞は，移植された発生ステージから，通常のウズラ胚の発生過程（時間軸）に沿って本来のウズラの形と大きさの下顎骨が形成された．例えば，キメラ胚（宿主はアヒル）がHH32になると，アヒル胚の組織でできた左側の下顎の骨格の形や大きさはアヒル胚の標準パターンを示したが，ウズラ胚の神経堤細胞でできた右側の骨格の形や大きさは，ウズラ胚のHH32ではなくHH35のパターンであった．これは，異なる種の神経堤細胞は，種特有の形と大

きさをもつ骨を形成する能力をもち，それが神経堤細胞出現時にすでに決定されていることを示唆する．

　頭蓋顔面の間葉はほぼすべてが神経堤細胞由来であるから，本実験ではウズラの下顎神経堤を移植した側では，表皮のみがアヒル由来で，その間葉の大部分がウズラ由来の下顎となる．すなわち，骨芽細胞のみがウズラ胚由来となっているわけではないが，神経堤細胞の分化運命がどのように決定されているか，ということを理解するうえで興味深い実験である．

　本稿を執筆している間に，マウス成獣での骨格系の幹細胞の存在が明らかにされた[6)7)]．これまで骨髄由来間葉系幹細胞は，骨，軟骨，脂肪細胞に分化することで同定されてきたが，それからさらに一段階進んで，脂肪細胞には分化せず骨格の形成や修復に関与する細胞集団が同定されたということになる．この細胞集団が，いわゆる発生過程の間もしくは生後にどのように規定されていくかなどについてはまだ不明であるが，その組織由来も含めて非常に興味深い．このような骨格幹細胞の発見は，骨の発生を考えるうえでも重要なヒントを与えるもので，今後さらなる研究の発展が期待される．

文献

1) Jiang X, et al：Dev Biol, 241：106-116, 2002
2) Yoshida T, et al：Mech Dev, 125：797-808, 2008
3) Quarto N, et al：J Bone Miner Res, 25：1680-1694, 2010
4) Eames BF & Schneider RA：Development, 135：3947-3958, 2008
5) 『ラングマン人体発生学 第9版』(Sadler TW/著　安田峯生/訳), メディカル・サイエンス・インターナショナル, 2006
6) Worthley DL, et al：Cell, 160：269-284, 2015
7) Chan CK, et al：Cell, 160：285-298, 2015

3 骨の血管・神経

宿南知佐

1. はじめに

　骨は体を支え内蔵を保護し，筋肉と協調して運動機能を司るだけでなく，造血やカルシウム，リンなどの無機イオンの代謝においても必須の役割を果たしている．骨のこのような機能は，骨組織に存在する細胞が協調的に働くことによって営まれている．血管や神経は，骨のさまざまな部位に分布して，多細胞社会を構成している骨の多彩な機能の制御に深くかかわっている．

2. 成熟した骨の構造と機能

　骨はリン酸カルシウムの結晶であるハイドロキシアパタイトがⅠ型コラーゲンを主体とする有機成分に沈着した石灰化した硬組織である．骨には，人体のカルシウムの99％，リンの85％以上が貯蔵されている．骨は，その形状により長管骨，短骨，扁平骨，不定形骨，含気骨，種子骨などに分類される．それぞれの骨は靱帯によって互いに連結され，体の支柱となる骨格が形づくられている．骨格は，筋を連結する腱を付着させることによって運動器を構成するだけでなく，頭蓋骨や肋骨のように内臓を保護する役割も果たしている．骨組織は，緻密骨とよばれる外側にある堅く密な組織である皮質骨と，内部にある骨梁がスポンジ様の外観を呈する海綿骨からなり，骨梁の間は骨髄で満たされている．四肢の骨にみられるような長管骨は，軸部分の骨幹と骨端とよばれる太い末端部をもち，骨端と骨幹の間は，骨幹端とよばれる（図1）．骨幹部の大部分は緻密骨からなり海綿骨は少量しかみられないが，骨端部では海綿骨が多く存在し，緻密骨は薄い外壁をつくっている．幼児期には，造血を営んでいる赤色骨髄が全身の骨に存在している．加齢に伴って四肢の長管骨の造血機能は失われ脂肪化した黄色骨髄に置き換わっていくが，体の中軸に近い体幹部の骨（胸骨，椎骨，肋骨，腸骨など）では老年期に至っても赤色骨髄が存在し，造血を担っている．

　成長期には，骨の両端にある成長軟骨板は，長管骨の長軸方向の成長に寄与しているが，ヒトでは思春期を過ぎ成人になると閉鎖する．骨の末端は血管も神経もない硝子軟骨によって覆われており，靱帯や血管網に富む滑膜とともに関節を構成している．関節面以外の骨の外表面は，緻密骨の外側に存在する強靱な線維性結合組

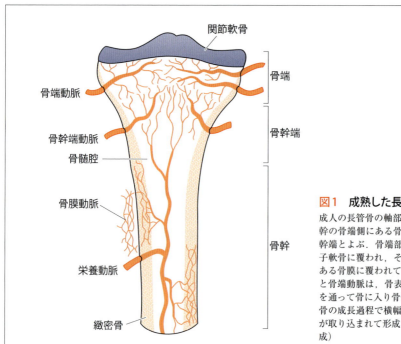

図1 成熟した長管骨の血管支配
成人の長管骨の軸部分は，骨幹とよばれる．骨幹の骨端側にある骨幅が広がっている領域を骨幹端とよぶ．骨端部の関節表面は血管のない硝子軟骨に覆われ，それ以外は線維性結合組織である骨膜に覆われている．長管骨への栄養動脈と骨端動脈は，骨表面にある栄養孔から栄養管を通って骨に入り骨髄に達する．骨幹端動脈は，骨の成長過程で横幅が広がる際に，骨膜の血管が取り込まれて形成される．（文献1をもとに作成）

織である骨膜によって覆われている．太いⅠ型コラーゲン線維に富む骨膜の外層は腱・靱帯付着部を提供し，一方，細胞成分に富み血管を多く含む内層は，骨形成・維持に関与している．骨膜での膜性骨化は，骨の横径方向への成長を担っている．骨折の際には，骨膜は活発に骨を形成することによって修復に寄与する．

3. 骨組織における血管の分布

1）軟骨性骨原基への血管侵入のメカニズム

　長管骨を含む体の大部分の骨は軟骨内骨化（⇒第1部4）によって形成される．軟骨内骨化では，骨の鋳型として形成される無血管の軟骨性骨原基への血管侵入は，VEGF（vascular endothelial growth factor）やTGF-β（transforming growth factor-β）などによって制御されている．軟骨性骨原基では，肥大化軟骨細胞がVEGFを産生し，骨幹部への血管侵入，一次および二次骨化中心の形成に寄与している．TGF-βは不活性型として細胞外基質に存在しているが，軟骨性骨原基へ血管が侵入してくる部位では活性化され，MMP9（matrix metalloproteinase 9）やMMP13などの発現を上昇させる[2]．最近，中間径フィラメントの一種で神経幹細胞のマーカーでもあるネスチン（nestin）を発現する細胞が，軟骨性骨原基への血管侵入の過程で出現し，血管内皮細胞と骨芽細胞系の前駆細胞を含む多様な細胞を構成することが報告された[3]．

　血管侵入によって，軟骨と軟骨膜によって構成されていた無血管の軟骨性骨原基

は，両端の関節軟骨を除いて，緻密骨，海綿骨，骨髄，骨膜から構成される血管に富む組織へと置換される．

2) 造血の場としての骨髄

骨髄には，骨のリモデリングを担う骨芽細胞や破骨細胞だけでなく，造血幹細胞や間葉系幹細胞も存在している．造血幹細胞は，骨髄において，生涯にわたって血球細胞を産生し続けることのできる典型的な組織幹細胞である．造血幹細胞がその自己複製能と多分化能を維持するには，ニッチとよばれる微小環境が存在することが不可欠であることはよく知られている．骨髄には，ケモカインであるCXCL12を高いレベルで発現し，長い突起を有するCAR細胞（CXCL12-abundant reticular cells）とよばれる細網細胞が存在する（⇒**第2部5章 Keyword 3**）．CAR細胞は造血幹細胞と接着し，骨髄でニッチを構成する重要な細胞成分であると考えられている[4]．骨髄の造血幹細胞から分化してつくられる血球細胞は，骨に分布する血管を介して，全身へ送り出されていく．

3) 長管骨の血管分布

図1に示すように，成熟した骨を栄養する血管は骨膜に存在する栄養孔を通って骨に入る．長管骨には，骨膜動脈，骨端・骨幹端動脈，栄養動脈が分布している．骨の鋳型となる軟骨性骨原基は無血管なので，これらの血管は，骨形成の過程で侵入した血管に由来している．骨幹と骨端の栄養動脈は骨膜芽の主要動脈に由来し，骨幹端の動脈は，骨膜の血管が骨幅の成長する過程で，骨幹端に取り込まれたものであると考えられている．骨端・骨幹端動脈は，成長期においては成長軟骨板によって骨端動脈と骨幹端動脈に区別されるが，成長軟骨板が閉鎖すると，両動脈は貫通して吻合するようになる．

骨幹部では厚く，骨端部では薄い緻密骨には，オステオンとよばれる骨単位が存在し，ハバース管を中心に同心円状に骨層板が配列した構造をとる（図2）．長軸方向に沿って走行するハバース管を横に連結しているのがフォルクマン管である（図2）．栄養動脈は栄養孔から栄養管に入り，フォルクマン管・ハバース管に分布して骨組織を栄養する．骨幹から骨髄内に侵入した血管は，骨幹端に達する．ハバース管には，細動脈，細静脈あるいは毛細血管が通っている．緻密骨の1/3は骨膜動脈から，2/3は栄養動脈によって骨髄側から栄養されている．栄養動脈は骨幹部では2/3，骨幹端部では1/3の血液供給を受けもっている．骨端の動脈のほとんどは，中心静脈洞，細静脈を経て骨外に出ていく．

4. 骨組織における神経の分布

骨の知覚を担っている神経や交換神経は，骨膜，緻密骨，海綿骨，骨髄腔内など広い範囲に分布していることがわかってきた．神経に富む骨膜には，自由神経終末と固有感覚受容器の両方が存在している．緻密骨，海綿骨，骨髄中にもハバース管やフォルクマン管を通じて血管の走行に沿って神経が分布する．皮質骨や海綿骨内

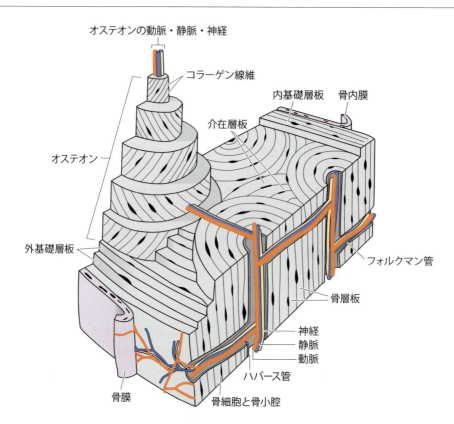

図2 緻密骨の構造と血管，神経分布
成熟した緻密骨はオステオンで構成されている．オステオンはハバース管を中心として同心円状に骨層板に囲まれている．この図では，1つのオステオンを突出した形で示している．骨のリモデリングによって新たなオステオンが構築されると介在層板ができる．緻密骨の内側と外側にはそれぞれ内基礎層板と外基礎層板がある．骨の外表面は骨膜で覆われ，内基礎層板も骨内膜で覆われている．ハバース管とフォルクマン管には，動脈，静脈，神経が走行している．（文献1をもとに作成）

にある神経線維は，骨幹部よりも骨端部で高い密度で分布している．骨膜，緻密骨，海綿骨の遠位骨端部，骨髄腔の近位骨端部では交感神経の分布密度が高いとされていて，交感神経は，骨組織内の血流や造血系細胞の分化，機能の調節を行っている．

1）疾患との関連

骨粗鬆症，がんの骨転移，Paget病のように骨吸収が亢進するような疾患では，しばしば骨性の疼痛を伴う．病変の進行によって骨吸収が亢進すると，破骨細胞が局所で産生する酸が増加することによって組織のpHが低下する．その結果，TRPV1（transient receptor potential channel-vanilloid subfamily member 1）やASIC（acid sensing ion channel）のような酸感受性受容体やチャネルを介して，骨に分布する侵害受容性神経が刺激されて興奮し，骨性の疼痛が発症すると考えられている[5]．

血流を介してカルシウムやリンを調節する内分泌ホルモンによる骨代謝の制御は，

古くからよく知られているが，感覚神経も骨代謝の調節に参画していることが明らかになりつつある．脊椎動物の軸索ガイダンス因子の1つであるSema3A（semapholin 3A）（⇒第2部6章 Keyword 8）を神経特異的に欠失させたマウスでは，骨芽細胞には異常がないにもかかわらず，骨密度が低下した骨粗鬆症のような病態を呈することが報告された[6]．神経特異的Sema3A欠失マウスでは，骨へ侵入する感覚神経が減少していることが原因と考えられる．骨形成，骨再生に際して，感覚神経が骨組織に分布することの重要性が示され，今後，神経による骨代謝制御の分子メカニズムがさらに明らかにされていくと考えられる．

文献

1) 『Ross組織学 原書第5版』（Ross MH & Pawlina W/著　内山安男，相磯貞和/監訳），南江堂，2010
2) Takimoto A, et al：Dev Biol, 332：196-211, 2009
3) Ono N, et al：Dev Cell, 29：330-339, 2014
4) Omatsu Y, et al：Immunity, 33：387-399, 2010
5) Nagae M, et al：J Bone Miner Metab, 25：99-104, 2007
6) Fukuda T, et al：Nature, 497：490-493, 2013

参考図書

- 射場浩介，山下敏彦：『CLINICAL CALCIUM（Vol.20 No12）』，pp11-17，医薬ジャーナル社，2010
- 『Hard Tissue 硬組織研究ハンドブック』（松本歯科大学大学院硬組織研究グループ/著），松本歯科大学出版会，2005

4 軟骨内骨化と膜性骨化

網塚憲生，長谷川智香

1. はじめに

　骨の形成過程は軟骨内骨化（endochondral ossification，内軟骨性骨化ともいう）または膜性骨化（intramembranous ossification）に分けて考えることができる．

　体幹および四肢の骨は中胚葉に由来し，軟骨内骨化で形成される．軟骨内骨化は，骨端軟骨あるいは成長板軟骨の肥大化細胞層における基質石灰化と，骨組織からの血管侵入によって営まれる．一方，膜性骨化は，神経堤細胞由来の未分化間葉系細胞が骨芽細胞へと分化することで，膜状（シート状）の骨組織を形成してゆくプロセスである．膜性骨化は，頭蓋・顎顔面の冠状縫合より前方部で行われ，冠状縫合より後方は中胚葉性由来（体節分節）となっている．ここでは，軟骨内骨化と膜性骨化の細胞由来や組織学的特徴を述べる．

2. 軟骨原基と骨化

　四肢パターンは大まかにはHox遺伝子によって規定される．前後軸のパターンは後部のシグナルセンターであるZPA（zone of polarizing activity）に由来するShh（sonic hedgehog）により優位に支配され，一方，遠近軸のパターンは先端部の外胚葉性頂堤（AER）からのシグナルである線維芽細胞増殖因子（FGF）や骨形成タンパク質（BMP）などによって影響される．

　そのようにして誘導された四肢の骨は軟骨原基の形成から開始されるが，発生とともに，軟骨原基の中央部（将来の骨幹）に血管と骨原性細胞（osteogenic cell）が侵入してゆき，一次骨化を形成してゆく．そのため，軟骨の両端に骨端軟骨が位置することになり，軟骨細胞の分化段階に応じて，骨端軟骨を静止期，増殖期，肥大化期に区分することができる．その後，骨端軟骨にも血管侵入が生じ，二次骨化を誘導してゆく．二次骨化が生じた骨端軟骨は骨端を形成するが，一部は成長板軟骨として残存する．この成長板軟骨が，軟骨内骨化のメカニズムにより，骨の長軸方向の成長を可能にしている（図1A～C）．

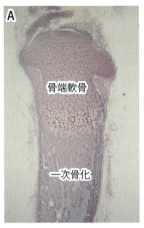
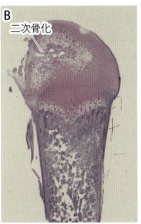
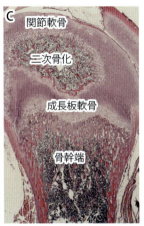
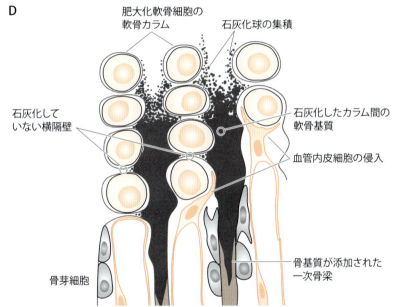

図1 長管骨（長骨）の二次骨化と軟骨内骨化の模式図
個体成長とともに，一次骨化で生じた骨端軟骨（A）に向かって，血管や骨原性細胞が侵入し，二次骨化が開始する（B）．時間が経つにつれて骨梁を伴った二次骨化が形成される（C）．
（D）軟骨内骨化の模式図．軟骨基質の石灰化（黒い部分）は軟骨カラムの間に生じ，それは骨の長軸と平行に形成される．一方，骨組織からの血管侵入は軟骨カラム内を進むため，石灰化軟骨基質が骨組織へと露出してゆく．そこへ，血管とともに侵入してきた骨原性細胞が骨芽細胞へと分化し，石灰化軟骨基質の上に骨基質を沈着させてゆく．（D：文献1より引用）

3. 骨端軟骨の細胞の特徴

1）静止期

　　　　胎生期において，軟骨膜に存在する細胞は扁平な線維芽細胞様の形を呈するが，軟骨細胞に分化すると，細胞増殖能を有しながら細胞外基質を産生する楕円形また

は卵円形の静止期の軟骨細胞となる．これらはゴルジ体や粗面小胞体の発達した細胞として観察される．さて，軟骨細胞に分化したばかりの細胞は，当初，グリコーゲン顆粒を欠いているが，細胞分化とともにグリコーゲン顆粒が集まったプールを細胞質に形成するようになる．これらの軟骨細胞は軟骨小腔内に存在するが，骨細胞とは異なり，細胞突起による細胞間結合は認められない．

2）増殖期

やがて，軟骨細胞は増殖期の軟骨細胞へと分化する．静止期の軟骨細胞が散在的に軟骨基質内に存在するのに対し，この時期の軟骨細胞はやや扁平になり，多くの場合，対をなし，互いに向かいあうように骨の長軸方向に柱状に配列するといった軟骨カラムを形成する．これら軟骨細胞はよく発達したゴルジ体とやや拡張した粗面小胞体を有し，ゴルジ空胞ないしは濃縮胞，分泌顆粒には基質に類似した微小顆粒と微細線維を観察することができる．

3）肥大化期

増殖軟骨細胞から肥大化軟骨細胞に分化するときには，すべての軟骨細胞が一斉に同調して肥大化する．増殖期の軟骨細胞層と典型的な肥大化軟骨細胞層の間に存在する増大した細胞を成熟軟骨細胞とよぶ場合もあるが，これらの細胞は肥大化軟骨細胞へと急激な変化を遂げている最中の細胞であり，一般にはそれらを含めて肥大化軟骨細胞と称する場合が多い．

肥大化軟骨細胞は明るい細胞質と核で特徴づけられ，核もヘテロクロマチンの減少と膨大化を示す．肥大化という言葉のとおり，ゴルジ体は層板の発達が悪く，粗面小胞体も層状を示すのではなく散在しているが，個々の細胞内小器官は正常像を示すことが電顕レベルで確認できる．肥大化軟骨細胞の細胞膜は，その外側に多糖体・タンパク質複合体が結合しており，さらにそれらの複合体は周囲の基質多糖体と結合すると考えられる．ヘパラン硫酸は肥大化軟骨細胞の膜周囲に存在しており，そこにFGFや血管内皮増殖因子（VEGF）が結合することで局所濃度が高められる可能性が考えられ，後述するようにVEGFが骨組織からの血管内皮細胞の血管新生を誘導することにより，その内皮細胞が軟骨へと侵入する機構が提唱されている．

なお，肥大化軟骨細胞をさらに石灰化帯（層）と区分しているものもある．しかし，電子顕微鏡観察すると，肥大化軟骨細胞は次に記載する基質小胞を分泌していることがわかる．石灰化帯という名称は，光学顕微鏡で軟骨基質石灰化が明瞭になるのが肥大化層の下層であることを受けて付けられたと考えられる．

4. 軟骨内骨化の細胞学的メカニズム

1）肥大化軟骨細胞と軟骨基質の石灰化

軟骨内骨化は基質小胞（matrix vesicle）による石灰化によって開始する．基質小胞は主として肥大化軟骨細胞の細胞膜からの発芽的機構によって分泌されるが，骨の長軸方向に配列した軟骨カラム間の軟骨基質に向かって分泌される（図1D）．

ところが，カラム内の軟骨細胞が隣りあう横隔壁はほとんど石灰化を受けない．そのため，石灰化した軟骨基質は主にカラム間，かつ，骨の長軸方向に形成されてゆき，骨組織から軟骨に侵入する血管内皮細胞は石灰化軟骨基質を貫通できないため，カラム内を縦走するように侵入する．この血管内皮細胞の侵入によって石灰化軟骨基質が骨組織へと露出し，そこへ移動してきた骨芽細胞が定着・骨基質合成を行う．このメカニズムにより，軟骨基質を骨基質が取り囲む一次骨梁が形成されてゆく．

2) 肥大化軟骨細胞の血管新生誘導

肥大化軟骨細胞は，X型コラーゲンの分泌やMMP-3, -9およびMMP-13などを産生することで軟骨基質の分解に寄与する．肥大化軟骨細胞はVEGFを分泌することで，侵入してくる血管内皮細胞の血管新生を誘導すると考えられている．また肥大化軟骨細胞はオステオポンチンも分泌するため，オステオポンチンは血管内皮細胞の足がかりとして機能する可能性も推察されている．ところがオステオポンチンは多機能タンパク質であり，軟骨小腔壁の石灰化を抑制する一方，骨芽細胞の接着を可能にしていると思われる．

3) 骨芽細胞による一次骨梁の形成

血管内皮細胞の軟骨内侵入に伴って移動してきた骨原性細胞は骨芽細胞に分化し，Ⅰ型コラーゲンや非コラーゲン性タンパク質などを産生する．同時に，これら骨芽細胞は基質小胞を分泌することによって基質石灰化を誘導し，軟骨基質の上に石灰化した骨基質を添加してゆく．つまり，石灰化軟骨基質の上に骨基質が沈着することで一次骨梁が形成される．

4) 骨梁形成における破骨細胞の役割

一方，骨・軟骨移行部では破骨細胞（破軟骨細胞）が局在しているが，これら破骨細胞は，余剰な石灰化軟骨基質を吸収することで，露出してきた石灰化軟骨基質を骨の長軸方向に並行に配列する役目があると考えられている．また，septoclast（perivascular cell）は血管内皮細胞の周囲に存在する細胞であるが，血管侵入で生じた細胞・基質残渣を取り込む可能性が論じられている．

このように，血管内皮細胞，血管周囲細胞，破骨細胞などが軟骨小腔に侵入する過程と，それによって骨の長軸方向に取り残された石灰化軟骨基質上に骨基質を添加する過程の連携プレーにより，骨梁形成，すなわち軟骨内骨化が行われる．

5. 膜性骨化の発生由来

頭蓋・顎顔面の冠状縫合より前方部の骨は神経堤細胞に由来し，膜性骨化により形成される（図2）．脊椎動物の胚発生において，神経管が完成するに伴い，背側の神経堤（neural crest）から細胞が遊走し始める．腹側へと移動する頭部神経堤細胞はいくつかの流れに分かれ，頭部中胚葉を同時に引き込みながら，将来の顔面下部から咽頭にあたる領域において複数の独立した鰓弓を形成するようになる．例え

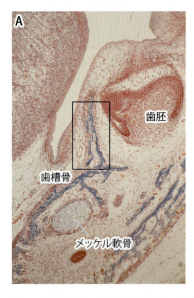 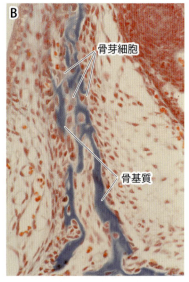

図2　顔面領域における膜性骨化の組織像
A）胎生期マウス下顎骨の前頭断において，歯槽骨が形成されている．ここでは，歯胚とメッケルの軟骨が認められるが，歯槽骨はメッケルの軟骨に依存せず形成されてくる．
B）A内，四角枠部分の拡大像．歯槽骨を観察すると，シート状に形成される骨基質が認められ，そこには多数の骨芽細胞が局在している．

ば，第一鰓弓は，神経堤由来からの未分化間葉系細胞を含有しており，顎骨を形成するばかりではなく，眼窩を構成する骨や前頭骨の一部の領域に移動し，それらをつくりあげてゆく．顎顔面を構成する顔面突起のうち，上顎突起からは上顎・頬骨・側頭骨の一部が形成され，また，下顎突起からは下顎骨が形成される．

　第一鰓弓に入り込んだ神経堤細胞は，骨芽細胞や軟骨細胞，そして歯を形成する細胞だけではなく，神経組織や筋芽細胞などへと分化する能力を有する．ただし，このような，骨，軟骨，歯に分化するのは頭部神経堤細胞だけであり，体幹の神経堤細胞にはこのような能力はない．

　さて，頭部神経堤細胞は膜性骨化によってのみ骨を形成するのであろうか．頭蓋底を形成する梁柱軟骨と下垂体軟骨はともに神経堤由来であり，一方，中胚葉由来の傍索軟骨と癒合して軟骨性頭蓋底を形成することが知られている．したがって，頭部神経堤由来の細胞がすべて膜性骨化を誘導するわけではない．

6. 骨芽細胞の前駆細胞

　軟骨内骨化および膜性骨化ともに，骨芽細胞の由来は，前述の未分化間葉系細胞に求めることができる．未分化間葉系細胞は，まず，骨芽細胞になりうる骨原性細胞へと分化する．この段階では，骨芽細胞のみではなく，まだ，軟骨，筋あるいは

脂肪などへ分化する能力も有している．これらの骨原性細胞が骨芽細胞前駆細胞（osteoblast progenitor cell）へと分化すると，コラーゲン線維などの基質合成能やアルカリホスファターゼ（ALPase）などの基質石灰化に関与するさまざまな酵素を発現するようになり，最終的には，基質小胞を分泌する成熟した骨芽細胞に分化する．

　胎生期における膜性骨化では，骨芽細胞は活発に骨基質を形成してゆき，また，自ら分泌した骨基質のなかに埋め込まれて骨細胞となる．この時期の骨基質を顕微鏡で観察すると，コラーゲン線維はさまざまな方向に向かって沈着しているため，毛羽だった組織構造を呈する．このような組織学的特徴から，形成されたばかりの幼弱骨を線維性骨（woven bone）という．

文献
1) Amizuka N, et al：Front Biosci, 4：2085-2100, 2012
2) 網塚憲生, 他：『骨代謝 つくり，壊し，変える—そのメカニズムと最新治療 実験医学増刊 Vol.32 No.7』（田中 栄／編），pp70-79，羊土社，2014

第1部 Overview　骨組織とは

5 モデリング，リモデリングとミニモデリング

網塚憲生，長谷川智香

1. はじめに —モデリングとリモデリング

　骨は，内部応力や外からの力学負荷に合理的に耐えるような三次元構築を示しており，古い骨が常に新しい骨と置き代わるといった代謝が認められる．一般的な長管骨（長骨）では，成長期の大腿骨では新旧の骨の交代に2年とかからず，成人の場合で全骨格の3〜6％は常に置き代わっている．このように，骨基質を置換してゆく現象をリモデリング（remodeling）という．しかしながら，個体成長を考えた場合，子どもの顔や体型をそのまま大きくすれば，大人の顔貌・体型になるのではない．このように骨の形をつくりあげてゆく現象をモデリング（modeling）という．よって，モデリングは骨の大きさや形を変えてゆく「骨の形づくり」であり，リモデリングは，大きさや形が決定した後に行われる「骨の置き換え」と考えることができる．

2. モデリングからリモデリングへ

　「形づくり」であるモデリングによって骨がつくられるのは，主に発生期や成長期であり，この時期では骨形成が急速に進む．そして，骨の形をつくりあげるために，骨吸収と骨形成が独立して行われていることが多く，ある所では骨形成のみを，また，ある所では骨吸収のみ行うなど，破骨細胞の骨吸収と骨芽細胞の骨形成が連動したカップリング（後述）は必ずしもみられない．例えば，膜性骨化では，多数の骨芽細胞と前骨芽細胞，および血管が集積し，それら細胞間にさまざまな方向を示す多量のコラーゲン線維が急速に合成され，石灰化度の低いシート状の線維性骨（woven bone）をつくりあげてゆく．

　しかし，これらの骨は，成長後にリモデリングを繰り返し行うことで，力学負荷に対応した性状を有する成人の骨へと変化してゆく．そのような骨では，石灰化度が高く，また，コラーゲン線維束が規則的に走行する緻密な層板骨を示すだけでなく，そこに存在する骨細胞・骨細管系も規則正しいものとなり，骨基質の内部応力を感知するのに都合のよい構造を示すようになる．

3. リモデリングにおける骨の細胞群

　モデリングによる骨の形づくりが終了すると，古い骨を除去して新しい骨に置き換えるリモデリングが優勢となってくる．しかし，リモデリングによって古い骨と新しい骨とが一度にすべて置き換わるのではない．リモデリングが生じる"場"となるのは局所的であり，それは，セメントライン（後述）と骨表面で区画された領域と考えられる．そして，そこにはリモデリングに必要な一連の細胞群，すなわち，骨吸収を行う破骨細胞，それに引き続き，移動・定着する前骨芽細胞，骨形成を行う骨芽細胞や骨細胞が存在する．これら細胞は，リモデリングを行うのに必要な細胞グループであり，基本多細胞単位（basic multicellular unit：BMU）という．

　リモデリングを細胞動態からとらえると，休止→活性化→吸収→逆転→形成（→休止）といった5つの相に分けて理解することができる．つまり，休止期骨芽細胞（bone lining cell）が覆っていた骨表面（休止期）に破骨細胞が移動，または，破骨細胞分化が誘導されて（活性化），その場で骨吸収を行ってゆく（吸収期）．破骨細胞の骨吸収を受けた部位には，前骨芽細胞が移動・定着し（逆転期），活性型骨芽細胞（成熟型骨芽細胞）に分化し，基質合成を活発に行ってゆく（形成期）．その後は，休止期骨芽細胞として骨表面を覆う状態に戻る（休止期）（図1A）．このようなリモデリングによって生じる古い骨と新しい骨の境界線をセメントライン（cement line）という（図1B）．

4. リモデリングと骨代謝回転

　成人したヒトでは，骨の表面の多くは休止期骨芽細胞で覆われており，リモデリングは局所的に行われている．1つのリモデリング部位において，"骨吸収の開始から骨形成の終了まで"というサイクルが終始するには，6〜9カ月を要するという．そして，リモデリングが終了すると，次にその領域が活性化されるまで長い休止状態となる．しかし，マウスやラットなどの小動物では，このサイクル（代謝回転）はヒトより早く，また，骨の休止面も少ない．したがって，動物実験の場合，臨床的な薬剤の投与間隔・量をそのままあてはめて考えることは難しい．

　リモデリングで骨基質が置き換わる頻度が高い状態を高代謝回転，少ない状態を低代謝回転という．例えば，幼若な個体は骨代謝回転が高く，加齢とともに骨代謝回転が低くなる．閉経に伴う閉経性骨粗鬆症では，エストロゲンの分泌低下によって破骨細胞の骨吸収が亢進するが，それに伴い骨芽細胞の骨形成も亢進するため，高代謝回転を示しながら骨吸収が優位となり，骨量が減少してゆく．

5. リモデリングとカップリング

　健常なヒトの場合，リモデリングによって置き換えられる骨の吸収量と形成量は等しい．これは，骨吸収を行う破骨細胞と，その後に行われる骨芽細胞の骨形成が連動しているからであり，"カップリング（coupling）"しているという（図1A）．こ

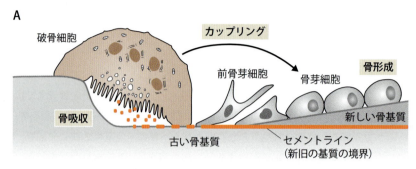

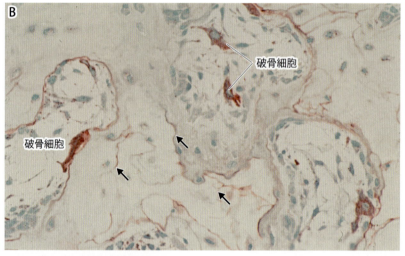

図1 リモデリングとセメントライン
A）リモデリングの模式図：破骨細胞が骨吸収を行った後に，前骨芽細胞が移動・定着し，骨芽細胞へと分化する．骨芽細胞は吸収窩に新しい骨基質を分泌してゆく．リモデリングでできた新旧の骨基質の境界線をセメントラインという．
B）セメントラインの組織像：破骨細胞のマーカーである酒石酸抵抗性酸性ホスファターゼ（TRAPase⇒第3部3章Keyword 2）を行うと，TRAPase陽性（矢印）を示す網目状のセメントラインを観察することができる．（文献3より転載）

のようなカップリング現象は，さまざまな状況からうかがい知ることができる．例えば，破骨細胞の骨吸収が亢進した場合，引き続き起こる骨芽細胞の骨形成も亢進する．また逆に，破骨細胞を何らかの薬剤で抑制すると，骨芽細胞の骨形成も低下することが知られている．

　カップリングでは，破骨細胞またはその骨吸収から骨芽細胞へ何らかの因子が受け渡される可能性があり，それをカップリング因子（coupling factor）という．カップリング因子の受け渡しのされ方としては，いくつかの考え方がある．1つは骨基質内に埋め込まれている局所因子や成長因子が破骨細胞の骨吸収により放出されて，周囲に存在する骨芽細胞（正確には前骨芽細胞）に作用し，細胞増殖・移動・定着を経て，骨芽細胞への分化・基質合成を行うという考え方である．これらの因子と

して，TGF-β，IGF，BMPなどが推測されている．一方で，破骨細胞の膜上のカップリング因子が骨芽細胞・前骨芽細胞に作用するという考え方がある．この候補として，B型エフリンやセマフォリンなどがあげられている．

6. ミニモデリング

　骨が完成した時期において，その多くはリモデリングで骨基質の置換が行われる．ところが，骨にかかる内部応力の大きさや方向が変化すると，それまでの骨梁の配列や太さなどをそれに対応・変化させる必要がでてくる．その機序として，骨吸収から骨形成に転じるリモデリングを利用する方法だけでなく，休止期骨芽細胞が活性化し，古い骨基質の上に添加的に骨形成を誘導してゆく方法もある．後者のように，破骨細胞の骨吸収を介せず，休止期骨芽細胞が活性型骨芽細胞へと変化し，骨表面上に新しい骨を局所的に添加する現象を，"ミニモデリング（mini-modeling）"という．ミニモデリングは，骨吸収に依存せずに，休止期骨芽細胞→活性型骨芽細胞および基質合成（休止→形成）という過程をたどるため，この機序においてカップリングは存在しない．

　健常な成人において，リモデリングが圧倒的に多く誘導されているが，ミニモデリングもわずかに散見されるという．またミニモデリングを誘導する骨粗鬆症治療薬として，今のところ，活性型ビタミンD_3アナログ（アルファカルシドールとエルデカルシトール）および副甲状腺ホルモン（PTH）が知られている．なお，ミニモデリングという言葉は，肉眼解剖的な骨全体の形づくりがmacro-modelingであるのに対して，顕微鏡で観察できる微細な形づくりを指してmini-modelingという名称が与えられている．

7. ミニモデリングの組織学的特徴

　ミニモデリングの組織学的特徴の1つとして，新旧の骨基質の境界線をあげることができる．リモデリングでつくられたセメントラインは，破骨細胞が骨基質上に吸収窩を形成しながら移動した後を反映するため，ギザギザとした鋸歯状を示す（図2A）．それに対して，ミニモデリングでは，骨芽細胞がグループとして骨表面上に骨を添加するため，新旧の骨基質の境界面は滑らかとなる．この境界線を休止線（arrest lineまたはresting line）という．さらに，ミニモデリングで形成された骨は，既存骨の吸収を伴わないため，以前の骨表面から緩やかに盛り上がった像を示す（図2BC）．興味深いことに，ミニモデリングで形成された隆起状の骨表面には細胞体の豊かな活性型骨芽細胞が局在しているが，その周囲には前骨芽細胞の厚い細胞性ネットワークは形成されない．

　ミニモデリングは，外からの機械的刺激や内部応力に応じて，骨がそれに耐えられるように補強してゆくときに誘導されるようである．ところが，ミニモデリングを臨床的に代謝マーカーなどで評価することは今のところ難しく，それを検出する

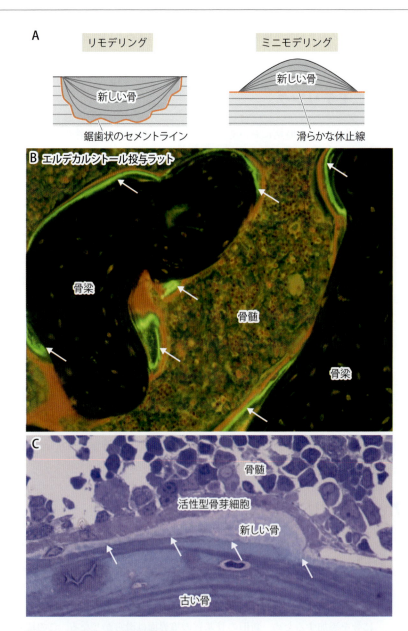

図2 ミニモデリングの組織像

A）リモデリングとミニモデリングの組織学的相違の模式図：リモデリングでは，骨吸収を受けた後に骨形成が誘導されるので，新旧の骨基質の境界に鋸歯状のセメントラインが形成される．一方，ミニモデリングでは，骨吸収を経ず骨形成が誘導されるので，新しい骨は隆起状に形成され，新旧の骨基質の境界線（休止線）は滑らかである．

B，C）エルデカルシトール投与で誘導されたミニモデリング：カルセイン標識を行うことで新しく形成された骨を緑色の蛍光で表現している．黒く見える骨梁から骨髄に隆起状に形成された新生骨（白矢印）を観察することができる（B）．ミニモデリングでつくられた骨組織像．新しく隆起状に形成された骨には活性型骨芽細胞が局在する．また，新旧の境界は比較的滑らかな休止線（白矢印）を示す（C）．（文献2より転載）

最もよい手段は骨生検と思われる．ミニモデリングは，高骨代謝回転のときほど骨形成マーカーが高い値を示さないこと，また，隆起状に形成される骨の幅が100 μm程度であることから通常のX線像では認識しにくいことがあげられる．また，リモデリングで形成される骨が吸収窩からあふれでた場合に，ミニモデリングとの区別を慎重に行うべきことが指摘されている．しかし，その場合にも，基質の境界線が平坦かつ滑らかな休止線を示しているかが，ミニモデリングであるか否かの手掛かりとなる．

しかし，臨床的にミニモデリングがわかっている現象があり，それは，ヒトの歯が絶えず生理的に移動している点である．このような歯の生理的移動に応じて，歯槽骨の牽引側には間歇的に骨が形成されるが，この部位はミニモデリングであり，そこには，骨表面に平行，かつ滑らかな休止線をみることができる．

文献
1) 『新しい骨形態計測』（遠藤直人／監　山本智章／編），ウイネット，2014
2) de Freitas PH, et al：Bone, 49：335-342, 2011
3) 網塚憲生，他：『歯の移動の臨床バイオメカニクス』（下野正基，他／編），pp60-75, 医歯薬出版，2006

第1部 Overview　骨組織とは

6 歯の発生と構成細胞

大峽 淳

1. はじめに ―歯の研究からみえてくること

　歯は歯髄という軟組織を内部にもち，エナメル質，象牙質，セメント質により構成された硬組織で，歯周組織（歯根膜，歯槽骨，歯肉）によって支持されている．それぞれの構造，組成，形成細胞，発生機序，恒常性は全く異なるため，硬組織形成・維持の多様性を探るのに有用な器官と考えられる．また歯は，外胚葉由来である上皮と間葉（神経堤由来）の2つの組織から発生し（図A①），外胚葉由来の硬組織としての一面ももつ．歯の数，形，場所には個人差が少なく，遺伝子による厳格な発生メカニズムの制御がうかがえる．数，形，発生部位が一定であることは，器官誘導や形態形成のメカニズム研究にとっても有利となる．歯の発生期間中，上皮と間葉間のシグナル伝達が常に行われており，上皮-間葉相互作用の研究材料としての有用性も高い．さらにその形の変遷は，歯の高い保存性と相まって，進化研究にとって強力なツールとなっている．このように歯はさまざまな研究分野に貢献できる硬組織実験モデルといえる．

2. 歯の発生

1）初期：歯の誘導

　上皮から間葉へ送られるシグナルが，最初の歯の誘導シグナルとなる．未分化な細胞により均一に構成された第一鰓弓の間葉の中で，この上皮からのシグナルを受けた細胞群のみが，歯原器（歯胚）細胞への分化を決定し，他の間葉細胞とは違った遺伝子発現を示すようになる．この上皮のシグナルは第一鰓弓の部位により異なり，そのシグナルの種類によって間葉に発現する遺伝子も変化する．この部位による発現遺伝子の違いは，歯の種類（歯種）の決定にも利用される．下顎突起の近心の上皮に発現する*Bmp4*が近心の間葉に*Msx1*を，遠心の上皮に発現する*Fgf8*が遠心の間葉に*Pax9*や*Barx1*の発現を誘導する（図B）．この*Fgf8*と*Bmp4*は拮抗関係にあり，そのバランスの乱れは，歯種の乱れを引き起こす．さらに*Fgf8*は，下顎突起の口腔側間葉に*Lhx6/7*を発現させ，反口腔側の間葉に発現する*Goosecoid*の口腔側方向への拡大を抑制することで，下顎突起の口腔側と反口腔側の区分けにかかわる．他にも，*Dlx*ファミリー分子をはじめとするホメオボックス遺伝子や，*Islet1*，

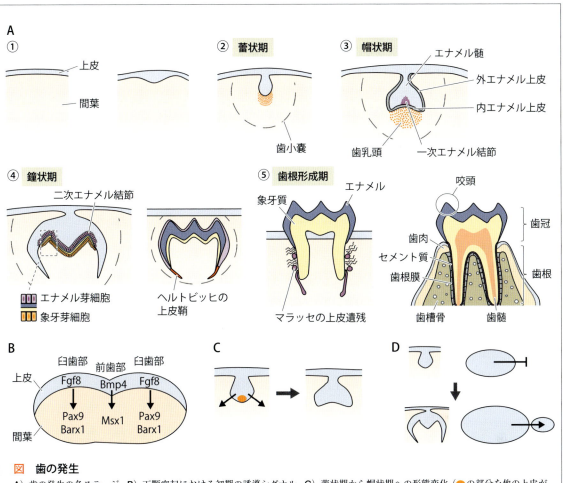

図 歯の発生
A) 歯の発生の各ステージ．B) 下顎突起における初期の誘導シグナル．C) 蕾状期から帽状期への形態変化（●の部分を他の上皮が追い越す）．D) 蕾状期歯胚による隣接後発歯胚に対する抑制（上段），鐘状期における隣接後発歯胚の開始（下段），歯胚の前頭面観（左上下），歯胚の口腔側面観（右上下）

dHANDなど，多数の分子が第一鰓弓内で部位特異的発現を示す[1)～6)]．そのような分子の組み合わせにより位置情報が決定され，歯種の決定に関与する．*Dlx1/2*や*ActivinβA*の欠損は，ある特定の歯種のみを欠損させる．これに加え，TGF-β，Bmp，Wnt，Ffg，Shh，NF-κBなどの経路も，ほぼ同時期に活性化され，さまざまな分子と複雑に関連しながら，歯の発生にかかわる．これらの経路は歯の誘導を制御するため，経路の活性化にかかわる*Ikkβ*，*Gas1*，*Wise*，*Sprouty*，*Apc*などの分子の異常は，経路の活性度を変化させ，歯の数の異常を引き起こす．経路の活性の低下は歯の欠如を，増加は過剰歯を誘発する[1)～7)]．このように，歯の誘導と歯種の決定は，形態変化以前の，ほぼ同時期に開始される．その後に，最初の形態変化である上皮の肥厚（図A①）が引き起こる．肥厚した上皮に発現する*Pitx2*や*p63*の欠損は，歯の発生を肥厚上皮の状態で停止させる．

2) 蕾状期

　肥厚した上皮は，次第に間葉組織へと陥入していく．上皮の間葉組織への陥入に伴い，陥入上皮直下の間葉細胞も凝集する．この時期を，上皮の形態から蕾状期（bud stage）とよぶ（図A②）．上皮の陥入方向は，*Ikkα*や*Irf6*によって規定され，それらの分子が欠損すると，上皮は間葉方向へ陥入せず口腔側へと突出する[2) 7)]．蕾状期歯胚はシンメトリーな形態ではあるが，多数の遺伝子が歯胚の頬側や舌側に限局して発現し，この段階で頬舌軸が決定されていることを示唆している．この時期の歯胚の舌側間葉に発現する*Osr2*と，頬側間葉に発現する*Bmp4*は拮抗関係にあり，*Osr2*の欠損はこのバランスを崩し，*Bmp4*の舌側への拡大を引き起こし，歯の舌側に過剰歯を誘導する[4)]．哺乳類は，歯数を減らす傾向で進化しており，遺伝子変化による過剰歯の出現は，進化の過程で失われた歯の形成能が残存していることを意味する．事実，正常な発生初期に，歯の存在しない部位に歯胚に類似した形態や遺伝子の発現が認められ，進化で消失した歯の名残と考えられている．それらは，後にアポトーシスもしくは，本来の歯胚へ融合することにより消失する[8)]．蕾状期では，歯の誘導シグナルは，上皮肥厚前とは反対に間葉組織から上皮組織へと送られる．このため，この時期の間葉組織に発現する*Msx1*, *Pax9*, *Lef1*, *Runx2*などの欠損は，歯の発生をこの時期で停止させる．これらの間葉での遺伝子発現は，間葉細胞の凝集という物理的な圧縮により誘導されることが報告されており，間葉細胞の凝集は歯の発生にとって必須の形態変化となる[4)]．

3) 帽状期

　蕾状の上皮は，さらに増殖して帽子状の形態をとるようになり，この時期を帽状期（cap stage）とよぶ（図A③）．蕾状から帽子状への上皮の変化は，細胞増殖の差によって，細胞増殖の停止した蕾状上皮の先端を細胞増殖の盛んな他の上皮細胞が追い抜くことで生じる（図C）．歯胚上皮の大幅な形態変化は，基本的にこのシステムを利用する．蕾状上皮の先端の細胞は，そのまま帽子状上皮の中央に存在する一次エナメル結節（primary enamel knot）という組織へと移行する．一次エナメル結節は一時的な構造体で，鐘状期（後述）までに消失するが，*p21*, *Shh*, *Bmp4*, *Lef1*, *Edar*, *Msx2*, *Lrp4*など多数の遺伝子が限局して発現し，咬頭（歯冠の尖った部分）の形成に関与する．*Eda/Edar/Edaradd*とそれに続くNF-κBの活性化は，この一次エナメル結節形成を制御し，それらの分子の欠損は咬頭の異常を引き起こす[6) 7)]．歯の形は，この咬頭の大きさや数に大きく影響を受ける．咬頭は，ヒトでは犬歯に1つ，小臼歯や大臼歯では複数存在するが，前歯には認められない．*Lrp4*が欠損すると前歯に咬頭様構造が現れ，かつて前歯にも咬頭があり，進化の過程で失われた可能性が示唆されている[4)]．帽状期の上皮には，各部位それぞれに個別の名称があり，内部の表層細胞を内エナメル上皮（inner enamel epithelium），外側の表層細胞を外エナメル上皮（outer enamel epithelium），それらに挟まれた上皮を星状網細胞（stellate reticulum；エナメル髄），内エナメル上皮と外エナメル上皮の移行部を歯頸弯曲部（cervical loop）とよび，各部位に独立した機能が存在する．

この時期から，凝集した間葉細胞も帽子状の上皮に囲まれた部分を歯乳頭（dental papilla）とよび，他の間葉と区別する．また歯胚の外側の間葉組織には，歯乳頭と歯上皮を取り囲むようにして歯小嚢（dental follicle）という線維性の組織が認められる[3]．

4）鐘状期

帽子状の上皮は，さらに鐘状の形に変わり，この時期を鐘状期（bell stage）とよぶ（図A④）．帽状期までの大臼歯歯胚は，隣接する大臼歯歯胚の発生を抑制することが報告されている．この抑制力は鐘状期に達すると消失し，それにより隣接大臼歯歯胚の発生が開始される（図D）．歯の種類により形成開始時期が異なるのは，この制御システムによるものと考えられている[4]．このように歯の発生は，各歯胚が単独で発生していくのではなく，互いに連携しながら進行していくと考えられ，*Shh*，*Wise*，*Lrp4*の欠損は，それら歯胚間の連携を乱し，隣接した歯胚同士を癒合させる．鐘状期に内エナメル上皮は，エナメルを形成するエナメル芽細胞（ameloblast）へ，内エナメル上皮に面する歯乳頭細胞は，象牙質を形成する象牙芽細胞（odontoblast）へと分化する．他の歯乳頭細胞は，歯髄細胞へと分化していく．また，将来の咬頭頂となる部位の前エナメル芽細胞に二次エナメル結節（secondary enamel knot）が形成され，*Fgf4*や*Slit1*などの特異的な遺伝子発現が認められる．歯冠の形態は，この時期にほぼ確定する．鐘状期初期になると，内エナメル上皮の星状網細胞側に，中間層（stratum intermedium）とよばれる一層の細胞層が認められ，星状網細胞とともにエナメル芽細胞の分化にかかわる．この中間層で活性化されるShh経路や，星状網細胞に発現する*Msx2*の欠損は，エナメルの異常を引き起こす．

鐘状期後期になると，エナメル質と象牙質の石灰化が開始される．エナメル形成は，AmelogeninやEnamelinなどのエナメル関連タンパク質が分泌される分泌期（secretory stage）と，その後のKlk4などのタンパク質分解酵素によるエナメル関連タンパク質の分解とそれに伴う結晶の成長を特徴とする成熟期（maturation stage）に大別される．エナメル形成中に分泌されるタンパク質は，形成中にほとんど消失するため，成熟エナメル質が含有する有機質は数パーセントにすぎない．分泌期，成熟期いずれの異常でもエナメル質の石灰化不全が引き起こる．もう1つの硬組織である象牙質の形成中には，DSPP（dentin sialophosphoprotein）という1つの遺伝子から，DPP（dentin phosphoprotein）およびDSP（dentin sialoprotein）タンパク質が形成される．他にDMP1（dentin matrix protein 1）も象牙質形成関連タンパク質として知られ，それらDSPPやDMP1の欠損は，象牙質の異常に加え，骨にも異常を引き起こす．

5）歯根形成期

歯冠の形成が決定されると，歯頸弯局部付近の内エナメル上皮と外エナメル上皮は増殖し，ヘルトビッヒ上皮鞘（Hertwig's epithelial root sheath）とよばれる2層

表 変異によって歯に異常の認められる主な分子[1)～7)]

歯の数		歯の形態	エナメル・象牙質形成	
Msx1	Sprouty2/4	Eda	Msx2	DMP1
Pax9	Eda	Edar	Amelogenin	Sp6
Dlx1/2	NF-κB	Edaradd	Ameloblastin	Eda
Pitx2	Lhx6, 7	NF-κB	Mmp20	Follistatin
Runx2	Activin βA	Traf6	Shh	Wnt3
Lef1	Sp6	Nfi-c	Smo	Noggin
p63	Osr2	Wise	Lama3	Tbx1
Wise	Noggin	Lrp4	Gdnf	Ctip2
Lrp4	Apc	Shh	Enamelin	Jag2
Gas1	Gli2/3	Smo	Connexin43	
Dkk1		Jag2	Dspp	

の細胞層となり，根尖方向へと深部増殖する．ヘルトビッヒ上皮鞘は，増殖しながら歯根の発生を誘導するため，その外形は将来の歯根の形態と一致する[3)]．*Ptch1*，*NFI-C*，*Ring1a/b*などの欠損で，歯根の異常が惹起される．ヘルトビッヒ上皮鞘は深部増殖した後，断裂し，連続性を失う．歯小囊細胞が，この断裂したヘルトビッヒ上皮鞘の間に侵入し，セメント質，歯根膜，固有歯槽骨を形成する細胞（セメント芽細胞，線維芽細胞，骨芽細胞など）へと分化して，歯周組織の一部を形成する．靭帯である歯根膜には，骨膜に発現する*periostin*が発現する．セメント質には骨と類似した形態を呈する部分があり，*Bsp*，*Dlx2*，*osteocalcin*，*osteopontin*などの発現がセメント芽細胞で認められる．断裂したヘルトビッヒ上皮鞘は，歯根形成終了後も歯根膜組織内に残存し，マラッセの上皮遺残（epithelial cell rests of Malassez）となる（図A⑤）．歯周組織と歯根の形成中に，歯は萌出を開始する．象牙質は歯髄内で生涯添加され続けるのに対し，エナメルは歯の萌出に伴い，エナメル芽細胞が口腔内へ排出されるため，二度と形成されることはない．

3. 歯における幹細胞

マウスの前歯は，生涯にわたり萌出し続ける．つまり，常に歯胚細胞が形成されることを意味し，歯胚細胞へと分化する幹細胞ニッチ（cervical loop；歯冠の内エナメル上皮と外エナメル上皮の移行部と同じ名称であるが，部位は異なる）が存在する．そのため，マウスの前歯では幹細胞からエナメル芽細胞/象牙芽細胞までのすべての分化段階の歯胚細胞を同時に観察することができ，歯の幹細胞分化誘導解析に優れたモデルとなっている．この幹細胞の制御には，*Fgf10*，*Sprouty2/4*，*Noggin*，*Sox2*などの関与が報告されている[4)]．脱落したヒト乳歯の残存歯髄や，親知らずの歯根膜組織にも幹細胞が存在することが報告されており，入手が比較的容易なことから再生療法への応用が期待されている．

歯の発生中に発現する分子は，ウェブサイトGene expression in tooth（http://bite-it.helsinki.fi）にまとめられている．また，変異によって歯に異常を認める分子を表にまとめたので，参照されたい．

文献

1) Tucker A & Sharpe P：Nat Rev Genet, 5：499-508, 2004
2) Ohazama A & Sharpe PT：『Inborn Errors of Development, 2nd ed』（Epstein CJ, et al/eds), pp245-262, Oxford University Press, 2008
3) 『Ten Cate's Oral Histology Development, Structure, and Function, 8th ed』（Nanci A), Elsevier, 2013
4) Jheon AH, et al：Wiley Interdiscip Rev Dev Biol, 2：165-182, 2013
5) 大峡 淳：Clinical Calcium, 15：81-85, 2005
6) 『歯の再生』（上田 実／監　本田雅規／著），真興交易医書出版部, 2006
7) Ohazama A & Sharpe PT：Curr Opin Genet Dev, 14：513-519, 2004
8) Peterkova R, et al：J Exp Zool B Mol Dev Evol, 306：234-250, 2006

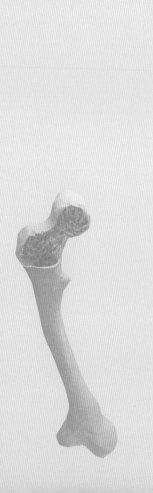

第2部

キーワード解説

骨・軟骨の機能と制御

1章 軟骨細胞の分化と機能

本章で解説する Keyword

1	Soxファミリー	⇒p.56
2	プロテオグリカン	⇒p.58
3	ヘッジホッグ	⇒p.61
4	CCNファミリー	⇒p.64
5	小胞体ストレスセンサー	⇒p.67

第2部 キーワード解説　骨・軟骨の機能と制御

1章　軟骨細胞の分化と機能

概論　軟骨細胞

小川寛恭，秋山治彦

1. はじめに

　軟骨細胞は血管・神経の存在しない特殊な軟骨組織を構成する唯一の細胞である．第一に軟骨は胎生期の組織であり，将来，軟骨内骨化（⇒第1部4）によって形成される骨格のテンプレートとして胎児全身にわたり広く存在している．軟骨細胞は，骨端増殖細胞層から骨幹端成長軟骨板の成熟細胞層，肥大化細胞層へと移動し，一連の成熟過程を経ることによって，特に長管骨の長軸方向の成長を担っているといえる（図A）．一方で成体においては軟骨の分布は限定されているが，関節，気管，鼻中隔などの複数の組織に存在し，組織構造の支持や機能維持に必要不可欠なものとなっている．関節内では骨組織の表面を覆うことで摩擦を低減し，関節の潤滑な運動を可能にしている．

　軟骨細胞の基本的な形態学的特徴は球形細胞であることであるが，関節軟骨表層などのごく一部においては平坦な形状をしている細胞もある．軟骨細胞は細胞内代謝が活発であり，コラーゲン，**プロテオグリカン**（⇒**本章Keyword 2**），ヒアルロン酸などの軟骨細胞外マトリックスを大量に産生することでその機能を発揮している．細胞内にグリコーゲンが蓄積していることや，primary cilium（一次繊毛）を有することも特徴的である．軟骨細胞の他の特徴として，細胞外マトリックス／細胞体積比が相対的に高いことがあげられ，哺乳類の関節軟骨組織中の軟骨細胞の占める体積の割合は軟骨全体の10％程度にすぎず，大部分は細胞外マトリックスであるⅡ型コラーゲンとプロテオグリカン・アグリカン，そして水によって構成されている[1]．

2. 軟骨細胞の起源と分化

1）起源

　軟骨細胞は胎児中の四肢の要素として中胚葉から，または顔面骨の要素として神経堤から発生する．これらの軟骨細胞がprimary chondrocytes（一次軟骨細胞）とよばれるのに対し，脊椎動物の頭蓋骨や鎖骨などの一部ではsecondary chondrocytes（二次軟骨細胞）とよばれる性質の異なる軟骨細胞が存在する．これは運動刺激に反応して骨表面を覆っている骨膜から発生し，膜性骨化によって頭蓋骨や鎖

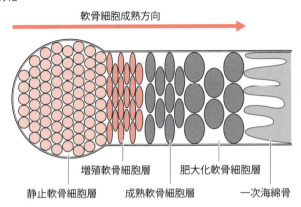

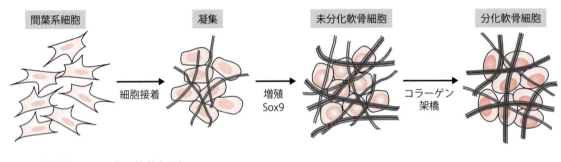

図　軟骨細胞への分化と軟骨内骨化

骨を形成する軟骨細胞である．骨格形成は運動刺激によっても制御されているため，骨格形成を担う軟骨細胞は運動刺激に反応する運動刺激感知細胞であるといえる[2]．

2）分化

　軟骨細胞への分化の最初の前兆は，骨格のテンプレートとなる軟骨原基が形成される場所におけるmesenchymal condensation（間葉系細胞凝集）の形成である．この細胞凝集のメカニズムの詳細は明らかとなっていないが，細胞接着因子であるN-CAMやN-カドヘリンなどが重要な役割を果たしていると考えられている．mesenchymal condensationに続いて軟骨形成が引き起こされ，軟骨原基の形成，軟骨組織の骨組織への置換と一連の過程を経て骨格が形成される（図B）．

　mesenchymal condensationでは多くの組織特異的分子の発現が制御されているが，特に転写因子**Sox9**（⇒**本章Keyword 1**）は軟骨分化に必須の分子であり，細胞凝集のなかでその発現が増加してⅡ型コラーゲンの発現を促進することなどによって軟骨分化を制御していることが明らかとなっている[3]．さらに，Sox9はⅡ型コ

ラーゲン遺伝子のエンハンサー領域に結合し転写を促進することや，*Sox9*遺伝子欠損細胞は軟骨を形成しないという事実からも，Sox9の軟骨形成における重要性は明らかである．またL-Sox5とSox6も，Sox9と共発現して軟骨分化に関与することが明らかとなっている．その他にも，細胞凝集や軟骨分化にかかわる数多くの分子が明らかになってきており，これらの分子が協調的かつ厳密に制御されて初めて軟骨細胞分化が起こり，さらには軟骨が形成される[2]．

3）運命の決定付け

軟骨細胞の運命はその起源や部位によって大きく左右される．関節軟骨は永久に軟骨であり続けるが，一方，骨幹端成長軟骨板を構成する軟骨細胞は肥大化軟骨細胞化〜骨形成の分化プログラムによって制御され，最終的には骨組織（一次海綿骨）へ置換される（図A）．軟骨内骨化で最終分化した肥大化軟骨細胞はやがて消失し，軟骨細胞周囲の石灰化軟骨基質は骨へと置換されていく．この過程において，最終分化した肥大化軟骨細胞には2通りの運命があると考えられている．1つはアポトーシスによる細胞死を起こし周囲のマトリックスは骨組織に置換される，もう1つは骨芽細胞系へ分化し骨形成に寄与するという運命である．関節軟骨表面の軟骨細胞であり続けるのかそれとも軟骨内骨化の過程を経て骨形成に寄与するのか，軟骨細胞の運命の決定付けがどのように制御されているかはほとんど明らかにされていない．

3. 軟骨細胞の機能

1）構造の支持

軟骨細胞の機能も，その運命と同様に細胞の存在場所によって異なる．関節軟骨，気管軟骨，鼻中隔のように構造の支持機構を担う軟骨細胞の主たる機能は，組織が物理的変形を起こさずそれぞれの組織が円滑に機能できるようにするために軟骨細胞外マトリックスを合成し，組織構造を維持することである．

関節軟骨では，関節表層軟骨細胞はムチン様構造を多く含む糖タンパク質であるルブリシン/PRG4を分泌することで潤滑な関節運動を可能にしている[4]．このルブリシン/PRG4の分泌は運動刺激に反応して増加するため，関節運動による運動刺激が増加すれば，その分，潤滑剤としてのルブリシン/PRG4も分泌が増加することになる．

2）骨格の成長

もう1つの重要な機能は，骨幹端成長軟骨板に関連した骨格形成である．骨格成長は骨格量の増加ともとらえられるが，骨幹端軟骨細胞が多くの細胞に増加し，細胞外マトリックスを分泌し，さらに細胞自身が肥大化することによって最終的に骨格量を増加する．

関節軟骨は無血管組織であるため，栄養や代謝産物の処理は関節液と関節軟骨表面間での拡散に依存している．また，無血管組織であることから細胞代謝は低酸素

状況下で行われていているため（関節軟骨表面では10％程度，深層では1％以下の酸素濃度）細胞のエネルギー供給の大部分は解糖系に依存している．軟骨細胞にはあまり多くのミトコンドリアが存在しないことや，細胞質にグリコーゲンが蓄積されているのもこのためであると考えられている．このような状況下でも，軟骨細胞は十分盛んに軟骨マトリックスの合成を行っている．例えば，軟骨細胞をさまざまな酸素濃度下で培養すると，軟骨代謝に重要なTGF-βなどのいくつかの成長因子は酸素低濃度下で発現が上昇することが知られている．

4. 軟骨細胞とメカニカルストレス

メカニカルストレスは軟骨細胞が軟骨代謝の恒常性を維持するうえで必要不可欠な刺激である．軟骨細胞がどのようにメカニカルストレスを感知するかは明らかにされていないが，インテグリンやフィブロネクチンなどの細胞接着分子やprimary cilium，いくつかのイオンチャネルなどがメカニカルストレスの感知に関与していると考えられている．四肢の発生過程で軟骨原基が分割され，関節腔と関節軟骨が形成されるが，この関節形成過程で関節腔を形成する軟骨細胞に骨格筋によるメカニカルストレスが加わらないと関節は形成されないことから，胎児期の骨格形成においてメカニカルストレスは必要である．

また，圧迫，伸展，摩擦などさまざまなメカニカルストレスは軟骨細胞からのアグリカンやルブリシン/PRG4など細胞外マトリックスの分泌といったアナボリック作用を示す一方，過剰なメカニカルストレスは軟骨細胞からMMPs（matrix metalloproteinases）などのマトリックス分解酵素の分泌促進やアポトーシスの誘導などカタボリック作用を示すことが知られており，メカニカルストレスの種類や大きさが軟骨保護と軟骨破壊のバランス，つまり軟骨代謝の恒常性の維持に重要であることが示唆されている．

5. 軟骨細胞関連疾患

これまでに多くの骨格形成異常に関連した疾患が報告され，それらの原因遺伝子などが次々に明らかにされてきている．軟骨細胞に関連したもっとも重要な変性疾患は関節炎である．関節炎は炎症性リウマチ性関節炎と非炎症性変形性関節症の2つに分けられるが，後者は高齢者に多く，高齢化社会を迎えている本邦ではきわめて関心の高い疾患である．変形性関節症の危険因子として2型糖尿病，高齢，関節不安定性による過剰な運動刺激などがあげられるが，軟骨変性の終末像は軟骨マトリックスの構成成分であるコラーゲンとプロテオグリカンを分解するMMPsやADAMTS（a disintegrin and metalloproteinase with thrombospondin motifs）の過剰発現，軟骨細胞の肥大化亢進，アポトーシスなどによる軟骨組織の破壊である．

文献

1) Buckwalter JA. et al：J Bone Joint Surg Am, 79：600-611, 1997
2) Hall BK & Miyake T：Bioessays, 22：138-147, 2000
3) Akiyama H, et al：Genes Dev, 16：2813-2828, 2002
4) Ogawa H, et al：Genes Dev, 28：127-139, 2014

第2部 キーワード解説　骨・軟骨の機能と制御

1章　軟骨細胞の分化と機能

Keyword 1

Soxファミリー

欧文表記：Sox (Sry-related HMG-box) family

発見と研究の経緯

　SoxとはSry-related HMG-boxの略であり，Soxファミリーに属するタンパク質はHMG（high mobility group）ボックスとよばれるDNA結合ドメインを有している．

　1990年に哺乳類の雄性決定にかかわるY染色体上のSry（sex-determining region Y）遺伝子が発見され，同年にヒトのSRYタンパク質内にDNA結合モチーフであるHMGボックスの存在が示された[1]．その後，2000年代にかけてSryのHMGボックスと高い相同性（60％以上）をもつ遺伝子群の同定が進み，HMGボックススーパーファミリーに属するSox遺伝子ファミリーの形成に至った．現在，ヒトやマウスでは20種類のSox遺伝子がクローニングされており，いずれも発生過程における性決定や組織形成，細胞分化，あるいは成体組織の恒常性維持に関与するなど，個体の形成や機能発現において重要な役割を担っている．

　骨・軟骨分野では，1994年にヒトSOX9遺伝子の変異・転座によるハプロ不全が性転換を伴う重篤な骨軟骨異形成症（屈曲肢異形成症：campomelic dysplasia）の発症に関与していることが示され[2]，Sox9やSox9を中心とした転写複合体の機能解析が進められるようになった．

分子構造

　HMGボックスドメインには3本のαヘリックス構造をもつポリペプチド鎖があり，これらがL字型の立体構造を形成している．Sox因子はこの構造を介してDNA二重らせんにある副溝にはまり込み，DNAと物理化学的に結合すると考えられている．

　Soxファミリーのタンパク質はHMGボックスドメインを除く部位の相同性からSoxA～SoxHと分類されており，前述のSox9はHMGボックスドメインのN末端側にホモ二量体形成ドメインを有し，C末端側に転写活性化ドメインを有するSoxE群に属している（図A）．また，Sox9とともに軟骨マトリックスの遺伝子発現を調節するSox5やSox6は転写活性化ドメインを保有しておらず，N末端側にあるコイルドコイルドメインによってホモ/ヘテロ二量体を形成する（SoxD群）（図A）[3]．軟骨発生過程においてSOX9の二量体形成ドメインに変異が生じると屈曲肢異形成症を発症することが示されており[4]，ホモ二量体の形成が生体内においてきわめて重要な構造的・機能的意味をもつ．

機能と役割

　Sox因子の主な機能は，HMGボックスドメインを介して標的遺伝子の転写調節部位にある特異的配列〔(T/A)(T/A)CAA(T/A)や類似配列〕に結合し，転写制御を行うことである．その際，近傍のDNA鎖の立体構造や安定性が変化し，RNAポリメラーゼの形成する基本転写因子群と相互作用することにより標的遺伝子の発現を制御すると考えられている．

　例えばSox2遺伝子は，近年脚光を浴びるiPS細胞を含め多能性幹細胞の多能性維持に必須であり，Oct3/4と協調的に作用してFgf4，Utf1，Nanogなどの多能性幹細胞特異的遺伝子の発現を制御する．また四肢の発生過程において，Sox9は軟骨組織の主要マトリックス成分であるⅡ型コラーゲンをエンコードするCol2a1遺伝子のエンハンサー領域（イントロン1内にある48塩基長の部位）に結合してその転写を

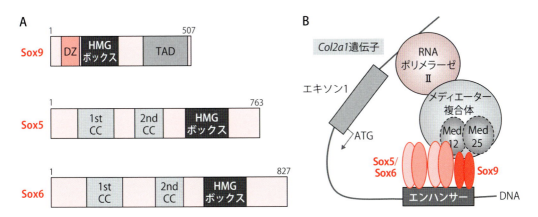

図　Sox因子の構造（A）およびCol2a1遺伝子の発現を制御する核内転写複合体（B）
DZ：dimerization domain（二量体形成ドメイン），TAD：transactivation domain（転写活性化ドメイン），CC：coiled-coil domain（コイルドコイルドメイン）

支配し，Sox5/Sox6と協調的に軟骨細胞分化を制御している．近年，われわれのグループはSox9がRNAポリメラーゼⅡのメディエーターであるMed25と核内転写複合体を形成し，基本転写因子群と相互作用する可能性を示した（図B）[5]．

疾患との関連性

既述のようにSOX9遺伝子の変異は先天性疾患である屈曲肢異形成症を誘発する．また，SOX10遺伝子の変異が先天性巨大結腸症（Hirschsprug's disease）を併発したWaardenburg症候群の患者に見つかっており，胎児期における神経堤細胞の分化異常などが関係すると考えられている．その他にも，SOX18がリンパ管機能不全を呈する寡毛症−リンパ性浮腫−毛細血管拡張症候群（hypotrichosis-lyphoedema-telangiecasia syndrome）の原因遺伝子として特定されるなど，Sox遺伝子の変異はさまざまな先天性疾患に関与する．

また近年，マウス遺伝子改変技術の進歩により，生後の部位特異的に標的遺伝子を欠失させることが可能となり，生後軟骨組織におけるSox9の発現低下が関節変性を亢進させることが明らかになるなど，組織恒常性変化に伴う疾患とSox遺伝子の役割も着目されている．

〈山本浩司，秋山治彦〉

文献

1) Gubbay J, et al：Nature, 346：245-250, 1990
2) Foster JW, et al：Nature, 372：525-530, 1994
3) Kamachi Y & Kondoh H：Development, 140：4129-4144, 2013
4) Sock E, et al：Hum Mol Genet, 12：1439-1447, 2003
5) Nakamura Y, et al：Nat Commun, 2：251, 2011

第2部 キーワード解説　骨・軟骨の機能と制御

1章　軟骨細胞の分化と機能

Keyword 2 プロテオグリカン

欧文表記：proteoglycan

存在部位

プロテオグリカンは種々の組織の細胞外マトリックス中に存在する．なかでも，軟骨，大動脈，皮膚に多く含まれる．軟骨ではその乾燥重量の約10％を占めるとされる．

関節軟骨と成長軟骨

胎児期の骨格はまず軟骨原基で構成される．その後，軟骨内骨化の過程を経て，各骨格コンポーネントの中心部から骨（一次骨化中心）に置換されるが，骨格の端（骨端）には軟骨が残る．次に，骨端軟骨の中心にも二次骨化中心が形成され，残った軟骨は，骨端を覆う関節軟骨と骨幹部で骨の長軸方向の伸長を担う成長軟骨として，機能を果たす．軟骨原基，関節軟骨，成長軟骨の重要な機能に，体を支え，運動を担うというメカニカルな機能があるが，これを担い規定するのは，軟骨細胞外マトリックスの物質特性である．

細胞外マトリックスとプロテオグリカン

軟骨組織は，軟骨細胞が豊富な軟骨細胞外マトリックス中に散在する構造をもつ．軟骨細胞は軟骨細胞外マトリックスを産生，維持する．軟骨細胞外マトリックスは軟骨コラーゲン細線維が三次元的にネットワークを構成し，その間隙をプロテオグリカンが充填する構造をとる（図1）．この構造が軟骨組織に抗張力と抗圧縮力を付与する．

発見と研究の経緯

プロテオグリカンの研究は20世紀の初頭には始まっ

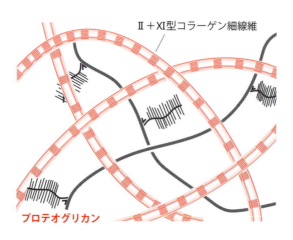

図1　軟骨細胞外マトリックスの構造
コラーゲン細線維がネットワークを形成して組織に抗張力を与え，プロテオグリカンがその間隙を充填して組織に抗圧縮力を与えている．（文献1より引用）

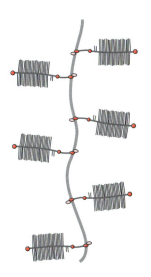
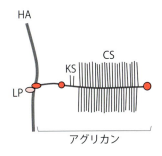

図2　プロテオグリカンの構造
アグリカンが一定の間隔をおいて1本のヒアルロナンに結合し，その結合はリンクタンパク質によって補強される．アグリカンはコアプロテインにコンドロイチン硫酸鎖をはじめ多数のグリコサミノグリカンが共有結合した構造をしている．
HA：ヒアルロナン，LP：リンクタンパク質，KS：ケラタン硫酸，CS：コンドロイチン硫酸（文献1より引用）

ていた．1960年代後半になり，プロテオグリカンの調製方法が開発されてから研究が進んだ．1970年代には軟骨などプロテオグリカンを豊富に含む組織からの単離，解析が行われた．その後，分子生物学的手法が取り入れられ，プロテオグリカンの構造と機能の解析が行われた．それに伴い，1980年代中頃にかけてプロテオグリカンの新しいメンバーが見つけられた．

分子構造と機能・役割

　プロテオグリカンは複雑な巨大分子で，コアプロテインに種々の数のグリコサミノグリカン（glycosaminoglycan：GAG）側鎖が付着する構造である．コアプロテインは遺伝子にコードされる．

　プロテオグリカンはその特性，存在場所，構造によって次の5つのファミリーに分類される．
①ヒアレクタン（hyalectan）：ヒアルロナン（ヒアルロン酸），リンクプロテインと相互作用する
②基底膜プロテオグリカン
③細胞表面（cell-surface）プロテオグリカン
④細胞内（intracellular）プロテオグリカン
⑤スモールロイシンリッチ（small leucine-rich）プロテオグリカン（SLRPs）

アグリカン

　ヒアレクタンであるアグリカンは，もともとlarge aggregating proteoglycanとして知られ，名付けられた．そのコアプロテインの分子量は約200 kDaと大きい．アグリカンには，100個のコンドロイチン硫酸，50個のケラタン硫酸，50個のN-およびO-結合型糖鎖のグリコサミノグリカンが側鎖として付く．

　アグリカンのN末端は，リンクプロテインとともにヒアルロナンに結合する．1,000個以上のアグリカンがヒアルロナンに結合し，巨大な分子をつくる（図2）．それに含まれる多量のグリコサミノグリカンはカルボキシル基や硫酸基の陰性にチャージした基をもつため，大量の水分子を保持しうる．この特性・構造により，水分子を放出あるいは吸収することによって組織に抗圧縮力を与えるとされる．アグリカンの構造・特性は組織の状態によって変化し，加齢によりコンドロイチン硫酸鎖が減少し，ケラタン硫酸鎖が増加するとされる．

バイグリカン, デコリン

バイグリカンとデコリンはスモールロイシンリッチプロテオグリカンファミリーに属し，そのコアプロテインはともに40 kDa程度である．バイグリカンには2つの，デコリンには1つのグリコサミノグリカン鎖が付く．バイグリカンとデコリンはコラーゲン線維の安定性に貢献する．さらに，バイグリカンはBMP（bone morphogenetic protein）と，デコリンはTGF-β（transforming growth factor-β）と結合し，それぞれの活性を調節する作用があるとされる．加齢により両プロテオグリカンの含量は増える．

疾患との関連性

コアプロテインは遺伝子にコードされ，その変異はプロテオグリカンの機能異常を引き起こし，骨系統疾患の原因になる．またプロテオグリカンは合成と分解のバランスにより恒常性が保たれているが，合成／分解それぞれの異常でもプロテオグリカンの機能異常が起こる．この意味においても，プロテオグリカンのそのものの解析と同様に，その合成／分解の研究も重要である．

合成

プロテオグリカンの合成は，コアプロテインがmRNAからリボソームで合成され，粗面小胞体内に移動することに始まる．コアプロテインはゴルジ体に運ばれ，種々の糖転移酵素が働いて側鎖のグリコサミノグリカンが付加され，プロテオグリカンが合成される．プロテオグリカンは分泌小胞に入り，細胞外へと輸送され，細胞外マトリックスを構成する．

分解

プロテオグリカンの分解は，まず細胞外でMMP（matrix metalloproteinase）やADAMTS（a disintegrin and metalloproteinase with thrombospondin motifs）などによってコアプロテインが切断されることで巨大分子が小さな断片になる．断片は細胞にエンドサイトーシスされ，リソソームに運ばれて分解される．グリコサミノグリカン鎖はリソソーム内でタンパク質分解酵素によって分解される．

このようにプロテオグリカンの合成／分解には種々の酵素がかかわる．骨系統疾患や変形性関節症など軟骨を病変部とする疾患では，コアプロテインそのものの異常に加えて，これら酵素を含めた合成／分解異常が病因や病態に深く関与している．

〈妻木範行〉

文献

1) 妻木範行：成長軟骨の基礎知識．『整形外科専門医テキスト』（長野 昭，他／編），pp19-30，南江堂，2010

第2部 キーワード解説　骨・軟骨の機能と制御

1章　軟骨細胞の分化と機能

Keyword 3 ヘッジホッグ

欧文表記：hedgehog

発見と研究の経緯

　ヘッジホッグは，1980年，ショウジョウバエの胚の発生にかかわる遺伝子として同定された．その命名は，ヘッジホッグ遺伝子の変異を有するショウジョウバエが，多数の歯状突起が密集したハリネズミ（hedgehog）様の表現型を呈することに由来する．

　その後，ヘッジホッグは，個体の発生，体節の極性，パターニング，細胞の増殖・分化などさまざまな生物学的機能を担っていることが明らかにされている．脊椎動物では，インディアンヘッジホッグ（indian hedgehog：Ihh），ソニックヘッジホッグ（sonic hedgehog：Shh）ならびにデザートヘッジホッグ（desert hedgehog：Dhh）の3つの遺伝子が発見されている．Shhは生体内に広く発現しているが，Ihhは軟骨内骨化過程にある成長板軟骨の前肥大化軟骨細胞に特異的に発現している．したがって，軟骨形成過程においては，ヘッジホッグのなかでもIhhが最も重要な役割を果たしていると考えられている[1]．

分子構造

　ヘッジホッグタンパク質は細胞内で自己切断し，切断されたN末端部分がパルミチン酸修飾とコレステロール修飾を受け，細胞外に分泌され，シグナル分子と作用する．ヘッジホッグは，作用部位で濃度勾配を示すことにより，その時間的・空間的機能を発揮していると考えられている．このヘッジホッグの濃度勾配の調節に，ヘッジホッグのパルミチン酸修飾とコレステロール修飾が一役を担っている．

シグナル伝達機構

　ヘッジホッグの受容体は，Ptc（patched）とSmo（smoothened）の複合体から構成されている．ヘッジホッグの細胞内シグナルでは，転写メディエーターであるGliファミリーが中心的役割を担っている（図）．ヘッジホッグ非存在下では，SmoがPtcにより抑制を受け，細胞内のシグナルが抑制されている（図A）．このとき，Gliタンパク質は，PKA（protein kinase A），CK（casein kinase）およびGSK-3β（glycogen synthase kinase-3β）によりリン酸化され，ユビキチン複合体β-TrCPにより，Zinc fingerドメインをもつN末端側と転写活性領域を有するC末端側に切断され，N末端側ドメインが細胞核内に移行して，ヘッジホッグの標的遺伝子の発現を阻害する（図A）．

　ヘッジホッグがPtcに結合すると，Smoが活性化し，Gliタンパク質がリン酸化ならびにβ-TrCPによる切断から逃れ，全長のまま細胞核内に移行して，Gli1，Ptc，副甲状腺ホルモン関連タンパク質（PTH-related protein：PTHrP）[1]，サイクリンD，サイクリンEなどの標的遺伝子の発現を誘導する（図B）．

Gliファミリーの機能

　Gliファミリーには，Gli1，Gli2ならびにGli3の3つが存在するが，Gli1ならびにGli2は転写機能促進的に，Gli3は転写機能抑制的に機能すると示されている．これらGliファミリーが相反する作用をもつ理由として，β-TrCPによる切断効果の差異が関与していると考えられている．特に，ヘッジホッグ依存的発現を示すGli1は，β-TrCPによる切断作用に対して強い抵抗作用を示し，ヘッジホッグの作用の増強に深く関与している．

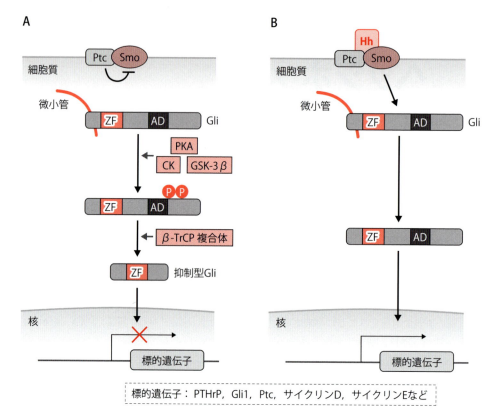

図　ヘッジホッグの細胞内シグナル伝達経路
ヘッジホッグ非存在下では，PtcがSmoを抑制し，その結果，Gliファミリーがリン酸化およびユビキチン化を受け，切断される（**A**）．切断されたN末端側のGliタンパク質は，転写抑制型として細胞核内に移行し，標的遺伝子の発現を抑制する．ヘッジホッグ存在下では，全長のGliタンパク質が微小管から遊離，核移行し，標的遺伝子の発現を誘導する（**B**）．
Ptc：patched，Smo：smoothened，PKA：protein kinase A，CK：casein kinase，GSK-3β：glycogen synthase kinase-3β，ZF：Zinc fingerドメイン，AD：転写活性ドメイン，Hh：ヘッジホッグ，P：リン酸化，PTHrP：PTH-related protein（副甲状腺ホルモン関連タンパク質）

軟骨形成における機能・役割

PTHrP依存／非依存的機構

　Ihhは，関節接合部の軟骨膜に作用し，PTHrP産生を誘導し，次にPTHrPが軟骨細胞の肥大化を阻害していることが明らかにされている[1]．すなわちIhh-PTHrP経路が，軟骨内骨化に対してネガティブフィードバックループを形成している．また，軟骨細胞分化に必須な転写因子Sox9（⇒第2部1章Keyword 1）がGli2と協調してPTHrPの発現を増強し，軟骨細胞の肥大化を強く抑制することも示されている．この知見は，Sox9が軟骨内骨化の後期段階に対して強い阻害作用を発揮することによく合致する．さらにIhhは，PTHrP非依存的な機能も有している．Ihhは，PTHrP非依存的に関節近傍の軟骨細胞の分化を促進する[2]．またIhhが，軟骨細胞の肥大化と軟骨基質の石灰化を促すことも示されている[3]．したがって，IhhはPTHrP依存的ならびに非依存的経路を介して，軟骨内骨化を緻密に制御していると考えられる．

骨芽細胞への作用

　Ihhは，骨芽細胞の分化にも促進的に作用し，bone collarの形成に密接に関与している．このIhhの作用には，Gli2ならびにGli3が，おのおの促進的ならびに抑制的に作用していることが示されている．

疾患との関連性と臨床応用への可能性

　ヘッジホッグは細胞増殖に深く関与しており，ヘッ

ジホッグ受容体である*PTC*や*SMO*の遺伝子変異によりさまざまながんが誘発されることが明らかにされている．骨格系では，*IHH*の遺伝子異常により，A1型短指症（brachydactyly type A1)[4]や短指症，低身長，狭胸郭を特徴とする先端大腿骨頭異形成（acrocapitofemoral dysplasia)[5]の遺伝的骨系統疾患が発症することが示されている．

最近，iPS細胞にヘッジホッグシグナルを制御する複数の低分子化合物を作用させ，骨再生を誘導する治療法の開発が試みられている．

（西村理行）

文献

1) Vortkamp A, et al：Science, 273：613-622, 1996
2) Kobayashi T, et al：J Clin Invest, 115：1734-1742, 2005
3) Amano K, et al.：J Biol Chem, 283：29513-29521, 2008
4) Gao B, et al：Nat Genet, 28：386-388, 2001
5) Hellemans J, et al：Am J Hum Genet, 72：1040-1046, 2003

第2部 キーワード解説　骨・軟骨の機能と制御

1章　軟骨細胞の分化と機能

Keyword 4

CCNファミリー

欧文表記：CCN family proteins
別名：【CCN1】Cyr61 (cysteinerich 61) /【CCN2】CTGF (connective tissue growth factor) /
【CCN3】NOV (nephroblastoma overexpressed) /
【CCN4, 5, 6】WISP (Wnt-inducible secreted protein) 1, 2, 3

発見・研究の経緯

CCNファミリータンパク質は，別々に見つけられた一次構造の共通な3つのメンバー，Cyr61 (cysteine rich 61)，CTGF (connective tissue growth factor)，NOV (nephroblastoma overexpressed) の頭文字からその名が生まれ，それぞれCCN1，CCN2，CCN3と発見順に改めて命名された．その後発見されたWntの下流分子，WISP (Wnt-inducible secreted protein) 1, 2, 3が，それぞれCCN4，CCN5，CCN6として新たにこのメンバーに加えられ，CCNファミリーとして統一された[1,2]．

分子構造

タンパク質

CCNファミリータンパク質は，CCN5以外はN末端からIGFBP，VWC，TSP，CTの特徴的な4つのモジュールの共通構造を有し，38残基のシステインに富む分泌タンパク質群である．それぞれのモジュールがさまざまなリガンドや機能分子と結合する能力をもち，各CCNタンパク質の多機能性を発現する[1,2]（図）．

結合する分子は，細胞表面分子，成長因子，接着タンパク質，プロテオグリカンなどと幅広く，細胞外基質との共同作業によって効果を発揮することから，細胞外基質成分と結合した形で細胞にシグナルを入力するマトリクリンの作用様式をとると考えられている．IGFBPモジュールは低い結合親和性でIGFと結合する．VWCはBMPやTGF-βと結合してそれらの受容体との結合力を調節するが，BMPを抑制的に，TGF-βを促進的に制御する．インテグリンとも結合し，細胞の遊走，接着に関与する．TSPはLRP（low density lipoprotein receptor related protein）およびインテグリンと結合する．CTはVEGF，インテグリン，LRP，Notchなどと結合する[1,2]．

遺伝子

軟骨・骨では$CCN2$が最もよく解析されている．$CCN2$はプロモーター領域に，転写調節エレメントとして，TRENDIC (transcription enhancer dominant in chondrocytes)，TbRE (TGF-β responsive element)/BCE1 (basal control element 1)，SBE (Smad binding element) が存在する．また，転写後調節エレメントとして3′非翻訳領域（3′-UTR）に複数のmRNA不安定化エレメントCAESAR (cis-acting element of structure-anchored repression) が存在する[1,2]．

機能・役割

CCNファミリータンパク質は，細胞外基質，細胞膜，細胞質内，核内に分布し，骨格系，神経系，心・血管系，腎などを主な発現組織とする．これらの複雑な組織形成において相互に協調的に働き，その発現は時空的に厳密に制御されている．細胞間微小環境のなかでさまざまなシグナルを調節し，統合的に情報伝達を担うマトリックス細胞 (matricellular) タンパク質群である[1-3]．

メンバーごとの機能

CCN1は細胞レベルでは細胞増殖，接着，走化性，細胞外基質産生促進が知られており，血管新生，軟骨形成に関与する．

CCN2は細胞増殖・分化，接着，遊走の促進作用が知られ，軟骨内骨化，血管新生，胚発育，組織の修復，再生に重要である．特に，軟骨・骨組織で高

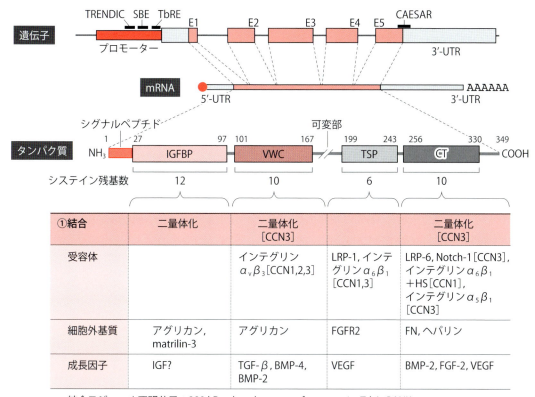

図　CCNファミリーの遺伝子とタンパク質の構造，およびその機能
表中，特異的に作用するメンバー名は［ ］で示した．
E：エキソン，UTR：非翻訳領域，IGFBP：IGF結合タンパク質様モジュール（insulin-like growth factor binding protein），VWC：フォンビルブランド因子タイプCモジュール（von Willebrand factor type C repeat），TSP：トロンボスポンジンタイプ1モジュール（thrombospondin type1 repeat），CT：C末端モジュール（cysteine knot containing carboxyl domain）（文献2, 3, 5をもとに作成）

発現しており，細胞外情報ネットワークを形成し，軟骨内骨化および骨維持に深く関与する．軟骨細胞，骨芽細胞の基質産生，破骨細胞形成を促進する[1)～3)]．さらに，CCN2はさまざまな細胞でメカニカルストレス応答性であり，骨細胞への圧縮力はCCN2を産生し，骨細胞のアポトーシスを誘導後，破骨細胞形成にかかわる[4)]．

CCN3は，脳，心臓，血管，筋，軟骨，小腸，肝臓など多くの正常組織で認められる．Notch 1と結合し，成長抑制遺伝子ないしはがん原遺伝子として働く．また，CCN3はCCN2と結合しその機能を変化させることにより，軟骨細胞分化を抑制する．

CCN4は腫瘍の間質に遺伝子発現が認められ，腫瘍の増殖，転移を阻害する．また，骨，軟骨のプロテオグリカンと結合し，軟骨細胞の分化を抑制する．

CCN5はC末端のモジュール（CT）を欠いており，細胞増殖期に低く静止期に高い．増殖抑制，骨芽細胞の接着促進とオステオカルチン産生阻害，平滑筋細胞の運動性抑制などが報告されている．

CCN6は，軟骨での局在やⅡ型コラーゲン，アグリカンの遺伝子発現の促進作用などがCCN2と類似しているが，種々な疾患との関連も報告されている[1)～3) 5)]．

疾患との関連性

　CCN1，CCN2，CCN4，CCN5は，強皮症，心血管系のアテローム硬化，肺，腎臓および肝臓の線維化，糖尿病性網膜症，変形性関節症などの発症と関連する[1)~3)5)]．また，CCNファミリー分子は，乳腺，卵巣，前立腺，肺，膵臓，胃，腸および結腸のがん，さらに白血病，メラノーマなどさまざまながん細胞の増殖や転移を促進することが報告されているが，CCN4は腫瘍の増殖や転移を阻害し，CCN5にもがん抑制作用がある[5)]．

　近年，CCNファミリー分子の補充，中和抗体，siRNA（small interfering RNA）やshRNA（small hairpin RNA）などのRNA干渉（RNAi）によるCCN発現制御を基盤にした治療法の開発が進められている[5)]．

　　　　　　　　　　　　（山本照子，松原琢磨）

文献

1) 『CCN proteins: a new family of cell growth and differentiation regulators』（Perbal B & Takigawa M/eds），Imperial College Press，2005
2) Kubota S & Takigawa M：Int Rev Cytol, 257：1-41, 2007
3) Takigawa M：J Cell Commun Signal, 7：191-201, 2013
4) Takano-Yamamoto T：Jpn Dent Science Rev, 50：29-39, 2014
5) Jun JI & Lau LF：Nat Rev Drug Discov, 10：945-963, 2011

第2部 キーワード解説　骨・軟骨の機能と制御

1章　軟骨細胞の分化と機能

Keyword 5 小胞体ストレスセンサー

欧文表記：endoplasmic reticulum (ER) stress sensor

小胞体ストレスの研究背景

小胞体ストレスは，小胞体内に不良タンパク質（unfolded proteins）が蓄積する状態をいう．変異タンパク質の発現，酸化ストレス，虚血，細胞内カルシウム濃度変化，タンパク質の過剰な合成などで細胞はこの状態に陥る．不良タンパク質の過剰な蓄積は細胞のさまざまな機能異常を起こすため，重度の小胞体ストレスはアポトーシスを誘導する．一方，ストレスが軽度な場合は，細胞は小胞体ストレスから回避するための防御機構によってストレスに対抗する．このストレス応答のシステムを，小胞体ストレス応答あるいはUPR（unfolded protein response）[1]という．

小胞体ストレス応答の起点になる分子が小胞体ストレスセンサーである．小胞体内腔に蓄積した異常タンパク質を感知し，シグナルを核や細胞質に伝える．哺乳細胞では3種の主要なセンサー，PERK, IRE1, ATF6が存在する．小胞体ストレス負荷後にはアポトーシス経路と小胞体ストレス応答経路が同時に進行するが，ストレス後の細胞の運命は，両経路のシグナルの強度に依存すると考えられている．

小胞体ストレスセンサーの分子構造と役割

PERK

PERK（PKR-like endoplasmic reticulum kinase）は小胞体膜貫通型キナーゼであり，小胞体内に蓄積した不良タンパク質を感知すると活性化する．翻訳開始因子であるeIF2α（eukaryotic initiation factor 2α）を直接リン酸化することで翻訳を阻害する．これにより小胞体内に運び込まれるタンパク質を減少させ，変性タンパク質のさらなる蓄積を防ぐ．一方で，リン酸化したeIF2αは，特定のタンパク質を逆に翻訳亢進させる働きもある．この経路で翻訳量が増える遺伝子には転写因子 *ATF4* が含まれる．

IRE1

IRE1（inositol requiring 1）も小胞体膜貫通型キナーゼである．細胞質側のC末端にはRNaseドメインがある．C末端のRNaseドメインは *XBP1*（X-box binding protein 1）mRNAをスプライシングし，26塩基がスプライスアウトされた *XBP1* mRNA（spliced form）をつくり出す．spliced form *XBP1* mRNAから翻訳されたXBP1タンパク質は，転写因子として機能する．XBP1の標的遺伝子は，小胞体内に蓄積した異常タンパク質を細胞質に引き出して，ユビキチン-プロテアソーム系で分解する機構，すなわち小胞体関連分解（ER-associated degradation：ERAD）にかかわる遺伝子や，分子シャペロン，酸化還元酵素，さらには膜生合成にかかわる酵素などである．

ATF6

ATF6（activating transcription factor 6）は膜貫通領域とbZIP（basic leucine zipper）ドメインをもつ，CREB/ATFファミリーに属する膜結合型転写因子である．小胞体ストレス依存的にゴルジ装置に運ばれて，プロテアーゼS1P（site-1 protease）およびS2Pにより段階的に膜内切断を受ける．切断された細胞質側断片は核に移行して *BiP*（immunoglobulin heavy chain-binding protein）などの小胞体分子シャペロンを転写誘導し，その結果，小胞体に蓄積した異常タンパク質の折りたたみを促進して小胞体ストレスから保護する．

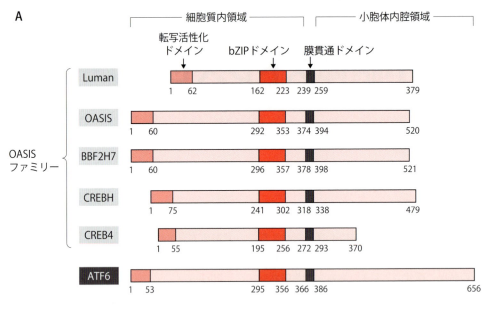

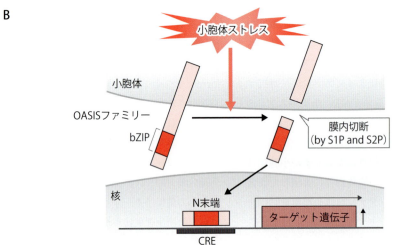

図　組織特異的小胞体ストレスセンサー，OASIS ファミリー

A）構造：OASIS ファミリーはⅡ型の膜貫通型タンパク質である．ATF6 と構造的に類似し，転写活性化ドメイン，bZIP ドメインおよび膜貫通ドメインを有する．
B）活性化機構：小胞体ストレスに応答して S1P および S2P により膜内切断を受け，切断された N 末端断片が核内に移行して転写ターゲットの誘導を行う．N 末端部分が結合する配列は CRE (cyclic AMP response element) あるいはそれに類似した配列である．

組織特異的小胞体ストレスセンサー

小胞体ストレスセンサー ATF6 に構造的に類似する膜貫通型転写因子が 5 つ発見されている（OASIS ファミリー）．Luman/CREB3，OASIS/CREB3L1，BBF2H7/CREB3L2，CREBH/CREB3L3，CREB4/AIbZIP/CREB3L4 である（図A)[2]．これらはいずれも膜貫通ドメイン，bZIP ドメイン，転写活性化ドメインをもち，S1P および S2P により切断されて転写因子として機能する（図B）．PERK，IRE1，ATF6 がユビキタスに発現しているのに対して，OASIS ファミリーは特徴的な組織分布を示し，組織・細胞種特異的な UPR 応答にかかわる．

小胞体ストレスセンサーと骨軟骨形成・代謝

骨芽細胞にOASISは発現する．骨芽細胞の分化段階で生じる軽微な小胞体ストレスに応答してOASISは活性化し，主にI型コラーゲンを転写誘導することで骨形成を促進させる[3]．最近，OASIS遺伝子の欠損によりヒト骨形成不全症が発症することが報告された．

BBF2H7は軟骨細胞に発現する．活性化すると膜内で切断され，N末端断片が転写因子として機能する[4]．小胞体-ゴルジ装置間輸送にかかわるSec23aを転写誘導することで，マトリックスの分泌を亢進させる．一方，切断された小胞体内腔側のC末端断片は細胞外に分泌され，ヘッジホッグおよびその受容体であるPtch1（Patched-1）に結合してヘッジホッグシグナルを活性化させ，軟骨細胞の増殖を促進させる[5]．両者の働きが成長軟骨の発達に必須である．その他の小胞体ストレスセンサー（PERK, IRE1）も骨格形成に関与することが示されている．

（今泉和則）

文献

1) Ron D：J Clin Invest, 110：1383-1388, 2002
2) Asada R, et al：J Biochem, 149：507-518, 2011
3) Murakami T, et al：Nat Cell Biol, 11：1205-1211, 2009
4) Saito A, et al：Nat Cell Biol, 11：1197-1204, 2009
5) Saito A, et al：Mol Cell, 53：127-139, 2014

第2部 キーワード解説　骨・軟骨の機能と制御

2章 骨芽細胞の分化と機能

本章で解説するKeyword

1	コラーゲン	⇒p.76	6	BMP / Smad	⇒p.88
2	基質石灰化	⇒p.79	7	オステオカルシン	⇒p.90
3	Runx2	⇒p.82	8	PPAR	⇒p.92
4	Osterix	⇒p.84	9	古典的Wntシグナル	⇒p.95
5	Maf	⇒p.86	10	レプチン	⇒p.98

第2部 キーワード解説　骨・軟骨の機能と制御

2章　骨芽細胞の分化と機能

概論　骨芽細胞

竹田　秀

1. 骨芽細胞とは

　骨量は，骨芽細胞による骨形成と破骨細胞による骨吸収のバランスが保たれることで一定に維持される．骨芽細胞は，間葉系幹細胞を起源とする20〜30 μm程度の細胞で，**Ⅰ型コラーゲン**（⇒ **本章Keyword 1**）の他，**オステオカルシン**（⇒ **本章Keyword 7**），オステオポンチン，骨シアロタンパク質などの非コラーゲン性タンパク質，デコリンなどのプロテオグリカンを合成，分泌するとともに**石灰化**（⇒ **本章Keyword 2**）を司り，骨形成において中心的な役割を果たす．

　生体内で，骨を形成する間葉系幹細胞は骨膜直下の細長い線維芽細胞様の細胞として存在するが，次第に骨表面へと移動するとともに分化を遂げ，骨表面に一列に並んで接着した立方体様の骨芽細胞へと形質を変える．その後，骨芽細胞の多くはアポトーシスにより死滅するが，一部は自らの産生した石灰化基質に埋もれ，骨細胞へと終末分化を遂げる．発生時，四肢，体幹などの生体の大半の骨は，胎生期に間葉系細胞が凝集し，一度，軟骨がつくられ，これが次に骨組織で置き換えられる軟骨内骨化（内軟骨性骨化）により形成される．一方，頭蓋冠，上顎骨，鎖骨などでは，間葉系細胞が凝集した後，直接，骨芽細胞が形成される膜性骨化により骨が形成される[1]．これらの2種の経路によって形成された骨芽細胞は，きわめて類似した細胞であると考えられている．

　成体における骨芽細胞の起源には不明な点が多い．骨髄内に間葉系幹細胞様の細胞が存在し，培養条件により脂肪細胞，骨芽細胞，軟骨細胞などに分化すること，さらに，皮下に移植することで異所性に骨を形成することから，骨芽細胞の起源の1つは骨髄と考えられている．また，最近では脂肪や筋肉にも間葉系幹細胞様細胞が存在することが報告されているが，骨形成における生理的な意義は明らかでない．

2. 骨芽細胞の分化調節機構

1）転写因子による調節

i) Runx2

　骨芽細胞の分化は種々の転写因子により巧妙に制御されている．なかでも，**Runx2**（⇒ **本章Keyword 3**）は骨芽細胞に特異的に発現する転写因子として同定さ

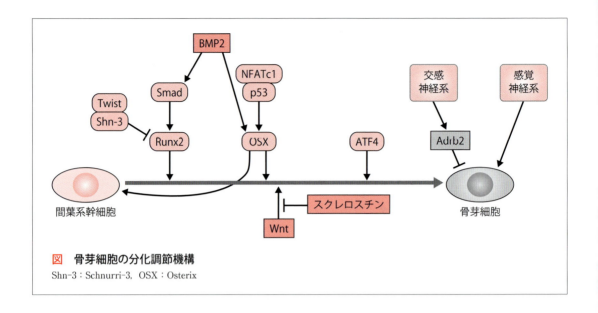

図　骨芽細胞の分化調節機構
Shn-3：Schnurri-3，OSX：Osterix

れ，骨に豊富に存在するオステオカルシン，I型コラーゲン，オステオポンチンのプロモーター領域に核内で結合し，それらの転写を活性化する[2]．また，*Runx2*欠損マウスは骨芽細胞を完全に欠失し，ヒトやマウスではRunx2のヘテロ変異により，頭蓋と鎖骨の異常を示す頭蓋鎖骨異形成症を発症することからも，Runx2は骨芽細胞の分化に必須の転写因子と考えられている．さらに，Runx2は成熟骨芽細胞の機能や軟骨細胞の肥大化にも重要な役割も果たす[3]．

Smad，**MAF**（⇒**本章Keyword 5**），TAZ，MSX2，RB，Gli2などのさまざまな転写因子は，Runx2の機能を活性化したり，Runx2自身の発現を誘導することで骨形成を促進する．一方，Twistは主に間葉系細胞で発現するbHLH型の転写因子で，冠状縫合早期癒合，顔面の奇形を呈するSaethre-Chotzen症候群の原因遺伝子であるが，Runx2に直接結合し，その転写活性を抑制することで骨芽細胞分化を抑制する[4]．また，アダプタータンパク質であるSchnurri-3はE3ユビキチンリガーゼWWP1と協調して，Runx2をユビキチン化し分解することで，骨芽細胞分化を抑制する[5]（図）．さらに，STAT1，ZPF521，NotchシグナルにかかわるHESやHEYといった転写因子もRunx2の作用を抑制する．このように，数多くの転写因子がRunx2と協調的に骨芽細胞分化の調節にかかわる．

ii) Osterix

Osterix（OSX⇒**本章Keyword 4**）は骨芽細胞分化を促進するサイトカインのBMP2により誘導される転写因子である．*OSX*欠損マウスは，Runx2の発現がほぼ正常であるにもかかわらず，骨芽細胞を完全に欠損する[6]．一方，*Runx2*欠損マウスではOSXの発現がほとんどみられない．したがって，OSXはRunx2の下流に位置するものと考えられる（図）．また，他の転写因子と同様に，OSXもNFATc1やp53といった転写因子と協調的に骨芽細胞分化を調節する（図）．

OSXは発生時の骨芽細胞分化作用に加え，出生後の骨芽細胞や骨細胞の機能にも重要な作用を果たす．最近，マウス新生仔期のOSX陽性細胞が間葉系幹細胞へと分化転換することで多能性を獲得し，成体における脂肪細胞，軟骨細胞などのさまざまな細胞へと再分化しうることが明らかとなった[7]．

その他にも，ATF4, AP1ファミリーなど数多くの転写因子が骨芽細胞の分化にかかわることが知られている．

2) 液性因子による調節

i) BMP

BMP（⇒ 本章 Keyword 6）はTGF-βスーパーファミリーに属し，さまざまな生理作用を発揮する．なかでも，BMP2やBMP4は強い骨形成作用を示す．BMP2, 4は骨芽細胞に存在するBMP I型受容体に結合し，II型受容体とヘテロ二量体を形成する．すると，転写因子Smad1, 5あるいは8がリン酸化され，Smad4との結合による複合体形成が促進される．こうして形成されたSmad複合体は核内に移行し，骨芽細胞で発現する種々の遺伝子の転写を転写因子Runx2と協調的に促進する（図）．さらにBMP2は骨芽細胞分化に必須の転写因子OSXの発現を誘導し，複合的に骨芽細胞分化を促進する[3]．間葉系幹細胞特異的にBMP2を欠損したマウスでは骨折治癒が遷延することからも，骨芽細胞分化におけるBMPの重要性が裏づけられる．

ii) Wnt

Wntは発生やがん化に重要なタンパク質であり，Wnt3aをはじめとする**古典的Wnt**（⇒ 本章 Keyword 9）とWnt5aなどの非古典的Wntに分類される．骨において，古典的WntはWnt受容体のFrizzledおよびWnt共受容体であるLRP5に結合し，GSK-3β（glycogen synthase kinase-3β）を抑制し，ユビキチン化/プロテオソーム経路による転写因子β-カテニンの分解を阻害する[8]．その結果，活性化されたβ-カテニンは核へと移行し，間葉系細胞から骨芽細胞への分化を促進する．ヒトでは*LRP5*遺伝子の不活性型，活性型の遺伝子変異により，それぞれ骨粗鬆症，偽神経膠腫症候群（OPPG）あるいは骨量増多症を発症し，*LRP5*欠損マウスでは骨形成や骨量が減少する．また，古典的Wnt経路のアンタゴニストとしてDkkやsFRPが同定され，骨代謝における作用が明らかとなるなど，古典的Wnt-LRP5の骨形成における重要性が注目されている．

iii) スクレロスチン

骨細胞が分泌するスクレロスチン（sclerostin）はWntシグナルを抑制することで骨形成を低下させる（図）．スクレロスチンはvan Buchem病など，骨量の増加，骨硬化を特徴とする疾患の原因遺伝子として同定された*SOST*がコードするタンパク質であるが，興味深いことに，骨形成促進薬として使用される1-34副甲状腺ホルモン（PTH）をマウスに投与するとスクレロスチンの発現が低下する[9]．また，メカニカルストレスに呼応して骨形成は活性化するが，この際も同様に骨細胞におけるスクレロスチンの発現が低下する．さらに，*SOST*ノックアウトマウスにおいて

は，通常認められる荷重の低下による骨量低下が生じない．最近では，卵巣摘出（OVX）マウスモデルを用いた検討において，抗スクレロスチン中和抗体の投与で，皮質骨，海綿骨の骨形成が著明に亢進することが示されており，新しい強力な骨形成促進薬として臨床試験が行われている（⇒第3部2章Keyword 8）．

その他にも，さまざまなサイトカイン，ホルモンが骨芽細胞分化の調節にかかわることが知られている．

3. 骨吸収，骨形成のカップリング

従来から，破骨細胞による骨吸収と骨芽細胞による骨形成は相関することが知られていた（カップリング）．ところが，カテプシンK欠損マウスや破骨細胞特異的カテプシンK欠損マウスでは骨吸収が低下する一方で，骨形成の抑制は認められない．最近，カテプシンKを欠損する破骨細胞では，骨形成を促進するスフィンゴシン1リン酸の発現が増加していることが明らかとなった[10]．また，破骨細胞はセマフォリン4D[11]，Cthrc1[12]やC3qなどの液性因子を分泌し，骨芽細胞分化を調節することが示され，カップリングを担う分子の本体が明らかとなりつつある．

4. 臓器連関による骨形成調節

近年，臓器が他の臓器の代謝調節にかかわることが明らかとなってきた．骨においては，神経系と骨の関係が注目されている．交感神経は骨芽細胞の近傍に分布し，また，骨芽細胞は交感神経β2受容体（Adrb2）を発現する[13]．交感神経から分泌されるカテコラミンの作用が遮断されたドーパミンβ水酸化酵素（DBH）欠損マウス，Adrb2欠損マウス，および交感神経β遮断薬（プロプラノロール）を投与したマウスでは，骨形成，骨量がともに増加しており，交感神経系は骨形成の抑制因子と考えられる[14]（図）．一方，副交感神経系は交感神経系と拮抗して骨形成を促進するとともに，破骨細胞に直接作用し，骨吸収を抑制する．また，神経反発因子として知られるSema3Aを神経特異的に欠損したマウスでは，感覚神経系の骨への投射が低下し，そのために骨形成が低下することから，感覚神経系の骨における重要性も明らかとなった[15]（図）．

最近，長管骨の骨幹部ではendomucin陽性の特殊なタイプの血管が豊富に存在し，骨芽細胞の支持に重要な役割を果たしていることが示された．加齢に伴いendomucin陽性血管は減少し，このendomucin陽性血管の減少を抑制することで骨量が増加することが明らかとなり，血管系と骨の間の関連も注目されている[16]．

5. 今後の展望

既存の骨粗鬆症治療薬は，破骨細胞を標的とするものが大半である．今後，骨芽細胞の分化，増殖の調節機構の解明を通じて，骨芽細胞を標的とする治療薬の創出も期待される．

文献

1) Karsenty G & Wagner EF：Dev Cell, 2：389-406, 2002
2) Long F：Nat Rev Mol Cell Biol, 13：27-38, 2011
3) Nishimura R, et al：J Biochem, 151：247-254, 2012
4) Bialek P, et al：Dev Cell, 6：423-435, 2004
5) Jones DC, et al：Science, 312：1223-1227, 2006
6) Nakashima K, et al：Cell, 108：17-29, 2002
7) Mizoguchi T, et al：Dev Cell, 29：340-349, 2014
8) Baron R & Kneissel M：Nat Med, 19：179-192, 2013
9) Keller H & Kneissel M：Bone, 37：148-158, 2005
10) Lotinun S, et al：J Clin Invest, 123：666-681, 2013
11) Negishi-Koga T, et al：Nat Med, 17：1473-1480, 2011
12) Takeshita S, et al：J Clin Invest, 123：3914-3924, 2013
13) Takeda S, et al：Cell, 111：305-317, 2002
14) Takeda S & Karsenty G：Bone, 42：837-840, 2008
15) Fukuda T, et al：Nature, 497：490-493, 2013
16) Kusumbe AP, et al：Nature, 507：323-328, 2014

第2部 キーワード解説　骨・軟骨の機能と制御

2章　骨芽細胞の分化と機能

Keyword 1 コラーゲン

欧文表記：collagen

本分子の研究の経緯

　骨粗鬆症は，加齢や閉経に伴う女性ホルモンの減少により骨密度が低下し，骨折リスクが高まる疾患と考えられてきた．しかしその後，骨折リスクの上昇は，骨密度の低下のみでは説明できないことが明らかとなり，骨密度以外の骨強度因子として骨質の重要性が骨粗鬆症の定義に盛り込まれている（⇒第3部1章Keyword 8）．

　骨はハイドロキシアパタイトを主体としたミネラル成分と，コラーゲンを主体とした有機成分で構成される複合材料である．骨のコラーゲンは重量あたりでは25％程度であるが，体積あたりでは50％である．複合材料の強度は構成成分の量と質に依存するので，コラーゲンの量的，質的変化は骨強度に直接的な影響を及ぼす．こうした背景で，骨コラーゲンの生物学的・力学的研究が盛んになっている．骨のコラーゲンは主にⅠ型コラーゲン（type I collagen）である．コラーゲン分子の集合体である線維の強度は，隣りあう分子をつなぎとめる架橋形成（翻訳後修飾）に依存している[1]．

分子構造

　Ⅰ型コラーゲンは，α鎖3本よりなる三重らせん構造をもつ．α鎖は，-Gly-X-Y-の繰り返し構造（X, Yは任意のアミノ酸）をとるため，コラーゲン分子のアミノ酸組成の1/3はグリシンとなる．また，プロリンと，プロリンが細胞内で水酸化されたヒドロキシプロリン（Hyp）を多く含有する．Hypはコラーゲンタンパク質に固有なアミノ酸であるため，組織中のHypの定量により組織コラーゲン含有量を算出できる．また，リシンおよび細胞内で水酸化されたヒドロキシリシンは，分子間架橋の前駆体アミノ酸として機能する．

酵素依存性架橋

　コラーゲン産生細胞は，細胞内でα鎖の三重らせん構造をもつプロコラーゲンをつくる．その際，細胞内でリシン水酸化酵素の作用により，組織固有の水酸化制御を受ける．同じⅠ型コラーゲンでも骨と非石灰化組織のリシン水酸化度が異なることが，細胞分化に直接的な影響をもたらす．細胞外に分泌されたコラーゲン分子はC末端とN末端に存在するプロペプチド部分が切断され，各分子が1/4.4ずつずれて会合する．

　その後，細胞外において，コラーゲン産生細胞が分泌するリシルオキシダーゼの作用により，テロペプチド部位の特定の部位のリシンもしくはヒドロキシリシン（Hyl）が反応性の高いアリシンへと構造転換し，隣接するコラーゲンのヘリックス部位の特定のリシンもしくはHylと架橋を形成する．この架橋は2分子を架橋する未熟架橋（リシノノルロイシン型架橋：3構造体）である．この一部が，時間依存的に3分子を架橋する成熟型のピリジニウム架橋（2構造体），ピロール架橋（2構造体）へと構造転換する．架橋数的には，未熟架橋は成熟架橋よりも多く存在する．これらの酵素依存性架橋の形成は石灰化の過程でプラトーに達し，過剰に誘導されることはない．

AGEs架橋

　また，これとは別に，糖化（時間依存性，血糖値依存性）や酸化ストレス（活性酸素依存性）により誘導される非生理的架橋がある．いわゆる終末糖化産物（advanced glycation end products：AGEs）である．AGEsは酸化や糖化のレベルに応じて過剰に誘

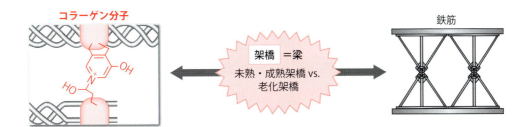

図　コラーゲン同士を結びつける架橋は骨強度を規定する「骨質因子」である
コラーゲン分子の集合体であるコラーゲン線維の強度を規定しているのが，隣りあう分子同士をつなぎとめる構造体「コラーゲン架橋」である．コラーゲン架橋は鉄筋同士をつなぎとめる「梁」に相当する．コラーゲン架橋は，骨強度を高める善玉の生理的架橋（酵素依存性架橋）と，骨を脆弱にする悪玉の非生理的架橋に分類される．悪玉架橋の本態は，老化産物として知られるAGEs（advanced glycation end products）である．悪玉架橋は，鉄筋に蓄積する錆びと考えることができる．

導される．AGEs架橋は，ペントシジン（pentosidine）やglucosepaneなどが同定されているが，隣接する分子上のリシンやアルギニンが架橋形成に関与する．AGEs架橋は隣接するヘリックス同士を架橋する．

架橋もリモデリングされる

骨は年間，海綿骨で約40％，皮質骨で約5〜7％リモデリングされるが，その際，架橋されたコラーゲンもリモデリングされ，その際の細胞機能や糖化や酸化のレベルに応じて，架橋が改めて形成される．

その機能

コラーゲンは骨芽細胞により分泌され，石灰化の足場として作用する．その際，酵素依存性架橋は石灰化を能動的に正に制御する．これに対し，AGEs架橋は骨芽細胞上の受容体（receptor of AGEs：RAGE）と結合し石灰化を抑制する．また，酵素依存性架橋はコラーゲン線維の弾性強度を高めるのに対し，AGEs架橋は過剰に架橋するため，硬く脆くしてしまう．特にクラックが発生した以降の粘り強さを低下させる．すなわち，酵素依存性架橋は石灰化の誘導や強度に対し良い作用をもつ善玉架橋であるのに対し，AGEs架橋は負の作用をもつ悪玉架橋である（図）．

疾患との関連性

動物およびヒト骨生検の検討から，閉経後骨粗鬆症では，酵素依存性架橋の低形成とAGEs架橋の過形成が生じていることが示されている．閉経や加齢に伴う酸化ストレスの増大が架橋異常の原因の可能性がある．こうした状況に，酸化や糖化ストレスを高める生活習慣病（糖尿病，慢性腎不全，高ホモシステイン血症）が加わると，架橋異常は強くなり，骨強度を低下させる．これらの疾患では，骨密度が保たれていても骨折リスクが高いことから，コラーゲン架橋の異常が影響しているといえる．

AGEs架橋の代表であるペントシジンの尿中や血中の高値が，骨質劣化による骨折リスクを評価しうる骨質（骨マトリックス）マーカーとして国内外からエ

ビデンスが集積している[2,3]．また，ステロイドの全身投与は骨密度が低下する以前に骨折リスクが高まるが，ステロイドはAGEs架橋を誘導しないが酵素依存性架橋の形成を阻害し，コラーゲンの成熟を抑制することで骨を軟弱にすることが明らかにされている[4]．

（斎藤　充）

文献

[1] Saito M & Marumo K：Osteoporos Int, 21：195-214, 2010
[2] Shiraki M, et al：J Bone Miner Metab, 26：93-100, 2008
[3] Yamamoto M, et al：J Clin Endocrinol Metab, 93：1013-1019, 2008
[4] Saito M, et al：Calcif Tissue Int, 88：314-324, 2011

第2部 キーワード解説　骨・軟骨の機能と制御

2章　骨芽細胞の分化と機能

Keyword 2 基質石灰化

欧文表記：bone mineralization

発見と研究の経緯—石灰化のメカニズム

骨や歯の石灰化には，カルシウムとリン酸からなる結晶が形成される必要がある．この機構については，2大仮説が存在する[1]．

歴史的には，ロビソン（R. Robison）博士のいわゆる「押し上げ説」が1900年代の前半から提出されていた．すなわち，体液中のカルシウムとリン酸のイオン積は，通常状態では結晶化するには不十分であり，石灰化が生ずる局所では，カルシウムあるいはリン酸イオンの押し上げ（上昇）が必要であり，これにはアルカリホスファターゼ（ALP）が必要であるとする説である．

一方，ニューマン夫妻は体液のカルシウムとリン酸のイオン積は過飽和であるが，結晶化するには，さらなるメカニズム（核形成）を必要とするとの説を提唱した．実験的には，カルシウム・リン積は過飽和であるが，結晶化の阻害因子が存在するので，結晶化は起こらない．すなわち，生体内で起こる基質石灰化は，生物学的な制御を受けている．

結晶化の最初のイベントである結晶核形成は，生体内では，基質小胞（matrix vesicle）内で起こる[2]．基質小胞は，骨芽細胞，軟骨細胞から放出される二重膜に囲まれた小胞で，カルシウム，リン酸を含み，二重膜にはアネキシンⅡ，Ⅴ，Ⅵ，Na-リン共輸送単体，酵素が存在する．特に，GPIアンカーを介して膜に結合している組織非特異型ALPが，石灰化に重要である[3]（図）．ALPは，結晶化の阻害因子であるピロリン酸を分解するとともに，結晶の材料であるリン酸を供給する．こうして，基質小胞内で，ハイドロキシアパタイト（hydroxyapatite）の結晶核（crystal）を形成する[4]．

結晶核の形成が進み，結晶が小胞外に露出すると，基質小胞内の内容物が放出される．結晶核はさらに成長し石灰化球となる．結晶の成長とともにコラーゲン線維に石灰化が起こる．

分子構造

カルシウム，リンの結晶は，ハイドロキシアパタイト $Ca_{10}(PO_4)_6(OH)_2$ となっている．

機能・役割

骨，歯などの硬組織に強度を与える．骨においては，Ⅰ型コラーゲン線維を中心とする骨基質が形成され，非石灰化骨である類骨が形成される．骨基質には，コラーゲンの他，オステオポンチン（⇒第2部6章Keyword 14）やプロテオグリカン（⇒第2部1章Keyword 2）が存在し，石灰化を抑制している．これらの酵素による除去や脱リン酸化により，石灰化は促進される．

疾患との関連性，モデルマウス

アルカリホスファターゼ（ALP）の関与

ALPの重要性は，ALP異常症の低ホスファターゼ症において低石灰化がみられることでも明らかである．

低ホスファターゼ症は骨系統疾患（⇒第3部1章Keyword 4）の1つで，組織非特異型ALP（TNSALP）をコードする*ALPL*遺伝子異常により，ALPの酵素活性が低下することにより発症する．今までに200以上の変異が報告され，登録されている．これらの変異は発症時期および症状の広がりに基づいて，胎内で発病する周産期型，生後半年以内に発病する乳児型，小児期に発病し乳歯の早期脱落を伴

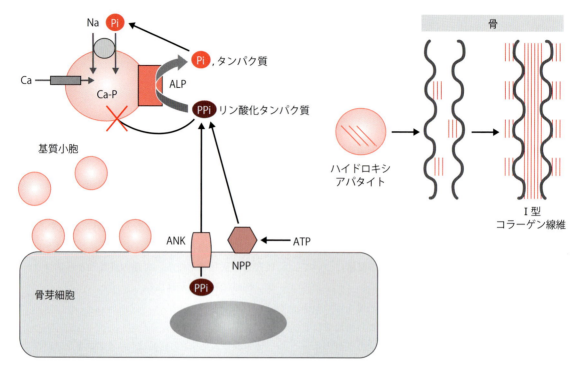

図 骨石灰化のメカニズム：基質小胞を介した石灰化
骨芽細胞より放出された基質小胞は，カルシウム（Ca），リン（P）の結晶の核形成の起点となる．ANKトランスポーターを介した細胞内からの供給，あるいは，NPPによりATPから加水分解で産生されるピロリン酸（PPi）が，結晶化の阻害因子として重要である．基質小胞の膜に多量に存在するアルカリホスファターゼ（ALP）は，このピロリン酸を分解してリン酸（Pi）を産生することで，結晶化に貢献している．カルシウム，リン酸はハイドロキシアパタイトの形で結晶化し，基質小胞を破って，主としてⅠ型コラーゲン線維からなる骨基質上に沈着し，骨石灰化が完成される．

う小児型，成人期に発病する成人型，症状が歯に限局する歯限局型および最近確立された周産期良性型の6つの病型に分類される．四肢短縮，内反膝，骨折，骨変形，低身長，痙攣，乳歯早期脱落などの症状を呈する．重症例では呼吸障害により致死的である．乳児型ではしばしば高カルシウム血症を伴い，体重増加不良を呈する．骨強度の低下により易骨折性となる．

■ ピロリン酸の関与

低ホスファターゼ症においても石灰化の阻害因子であるピロリン酸が蓄積するが，この他にもピロリン酸が病態に関与する疾患が知られる．
ENPP1（ectonucleotide pyrophosphatase/phosphodiesterase 1）は，細胞外ATPを加水分解してピロリン酸を産生する酵素であり，基質小胞，骨芽細胞形質膜に存在する．ttw（tiptoe walking）マウスはヒトの後縦靭帯硬化症と非常に類似した表現型を有する自然発症変異マウスで，骨形成の促進，異所性石灰化を示し，その責任遺伝子がEnpp1であると同定された．ヒトの後縦靭帯硬化症においてもENPP1遺伝子の多型との関連性が報告されており，また，特発性乳児動脈石灰化症は，ENPP1遺伝子の変異によって引き起こされることが明らかとなった[5]．さらに，正確な機序は不明であるが，血中FGF23が高値となる常染色体劣性低リン血症性くる病（⇒第3部1章Keyword 5）の原因となる．
ANK（mouse progressive ankylosis）はピロリン酸のトランスポーターで，ank遺伝子の変異により石灰沈着を伴った関節炎，骨の過成長，関節破壊が起こるとマウスで報告された．また，ヒトにおいても，長管骨の骨幹端の不整像と頭蓋骨の顕著な過骨症および硬化症を示す，常染色体優性遺伝の頭蓋骨幹端

異形成症においてANK遺伝子の変異が同定されている．すなわち，ヒトにおいてもANKの機能低下によって細胞外のピロリン酸が減少し，石灰化が促進すると考えられる．

　TNSALP遺伝子（*Akp2*）と*Enpp1*のダブル欠損マウスにおいては，*Akp2*欠損マウスでみられた頭蓋骨の非石灰化，二次石灰化中心の消失，成長板の異常が回復していて，椎骨突起の石灰化，基質小胞のピロリン酸濃度は野生型と同程度であった．このことから，*Akp2*欠損マウス，おそらく低ホスファターゼ症の患者における低石灰化は，石灰化阻害因子のピロリン酸の蓄積によって引き起こされていると推察され，何らかの方法で細胞外ピロリン酸量を減少させることができれば，石灰化障害が是正されると考えられる．

（大薗恵一）

文献
1) 『新 骨の科学』（須田立雄，他／編著），医歯薬出版，2007
2) Golub EE：Semin Immunopathol, 33：409-417, 2011
3) Veis A & Dorvee JR：Calcif Tissue Int, 93：307-315, 2013
4) Millán JL：Calcif Tissue Int, 93：299-306, 2013
5) Rutsch F, et al：Nat Genet, 34：379-381, 2003

第2部 キーワード解説　骨・軟骨の機能と制御

2章　骨芽細胞の分化と機能

Keyword 3

Runx2

別名：Cbfa1 / Pebp2αA

発見と研究の経緯

　Runx2はRunxファミリー（Runx1, Runx2, Runx3）に属する転写因子である．*Runx1* は，*AML1*（acute myeloid leukemia 1）ともよばれ，急性骨髄性白血病に最も高頻度にみられる染色体転座t(8, 21)の21番染色体の染色体転座点に見つけられた．*Runx1* のノックアウトマウスは肝臓での造血が全くできず胎生中期に死亡する．すなわち，Runx1は，造血幹細胞の分化に必須であることが明らかとなった．Runx1との機能重複が考慮され，*Runx2* ノックアウトマウスが作製されたが，意外にも，全く骨形成を欠損したマウスであった．すなわち，Runx2は，骨形成に必須な最初の転写因子として見出された[1]．

分子構造

　Runxファミリーは，runtという共通のDNA結合ドメインをもつ．その3′側には転写活性化ドメインと抑制ドメインをもち，3′末端に転写抑制共役因子の結合するVWRPYモチーフをもつ．N末端の異なるアイソフォームが存在し，2つのプロモーター（P1, P2）から転写される．これらは，Runxファミリー遺伝子に共通している．runtドメインは，TGTGGT配列を認識，結合する．Runx2は骨芽細胞と軟骨細胞に発現するが，骨芽細胞での発現は，P1プロモーターの約30 kb上流にあるエンハンサーによって規定されている．このエンハンサーは，Dlx5/6, Mef2, Tcf7/Ctnnb1, Sox5/6, Smad1, Sp7によって活性化され，BMPおよびWntシグナルが重要である[2]．

機能・役割

　Runx2 ノックアウトマウスでは全く骨芽細胞が存在せず，Runx2は骨芽細胞分化に必須な転写因子であるといえる[1]（図）．また，骨芽細胞分化には，Runx2の他にSp7とWntシグナルが必要であるが，Runx2は，*Sp7* および *Tcf7* の発現を調節する．前述したように，Sp7とTcf7は，*Runx2* エンハンサーを活性化し，これら3つの因子は相互に発現を促進させて，骨芽細胞分化を導いていると考えられる[2]．また，骨基質タンパク質では，*Spp1*，*Ibsp*，*Bglap* を誘導する．また，骨芽細胞あるいはその前駆細胞において，*Rankl* 発現を誘導し，破骨細胞の形成に関与する．

　Runx2は，軟骨細胞の後期分化にも必須な役割を果たす．これには，一部Runx3が重複した機能を有している．すなわち，*Runx2* のノックアウトマウスでは，一部の骨格を除いて，軟骨細胞の肥大化が起こらない．さらに*Runx2* と *Runx3* のダブルノックアウトマウスでは，全身の骨格で軟骨細胞の肥大化が起こらない[3]．Runx2は軟骨細胞においては，*Col10a1*，*Ihh*，*Spp1*，*Ibsp*，*Mmp13* を誘導する．特に，*Ihh* の発現誘導により軟骨細胞の増殖にも関与する．また，*Runx2* ノックアウトマウスの軟骨では，*Vegfa* の発現が低下しており，血管侵入がみられない．したがって，*Vegfa* の発現誘導にも関与していると考えられる．

Runx2の共役因子Cbfbの役割

　Cbfbは，急性骨髄性白血病に高頻度にみられる16番染色体逆位から同定された転写共役因子である．Runxファミリー分子とヘテロ二量体を形成し，そのDNA結合能を促進させる．*Cbfb* ノックアウトマウスは，*Runx1* ノックアウトマウスと同様の表現型を示し，肝臓での造血ができずに胎生中期で死亡する．す

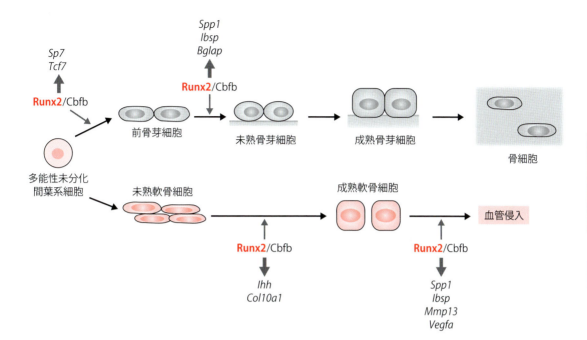

図 Runx2による骨芽細胞，軟骨細胞分化制御
Runx2はCbfbとヘテロ二量体を形成し，多能性未分化間葉系細胞を前骨芽細胞に分化させる．この過程でSp7，Tcf7の発現を誘導する．さらにRunx2は前骨芽細胞を未熟骨芽細胞へと分化させる．この過程でSpp1，Ibsp，Bglapの発現を誘導する．一方，Runx2は未熟軟骨細胞を成熟軟骨細胞へと分化させる．この過程でIhh，Col10a1の発現を誘導する．さらに最終分化した軟骨細胞にSpp1，Ibsp，Mmp13，Vegfaの発現を誘導し，軟骨への血管侵入に関与する．

なわち，Runx1とヘテロ二量体を形成し，造血幹細胞の分化に必須な役割を果たす．Cbfbノックアウトマウスの造血をレスキューしたマウスおよびCbfbを骨芽細胞と軟骨細胞の前駆細胞で欠失させたマウスは，出生時まで生存できるが，出生直後に死亡する．これらのマウスは，Runx2ノックアウトマウスのように完全に骨形成を欠損しているわけではないが，骨形成は著明に遅延している[4]．Cbfbは，Runx2のDNA結合を促進させ転写活性化能を増強するとともに，Runx2のユビキチン化を阻害しRunx2タンパク質を安定化させる．

疾患との関連性

鎖骨頭蓋異形成症は，鎖骨の低形成，泉門・縫合の開大，歯牙異常，低身長を特徴とする常染色体優性遺伝疾患である．Runx2のヘテロ変異マウスでは，鎖骨，鼻骨，前頭骨，頭頂骨，頭頂間骨，後頭骨，側頭骨，肩甲骨の低形成および頭蓋縫合，泉門の開大がみられる．成獣になっても鎖骨の低形成，頭蓋縫合，泉門の開大が明らかであり，鎖骨頭蓋異形成症に類似する．そして，鎖骨頭蓋異形成症患者にRUNX2の欠損や変異が報告され，RUNX2が鎖骨頭蓋異形成症の原因遺伝子として特定された[5]．鎖骨頭蓋異形成症は，本来，軟骨内骨化を含む全身の骨形成が低下している疾患であるが，鎖骨の低形成と頭蓋縫合・泉門の開大が特に顕著である．これに関しては，軟骨内骨化ではRunxファミリーの機能重複によりRunx2のヘテロ変異を代償できるが，膜性骨化ではRunx2のヘテロ変異をRunx1とRunx3で代償できないことが主な理由と考えられる[4]．

（小守壽文）

文献

1) Komori T, et al：Cell, 89：755-764, 1997
2) Kawane T, et al：J Bone Miner Res, 29：1960-1969, 2014
3) Yoshida CA, et al：Genes Dev, 18：952-963, 2004
4) Qin X, et al：J Bone Miner Res, 2014, in press（doi：10.1002/jbmr.2739）
5) Mundlos S, et al：Cell, 89：773-779, 1997

第2部 キーワード解説　骨・軟骨の機能と制御

2章　骨芽細胞の分化と機能

Keyword 4

Osterix

別名：Sp7

発見と研究の経緯

　2002年，Nakashimaらは，骨形成因子BMP-2（bone morphogenetic protein-2）添加により骨芽細胞様細胞に分化する筋芽細胞株C2C12を用いてサブトラクションハイブリダイゼーションを行い，BMP-2刺激により発現誘導される転写因子として，Osterixを同定した[1]．またC2C12細胞やC3H10T1/2細胞にOsterixを過剰発現すると，骨細胞のマーカーであるオステオカルシンやⅠ型コラーゲン（*Col1a1*）遺伝子が誘導された[1]．

　さらにOsterix遺伝子欠損（KO）マウスを作製したところ，ホモ欠損マウスは，生後すぐに呼吸不全により死亡する[1]．Osterix KOマウスでは骨形成が著しく阻害されており，*Col1a1*，骨シアロタンパク質（*Bsp*），ならびにオステオカルシンの発現が消失していた[1]．興味あることに，*Runx2*遺伝子の発現は，野生型マウスおよびOsterix KOマウスにおいて同程度に観察された[1]．一方，Runx2 KOマウスでは，Osterixの発現は認められなかった[1]．したがって，OsterixはBMP-2の標的遺伝子であり，Runx2（⇒**第2部2章Keyword 3**）の下流で機能し，骨形成ならびに骨芽細胞分化に必須な転写因子であると考えられた（**図**）．この研究が契機となり，骨形成のマスター遺伝子としてのOsterixの役割が注目されることとなった．

分子構造

　Osterixは，転写開始地点の違いにより異なる2つのアイソフォームを有する転写因子で，N末端側にプロリンリッチドメインと転写活性部位，C末端側にZinc fingerドメインを有している[1]．Osterixは，その一次構造からSp1ファミリー転写因子に分類されており，Sp7ともよばれている．

発現部位と発現調節

　Osterixは，骨芽細胞に強く発現し，表層の骨細胞にも発現が認められている．胎生期のマウスでは，bone collarならびに骨梁付近の骨芽細胞に強い発現を示す．また胎生期では，四肢の成長板の前肥大化層付近の軟骨細胞にも発現が認められる．

　骨芽細胞分化過程におけるOsterixの発現は，BMP-2依存的であり，Smadシグナルの活性化を必要としている[2]．Runx2の過剰発現がOsterixの発現を誘導することが示され[2]，OsterixがRunx2の下流であることが分子ならびに細胞レベルでも支持されている．しかしながら，Runx2 KOマウス由来の未分化間葉系細胞にBMP-2を作用させるとOsterixの発現が誘導され，この発現誘導効果が，ホメオボックス遺伝子*Msx2*のノックダウンによりキャンセルされる[2]．*Msx2*はBMP-2のearly-response遺伝子として機能することから，Osterixの発現調節には，Msx2も深く関与していると考えられている[2]．またXbp1やDlx5が促進的に，Tob2が抑制的に，Osterixの発現調節に関与していると報告されている．

機能・役割

　Osterix KOマウスの解析から明らかなように，Osterixは，骨形成ならびに骨芽細胞分化に必須な転写因子として機能している．その一方で，Osterixが古典的Wntシグナル（⇒**第2部2章Keyword 9**）を阻害し，骨芽細胞の増殖を抑制する報告もある．

　骨芽細胞におけるOsterixの標的遺伝子としては，

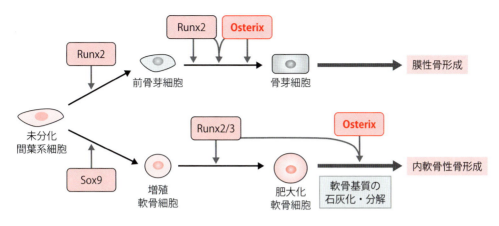

図　膜性骨形成ならびに内軟骨性骨形成におけるOsterixの役割
Osterixは，主にRunx2により発現が制御されており，骨芽細胞の分化，ならびに軟骨基質の石灰化と分解に必須である．またOsterixは，Runx2と結合し，協調して，特定の標的遺伝子の発現を調節している．

*Bsp*やオステオカルシンなどが知られている．これらはRunx2によっても制御されているので，OsterixとRunx2の共通の標的遺伝子である．マイクロアレイ解析により，Runx2依存的Osterix非依存的ならびにOsterix依存的Runx2非依存的な標的遺伝子の存在も示されており，Runx2とOsterixは，Runx2-Osterix軸のみならず複雑なネットワークを形成していると考えられる[2]．

Osterixの発見当初から長年にわたって，軟骨原器やアルシアンブルー陽性の軟骨細胞がOsterix KOマウスに観察されていたので，軟骨内骨化におけるOsterixの関与はないと考えられてきた．しかし，Osterix KOマウスあるいは軟骨特異的OsterixコンディショナルKOマウスの詳細な解析により，Osterixが，軟骨内骨化の後期段階，特に軟骨細胞の肥大化後の軟骨基質の石灰化や分解に必須であることが示された（**図**）[3]．またOsterixがRunx2と結合して，軟骨基質の分解に重要なmatrix metalloproteinase-13の発現を制御していることも示されている[3]．

疾患との関連性

Osterixの遺伝子異常により，常染色体劣性の骨形成不全症（osteogenesis imperfecta：OI）が発症することが報告されている[4]．OIの多くは，Ⅰ型コラーゲン遺伝子*COL1A1*または*COL1A2*の変異に起因することから，OsterixとⅠ型コラーゲン遺伝子との間に深い関係があると考えられる．Osterixが，転写因子NFAT1（NFATc2）またはNFAT2（NFATc1）と結合し，*COL1A1*遺伝子のプロモーターを制御している可能性も報告されている[5]．また，*COL1A1*遺伝子プロモーター領域に存在するOsterix結合モチーフの遺伝子多型が，骨粗鬆症に関与していると示唆されている．

（西村理行）

文献

1) Nakashima K, et al：Cell, 108：17-29, 2002
2) Matsubara T, et al：J Biol Chem, 283：29119-29125, 2008
3) Nishimura R, et al：J Biol Chem, 287：33179-33190, 2012
4) Lapunzina P, et al：Am J Hum Genet, 87：110-114, 2010
5) Koga T, et al：Nat Med, 11：880-885, 2005

第2部 キーワード解説　骨・軟骨の機能と制御

2章　骨芽細胞の分化と機能

Keyword 5　Maf

発見と研究の経緯

1989年，ニワトリの筋腱膜線維肉腫（musculoaponeurotic fibrosarcoma）の原因遺伝子として，レトロウイルスAS4の遺伝子v-mafが見出された．哺乳類の相同遺伝子としては，N末端側に転写活性化ドメインをもつ大Maf群遺伝子（c-Maf, MafB, MafA, Nrl）と活性化ドメインをもたない小Maf群遺伝子（MafG, MafF, MafK）があり，Mafファミリーをつくる（図A）．

これまでに，Mafファミリー遺伝子の生体内での役割の解析が進められており，本来のがん遺伝子としての働きと異なり，さまざまな生理的機能〔後脳の分節化，内耳の形成，マクロファージや腎臓の足細胞での機能（MafB），造血細胞の分化（c-Maf, 小Maf群），水晶体形成（c-Maf），膵臓β細胞の分化（MafA）など〕が明らかにされている．

分子構造

Mafファミリーは，Jun, Fos, ATFやCREBと同様にb-Zip（塩基性ロイシンジッパー）型転写因子である．Mafファミリー因子間を通じて，DNAとの結合を担う塩基性ドメインのアミノ酸配列には，類似性がみられる．Mafのコンセンサス標的配列（Maf recognition elemennt：MARE）は，TGCTGAをハーフサイトとする13ないし14塩基対の逆位反復配列で，それぞれJun, FosやATFの標的配列であるTRE（TPA-responsive element；TGACTCA）またはCRE（cAMP-responsive element；TGACGTCA）と重複していることから，T-MARE（TGCTGACTCAGCA）およびC-MARE（TGCTGACGTCAGCA）とよばれる．

一方で，二量体形成に必要なロイシンジッパードメインのアミノ酸配列の類似性は低く，二量体形成の特性の差異に反映されている．すなわち，大Maf群遺伝子は自身とホモ二量体を形成するだけでなく，他の大Maf群遺伝子，JunやFosファミリーのメンバーとヘテロ二量体を形成する．一方で，小Maf群遺伝子は，ホモ二量体，Fos, CNC, Bachファミリーとヘテロ二量体を形成する．

機能・役割

これまでに，骨構成細胞における機能解析が進んでいるMafファミリー遺伝子として，c-MafとMafBがある．

c-Maf

c-Mafは，当初，軟骨細胞の分化に重要な転写因子として報告され，軟骨マトリックスの主要分解酵素であるMmp-13の発現制御に関与する[1]．一方，近年，筆者は，間葉系細胞における老化変動遺伝子の1つとしてc-Mafを同定し，骨芽細胞と脂肪細胞の分化ふりわけを調節する機能を見出した[2]．すなわち，骨芽細胞分化の主要な制御因子として知られるRunx2（⇒第2部2章Keyword 3）の転写活性を増強することで，骨芽細胞分化に対しては正の制御因子として機能する一方で，脂肪細胞分化のマスターレギュレーターであるPparγの発現を抑制し，脂肪細胞分化に対しては抑制的に作用する（図B）．骨の老化の形態的な特徴として，脂肪髄を伴う骨量の低下が観察されているが，加齢に伴うc-Mafの発現低下が引き金となって，骨芽・脂肪細胞の分化ふりわけ機構の破綻が関与すると考えている．

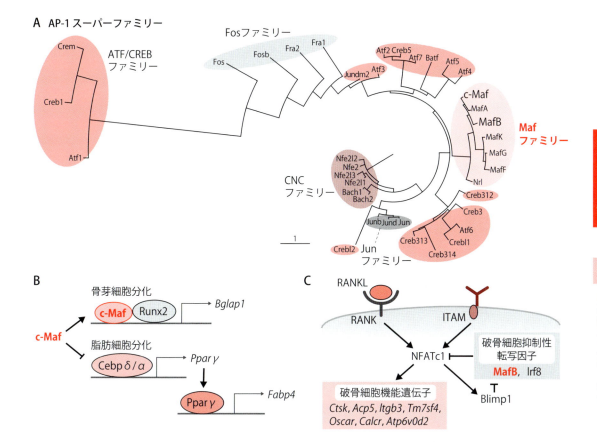

図　c-MafとMafBの生物学的役割と作用機序
A）AP-1スーパーファミリーメンバーの分子系統樹．c-MafとMafBは，b-Zip型転写因子のAP-1スーパーファミリーに属する．
B）骨芽細胞と脂肪細胞の分化ふりわけにかかわるc-Mafの制御．C）破骨細胞分化抑制にかかわるMafBの制御．

MafB

　MafBは，破骨細胞分化の活性化型転写因子（NFATc1，FosやMitf）に直接相互作用することで，これらの転写活性を阻害し，破骨細胞分化の抑制因子として作用する（図C）[3]．しかしながら，造血細胞におけるMafBの機能は破骨細胞に限定されず，多岐にわたることが示されている．すなわち，MafBが造血幹細胞からミエロイド系列への分化ふりわけを調節する機能や，c-Mafと協調してマクロファージの増殖の制御に関与することなどが報告されている[4,5]．

疾患との関連性

　C-MAFやMAFBは，古くから多発性骨髄腫（⇒第3部1章Keyword 13）の原因遺伝子として同定されている．C-MAFと骨代謝疾患との関連性は不明であるが，近年，若年発症の肥満および成人の病的肥満のゲノムワイド関連解析から，危険座位としてC-MAFが同定されている．これは，現在明らかにされている脂肪細胞分化におけるC-MAFの機能との関連性を予想させる．一方，MAFBは，近年，遺伝性骨関節疾患の1つである多中心性の手根足根骨溶解症の原因遺伝子として同定されており，これまでの解析で示されているMAFBが担う破骨細胞の機能と合理性がある．

（西川恵三）

文献

1) MacLean HE, et al：Dev Biol, 262：51-63, 2003
2) Nishikawa K, et al：J Clin Invest, 120：3455-3465, 2010
3) Kim K, et al：Blood, 109：3253-3259, 2007
4) Sarrazin S, et al：Cell, 138：300-313, 2009
5) Aziz A, et al：Science, 326：867-871, 2009

第2部 キーワード解説　骨・軟骨の機能と制御

2章　骨芽細胞の分化と機能

Keyword 6 BMP / Smad

フルスペリング：bone morphogenetic protein (BMP) / Smad
和文表記：骨形成因子／スマッド

発見と研究の経緯

BMP

整形外科医Uristは，約半世紀前に，脱灰骨した基質を動物の皮下に移植すると新たに異所性の骨形成が誘導される現象を発見し，骨基質中に存在して骨誘導活性をもつ物質を骨形成因子（BMP）と命名した[1]．1988年になってWozneyらのグループ（Genetics Institute社）がBMP-1～4の遺伝子クローニングに成功し，その一次構造からBMP-1は金属酵素，BMP-2～4はTGF-βファミリーと相同性の高い分子であることが明らかになった[1]～[3]．GDF（growth and differentiation factor）は，BMPファミリーに属する生理活性物質であり，現在BMP/GDFファミリーには約20種類のアイソフォームが存在する[1]～[3]（図A）．

細胞表面でBMPと結合し，細胞内へシグナルを伝達する受容体については，1991年にII型アクチビン受容体遺伝子（ActR-II）がクローニングされて以降，多くの新しい受容体のファミリーがクローニングされ，現在，哺乳類のBMP受容体としてALK-1（ACVRL1），ALK-2（ACVR1），ALK-3（BMPR-IA）とALK-6（BMPR-IB）の4種類のI型受容体と，BMPR-II，ActR-IIとActR-IIBの3種類のII型受容体の，計7種類の受容体が存在する[2][3]．

BMPのシグナル伝達因子，Smad

BMPの細胞内シグナルについては，1995年にショウジョウバエでMadが発見されて以来，哺乳類でMadのホモログのSmadが8種類クローニングされた．その構造と機能から，特異型R-Smad（TGF-βシグナルを特異的に伝達するSamd2とSmad3，およびBMPシグナルを特異的に伝達するSamd1とSmad5，Smad8から構成される），共有型Co-Smad（Smad4；R-Smadと複合体を形成する），抑制型I-Smad（シグナルを負に制御するSmad6とSmad7が属する）の3型に分類される（図B）．一方，Smadを介するSmad経路以外に，p38などを介するnon-Smad経路があることもわかってきた[4]．

分子構造

多くのBMPは分子量約30 kDaの分泌タンパク質で，まず前駆体タンパク質として合成され，保存された7個のシステインを含むC末端側が切断され，二量体の成熟活性型タンパク質を形成する[1]～[3]．構造の類似性から，BMP-2とBMP-4はBMP-2グループ，BMP-6とBMP-7/OP-1はBMP-5とともにBMP-7/OP-1グループのサブファミリーに分類できる．I型およびII型のBMP受容体は，1回膜貫通型で，細胞内にセリン／スレオニンキナーゼを有する特徴的な構造をもつ．

一方，Smadは，R-SmadとCo-SmadはSmad間で保存されたN末端のMH1ドメインとC末端のMH2ドメインが相同性のさほど高くないリンカードメインで結合する構造を有しており，I-SmadにはMH1が欠落している．

機能・役割

BMPは，骨・軟骨の発生と維持以外に，器官形成，幹細胞の維持やがんの発生・悪性化などに深く関与し，多彩な機能を有している[1]～[3]．例えば，発生期のBMPは，骨・軟骨形成に加え，歯の発生や消化管の分化における上皮－間葉相互作用の担い手として機能し，心臓形成においては心筋細胞の分化を制御している．また，BMPは後脳の一部や指間細胞でア

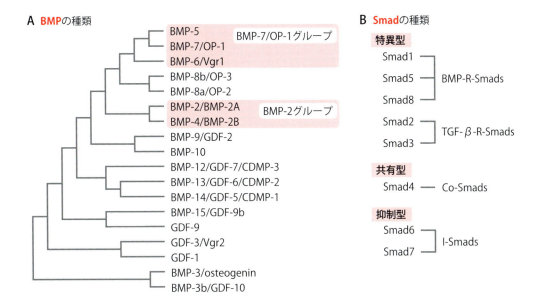

図 BMPとSmadの種類

ポトーシスの誘導因子としても機能している．ノックアウトマウスの解析によって，BMP，その受容体やSmadを介するシグナルが，発生，特に中胚葉誘導に重要であることが明らかにされている[5]．

また，ショウジョウバエのBMPであるdpp（decapentaplegic）は，背腹軸形成や付属肢パターン形成に関与しているが，哺乳類のBMP同様に哺乳類組織に移植すると異所性に骨を誘導することが知られており，BMPの機能は多種の動物にわたって保存されていると考えられる[1]．

疾患との関連性

BMPやSmadとヒト疾患との関連では，その発現異常や遺伝子変異が骨・軟骨異常症やがんなどで見つかっている[2,3]．受容体とヒト疾患との関連では，遺伝性出血性末梢血管拡張症（hereditary hemorrhagic telangiectasia：HHT，別名Oster-Weber-Rendu病）における*ACVRL1/ALK-1*の遺伝子変異，進行性骨化性線維異形成症（fibrodysplasia ossificans progressive：FOP）における*ACVR1/ALK-2*の遺伝子変異，家族性若年性ポリポーシスにおける*BMPR-IA/ALK-3*の遺伝子変異，原発性肺高血圧症における*BMPR-II*の遺伝子変異が原因遺伝子として知られている[2,3]．

（今村健志）

文献

1) 上野直人：生化学, 69：1151-1165, 1997
2) Miyazono K, et al：J Biochem, 147：35-51, 2010
3) ten Dijke P, et al：J Bone Joint Surg Am, 85：34-38, 2003
4) Heldin CH, et al：Nature, 390：465-271, 2007
5) Kamiya N & Mishina Y：Biofactors, 37：75-82, 2011

第2部 キーワード解説　骨・軟骨の機能と制御

2章　骨芽細胞の分化と機能

Keyword 7 オステオカルシン

欧文表記：osteocalcin

発見と研究の経緯

ビタミンKは，標的タンパク質の特定のグルタミン酸（Glu）残基をγ-カルボキシグルタミン酸（Gla）残基へと変換（カルボキシル化）するのに必要な補酵素である．抗凝固剤であるワルファリンは，そのビタミンK依存性のカルボキシル化を阻害することが知られており，血液凝固因子のカルボキシル化を抑制することにより抗凝固作用を発揮する．

一方で，妊娠中のワルファリンの服用により，骨軟骨形成異常を伴う胎児ワルファリン症候群が引き起こされることが明らかとなっていた．そこで，骨組織中にもビタミンK依存性のカルボキシル化を受ける標的タンパク質が存在することが想定され，その同定が試みられた．そしてその標的タンパク質の1つとして，3つのGla残基をもつオステオカルシンが1976年に単離同定された[1]．

分子構造

オステオカルシンは，成熟骨芽細胞により合成され，骨の非コラーゲン性タンパク質の約25％を占めるカルシウム結合タンパク質である．ヒトでは分子量5,900でアミノ酸49残基（マウスではアミノ酸46残基）により構成されている．3つのαヘリックスやC末端の疎水性コアをもつ球状の構造であり，3つあるすべてのGla残基は，最初のαヘリックスに存在（ヒトでは17，21，24番目のアミノ酸残基）する[2]．

オステオカルシンは自身の3つのGla残基を介してハイドロキシアパタイトと結合することにより，その結晶格子の形や大きさの調節に関与している（図）．オステオカルシンのGla残基を含む領域は，多くの生物種でアミノ酸配列が保存されている．

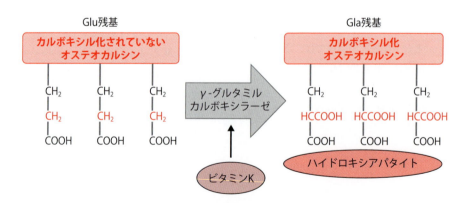

図　オステオカルシンの翻訳後調節
オステオカルシンのグルタミン酸（Glu）残基がγ-グルタミルカルボキシラーゼの作用によりγ-カルボキシグルタミン酸（Gla）残基へと変換され，ハイドロキシアパタイトと強力に結合する．

機能と役割

骨形成抑制因子

1996年にオステオカルシン欠損マウスが作製され，初めてオステオカルシンの生理学的および病態生理学的役割が個体レベルで明らかとなった．オステオカルシン欠損マウスは骨形成能が亢進しており，骨量増加および骨強度増加が認められたことから，オステオカルシンは骨形成抑制因子であることが明らかとなった[3]．

糖脂質代謝調節因子

また近年，オステオカルシン欠損マウスが野生型マウスと比較して，肥満，耐糖能悪化あるいはインスリン感受性低下を呈することが示された[4]．さらにカルボキシル化されていないオステオカルシンあるいは低カルボキシル化オステオカルシンは，膵臓のβ細胞に作用してインスリン分泌能を高める働きがあることが明らかとなった．すなわち，オステオカルシンは骨形成抑制因子であると同時に，内分泌作用により糖脂質代謝を調節する因子（ホルモン）であることも明らかとなっている．

疾患との関連性

オステオカルシンは，成熟骨芽細胞により産生されることから骨形成マーカーの1つとして利用されている（⇒第3部3章Keyword 4）．その血中濃度を測定することにより，骨代謝異常（骨粗鬆症や副甲状腺機能低下・亢進症など）や薬物の治療効果を推察することが可能である．

また，血中オステオカルシン濃度が血糖値やBMI（body mass index）などと逆相関することが報告されているが，一方でその反対の結果も報告されている．すなわちオステオカルシンの糖脂質代謝に対する役割については，ヒトとマウスで異なる可能性も示唆される．ヒトではマウスを含む他の生物種と比較して，血中オステオカルシン濃度が低いことや，あるいは血中や骨中のオステオカルシンの3つのGlu残基のカルボキシル化の割合が低い（低カルボキシル化）ことが知られている[5]．また，オステオカルシン発現に対する活性化型ビタミンD_3の応答性もヒトとマウスで相反することも示されている．このような観点からも，ヒトにおけるオステオカルシンの機能的役割の解明には慎重な解析と解釈が求められる．

〈檜井栄一〉

文献

1) Price PA, et al：Proc Natl Acad Sci U S A, 73：1447-1451, 1976
2) Hoang QQ, et al：Nature, 425：977-980, 2003
3) Ducy P, et al：Nature, 382：448-452, 1996
4) Lee NK, et al：Cell, 130：456-469, 2007
5) Cairns, JR, et al：J Bone Miner Res, 9：1989-1997, 1994

第2部 キーワード解説　骨・軟骨の機能と制御
2章　骨芽細胞の分化と機能

Keyword 8 PPAR

フルスペリング：peroxisome proliferator activated receptor
和文表記：ペルオキシソーム増殖剤応答性受容体

本分子の研究の経緯

　PPARは，脂肪酸β酸化亢進を示す一連の合成化合物（ペルオキシソーム増殖剤）により活性化する核内受容体型転写因子として，αが同定された．その後δ（β）とγが同定され，計3種類のサブタイプ遺伝子が脊椎動物に見出されている[1]．特にγは，多様な細胞で発現するγ1に加え，脂肪細胞特異的に発現するアイソフォームγ2が存在する．

　PPARと結合する脂溶性低分子（リガンド）はサブタイプ間で異なるが，ペルオキシソーム増殖剤の一種で高脂血症改善作用をもたらすフィブレート剤がα，2型糖尿病改善薬であるチアゾリジン誘導体がγリガンドとして報告されたことで，代謝疾患における研究が発展した．

分子構造

　PPARが属する核内受容体型転写因子群は，N末端からリガンド非依存的な転写活性を示すAF（activation function）1領域，C4型Znフィンガーモチーフによる DNA結合ドメイン（DBD），核内移行シグナルを有するヒンジ領域，およびリガンド依存的な転写活性化を担うAF2領域を含むリガンド結合ドメイン（LBD）で構成されている（図A）．

　脂溶性低分子であるPPARリガンドは細胞膜を透過し，直接核に移行することでPPARと結合する．さらにPPARはRXR（retinoid X receptor）とヘテロ二量体を形成し，PPAR結合配列（PPRE：5′-AGGTCANAGGTCA-3′）に結合，標的遺伝子のmRNA発現を調節する（図B）．その際，リガンド依存的なタンパク質構造変化によって相互作用する転写共役因子（コリプレッサー・コアクチベーター）の乖離・結合が生じ，抑制状態から活性化状態へと変化する．

　転写共役因子は多数の構成因子からなる複合体であり，主にRNAポリメラーゼⅡとの仲介を担うメディエーター複合体群，クロマチン構造変化を促すクロマチンリモデリング複合体群，ヒストンの特定部位を修飾するヒストン修飾酵素群に大別される．これらが時系列，細胞特異的に相互作用することで，PPARの標的遺伝子mRNA発現制御機能が発揮される．

機能・役割

　PPARは各サブタイプ遺伝子間で発現組織および結合するリガンドが異なるため，その機能も区別される．αは主に肝臓に高発現し脂肪酸β酸化制御，δは広範に発現し筋肉などにおけるエネルギー代謝制御を担うのに対し，γは脂肪細胞や免疫系細胞に高発現し，糖代謝をはじめとした各種代謝制御および細胞分化に重要な役割を果たしている．

骨代謝との関連性・臨床的意義

　近年，骨代謝におけるPPAR機能が多数報告されているが[2]，代表的な例として，PPARγの骨芽細胞分化抑制がある．これは，PPARγが分化促進する脂肪細胞が骨芽細胞と同じ間葉系幹細胞に由来することから端を発し（図C），PPARγ活性化はRunx2（⇒第2部2章Keyword 3）を含む骨芽細胞分化マーカー遺伝子群のmRNA発現を抑制する．またPPARγ遺伝子ヘテロ欠損マウスは骨量増加を示し[3]，実際に2型糖尿病患者へのチアゾリジン誘導体投与は骨量減少を引き起こす[4]．その他，破骨細胞や軟骨細胞でもPPARγによる制御が報告されている[2]．

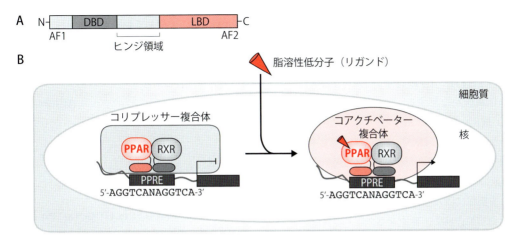
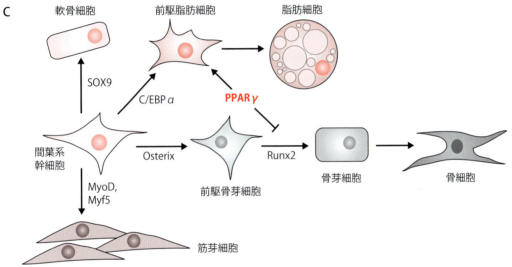
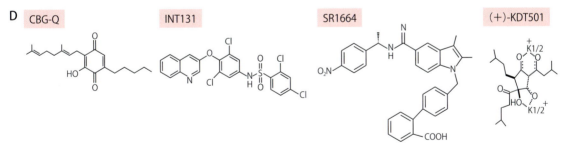

図　PPARの構造と機能

A）PPARの一次構造．本文を参照．
B）PPARの作用機序．脂溶性低分子（リガンド）は核に直接移行し，PPARと結合する．その結果PPARの立体構造が変化し，転写を抑制するコリプレッサー複合体の乖離，転写を活性化するコアクチベーター複合体の結合が生じる．
C）間葉系幹細胞分化におけるPPARγ機能．PPARγは脂肪細胞分化促進と同時に骨芽細胞分化を抑制する．なおWntシグナルなどの骨芽細胞分化促進因子は，PPARγ機能に対し抑制に作用する．
D）近年開発されたPPARγリガンド（文献5を参照）．チアゾリジン誘導体と異なる骨格をもち，骨量を低下させずにインスリン抵抗性改善作用を示す．

このような背景から，近年，骨量低減を示さないPPARγリガンドが開発されている（図D）[5]．例えばカンナビノイドキノン派生物CBG-Qや非チアゾリジン系化合物INT131は，骨芽細胞分化抑制を伴わずにインスリン抵抗性を改善する．またCDK5依存的PPARγリン酸化を阻害するSR1664も，骨芽細胞分化を抑制しない．さらに，インスリン抵抗性を改善し骨量を増加させるGPR120とPPARγの双方に結合可能なdual agonist，（＋）-KDT501も報告されている．

この他にも側鎖に新たな修飾を加えたチアゾリジン誘導体化合物の合成や，他タンパク質との併用によってPPARγリガンドを低濃度で服用する手法も検討されている．

またPPARαやδに関しても骨代謝における作用が報告されているものの，評価が定まっているとはいいがたい．だが将来，骨代謝における機能因子として注目される可能性はある．

〈高田伊知郎〉

文献

1) Michalik L, et al：Pharmacol Rev, 58：726-741, 2006
2) Imai Y, et al：Physiol Rev, 93：481-523, 2013
3) Akune T, et al：J Clin Invest, 113：846-855, 2004
4) Betteridge DJ：Diabet Med, 28：759-771, 2011
5) Takada I & Makishima M：Expert Opin Ther Pat, 25：175-191, 2015

第2部 キーワード解説　骨・軟骨の機能と制御

2章　骨芽細胞の分化と機能

Keyword 9 古典的Wntシグナル

欧文表記：canonical Wnt signaling pathways

発見と研究の経緯[1]

1982年，NusseとVarmusがマウス乳がんのがん原遺伝子として，*Int-1*（*Integration-1*）を発見した．その後ショウジョウバエの相同遺伝子が同定され，体節形成にかかわる遺伝子 *Wingless*（遺伝子変異により羽のない個体になるため）であることがわかった．これらの相同遺伝子は，*Wingless*と*Int-1*にちなんで*Wnt*と命名された．Wntは，線虫からヒトに至るまで，進化の過程でよく保存されたファミリーを形成している．1996年，NusseらはWntの受容体がFrizzled（縮れ毛の意味）という7回膜貫通タンパク質であることを明らかにした．

2001年，Gongら[2]は，骨粗鬆症を伴う偽神経膠腫症がLrp5の機能喪失変異によって起こること，および，Lrp5が古典的Wntシグナルを仲介することを示した（Lrp5の働きは後述）．以来，骨代謝におけるWntの役割が勢力的に解析され，骨形成および骨吸収におけるWntシグナル分子やWntアンタゴニストの役割が明らかにされている．

分子構造[3]

Wntは約350～400アミノ酸からなり，N末端側にシグナル配列をもつ分泌性糖タンパク質である．分子内に22～24個のシステインをもち，これらはすべてのWntに保存されている．現在ハエでは4個，マウスでは19個のホモログが同定されている．

Frizzeled受容体は，ヒトで10個のホモログが存在する．約700アミノ酸からなり，シグナル配列と7回膜貫通領域をもつ．細胞外ドメインのシステインリッチな領域にWntが結合する．

LRPは，低比重リポタンパク質受容体に構造が類似した膜貫通タンパク質で，10個のホモログがある．そのうち5種類は，アポリポタンパク質Eに結合する．一方，LRP5とLRP6は，Frizzeledの共受容体であることが明らかになっている．これらの細胞外には，Try-Trp-Thr-Asp（YWTD）モチーフを繰り返す領域とEGF領域がつながった構造が4カ所存在する．また，細胞内にはAxin結合領域をもつ（図A）．

機能・役割

Wnt-β-カテニン経路

Wntがない状態では，β-カテニンはGSK-3β，APC（adenomatous polyposis coli），Axin複合体によってリン酸化を受け，速やかにユビキチンプロテアソームによって分解される（図B左）．Wntが受容体複合体に結合すると，Dishevelledを介してGSK-3βのキナーゼ活性が阻害され，β-カテニンは細胞質内に蓄積する．蓄積したβ-カテニンが核内へ移行し，転写因子TCF/LEFとともに標的遺伝子の転写を開始する（図B右）．

疾患との関連

大腸がん

β-カテニンの分解に関与するAPCは，家族性大腸ポリポーシスの原因遺伝子として見出されている．このため，古典的Wntシグナル経路とがん化との関係は，非常によく研究されている．大腸がんで発現する変異APCはβ-カテニンの分解活性が失われており，そのため大腸がん細胞では，細胞内にβ-カテニンが過度に蓄積し古典的Wntシグナルが亢進する[4]．

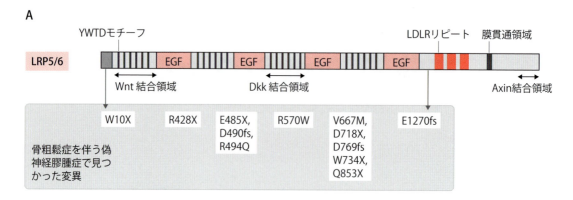

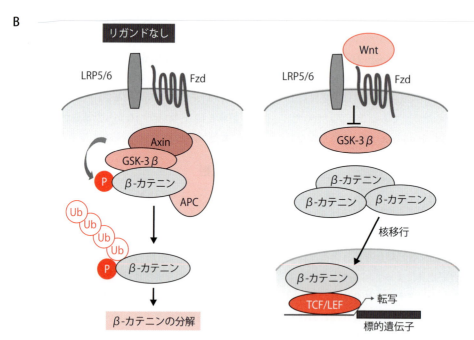

図　古典的Wntシグナル
A) LRP5/6の構造と骨粗鬆症を伴う偽神経膠腫症で見つかった変異，B) 古典的Wntシグナル伝達
Fzd：Frizzeled

骨粗鬆症

　骨粗鬆症を伴う偽神経膠腫症は，骨量の減少に起因する骨折や骨の変形を主徴とする遺伝性疾患である．この原因がLRP5の機能喪失変異であることが報告された．同定された12種類の変異は，すべてLRP5の細胞外領域に生じている．LRP5遺伝子欠損マウスが骨粗鬆症を呈することから，骨量の維持に重要な役割を果たしていることがわかっている．一方，LRP5の機能獲得変異（G171V）は，古典的Wntシグナル経路の阻害因子であるDkk1（Dickkopf 1）との結合親和性が減少する．このため，G171V変異LRP5を発現するヒトあるいはマウスでは，古典的Wntシグナル経路が亢進するため高骨量を呈する．

　副甲状腺ホルモン（PTH⇒**第2部6章Keyword 1**）は，前述のDkk1や骨細胞が分泌するSost（⇒**第2部3章Keyword 2**）の発現を低下させる．このためPTHにより古典的Wntシグナル経路が活性化され，骨形成が亢進する．さらに，骨芽細胞で古典的Wntシグ

ナルが活性化されると,破骨細胞形成阻止因子であるosteoprotegerinの発現が誘導される[5]．この結果,破骨細胞形成が抑制される．

(小林泰浩)

文献

1) 菊池 章：細胞工学, 32：382-387, 2013
2) Gong Y, et al：Cell, 107：513-523, 2001
3) 山本秀樹, 菊池 章：細胞工学, 23：637-641, 2004
4) 秋山 徹：細胞工学, 23：669-672, 2004
5) Glass DA 2nd, et al：Dev Cell, 8：751-764, 2005

第2部 キーワード解説　骨・軟骨の機能と制御

2章　骨芽細胞の分化と機能

Keyword 10　レプチン

欧文表記：leptin

本分子の研究の経緯

　レプチンは1994年に遺伝性肥満を呈する*ob/ob*マウスの原因遺伝子として同定されたペプチドホルモンであり，脂肪細胞が分泌するアディポサイトカインの1つである[1]．脂肪細胞から分泌されたレプチンは，視床下部の腹内側核に発現するレプチン受容体（Ob-R）を介して食欲の抑制とエネルギー消費を亢進するとともに，性腺機能の調節にも関与していることが知られている．*ob/ob*マウスを用いた研究により，レプチンが中枢神経系を介して骨量を制御していることが報告され，神経系を介した骨代謝調節という新たな調節機構が明らかとなった．

レプチンの生合成とシグナル伝達系

　レプチン遺伝子はヒトでは7番染色体，マウスでは6番染色体にコードされている．シグナルペプチドを含む167アミノ酸から構成される前駆体として合成されるが，血中ではシグナルペプチドが取り除かれた146アミノ酸がレプチンとして存在する．主として白色および褐色脂肪細胞から分泌されるが，筋肉や卵巣などでも若干の発現が認められている．

　Ob-Rは，IL-6やLIFなどの受容体のシグナル伝達分子であるgp130（⇒第2部6章Keyword 18）と高い相同性を有する，1回膜貫通型の受容体である．Ob-Rには6種類（Ob-Ra〜Ob-Rf）のアイソフォームが存在するが，このうち細胞内ドメインにJAK, STATの結合配列を有するOb-Rbのみがシグナル伝達に関与する．Ob-Rは視床下部だけでなく，脂肪組織や膵β細胞，肝臓などにも発現しており，それぞれの組織でさまざまな機能を発揮していると考えられている．

　レプチンが結合したOb-Rは二量体を形成し，JAK/STATのシグナルを活性化する．その結果，POMC（pro-opiomelanocortin）遺伝子の転写が活性化されることでαMSH（α-melanocyte stimulating hormone：α-メラニン細胞刺激ホルモン）レベルが亢進し，MC4（melanocortin 4）受容体に作用することで摂食抑制作用が発揮される[2]．

骨代謝におけるレプチンの機能

作用低下により引き起こされる骨量増加

　レプチン遺伝子のナンセンス変異によるレプチン欠損マウス（*ob/ob*マウス）やOb-R遺伝子のミスセンス変異によるレプチン不応答性マウス（*db/db*マウス）は性腺機能の低下や高グルココルチコイド血症など骨量低下の惹起因子を有するにもかかわらず，骨量の増加を示す[3]．また，著しいやせを示す脂肪萎縮症モデルマウスでも，血液中レプチン濃度が低下し，骨量は増加する．

交感神経を介した調節機構

　このようにレプチンの作用が低下すると，体重の増減にかかわらず，骨形成が亢進し骨量が増加する．しかし，*ob/ob*マウスや*db/db*マウスから採取した骨芽細胞の増殖や分化は正常であり，レプチンを骨で過剰発現するトランスジェニックマウスや，骨特異的にレプチン受容体を欠損するマウスの骨にも異常は認められない[4]．

　一方，レプチンを*ob/ob*マウスや野生型マウスの脳室内に投与すると，マウスの骨形成，骨量が低下すること[3]．さらに，神経特異的にレプチン受容体を欠損するマウスの骨量は増加することから，レプチンは骨芽細胞には直接作用するのではなく，視床

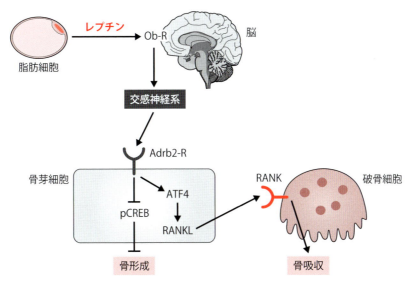

図　レプチンによる骨代謝調節
脂肪細胞より分泌されたレプチンは視床下部のレプチン受容体（Ob-R）に結合し，交感神経系を介して骨芽細胞の増殖を抑えることで骨形成を抑制するとともに，骨吸収を促進することで骨代謝を調節する．

下部を介して神経経由で骨の形成を調節するホルモンであると考えられる．ob/obマウスでは交感神経系の活性が低下していることが知られている．カテコラミン合成に必須の酵素であるドーパミンβ水酸化酵素（DBH）を欠損したマウスや交感神経β2受容体（Adrb2-R）欠損マウスの骨量や骨形成は，ob/obマウスと同様に増加している．また，野生型マウスへの交感神経β刺激薬の投与は骨量を減少させる一方，交感神経β遮断薬の投与は骨量を増加させる．さらに，DBH欠損マウスやAdrb2-R欠損マウスの脳室内にレプチンを投与しても骨量の減少は認められないため，レプチンの骨形成調節作用は交感神経系を介するものと考えられている[5]（図）．

骨芽細胞内では交感神経からの刺激を受けると，ATF4（activating transcription factor 4）のリン酸化が上昇し，RANKL（receptor activator of nuclear factor κ-B ligand ⇒ 第2部4章 Keyword 2）の発現が亢進する．また，CREB（cAMP response element-binding protein）のリン酸化レベルが低下し，骨芽細胞の増殖が抑制される．これらの結果，交感神経系の刺激により骨吸収が亢進し，骨形成が低下することで，骨量が減少すると考えられている（図）．

（福田　亨，竹田　秀）

文献
1) Zhang Y, et al：Nature, 372：425-432, 1994
2) Bates SH, et al：Nature, 421：856-859, 2003
3) Ducy P, et al：Cell, 100：197-207, 2000
4) Elefteriou F, et al：Nature, 434：514-520, 2005
5) Takeda S, et al：Cell, 111：305-317, 2002

第2部 キーワード解説　骨・軟骨の機能と制御

3章 骨細胞の分化と機能

本章で解説する Keyword

1	DMP1	⇒p.105
2	SOST	⇒p.107
3	FGF23	⇒p.110
4	MEPE	⇒p.112
5	PHEX	⇒p.114

第2部 キーワード解説 骨・軟骨の機能と制御

3章 骨細胞の分化と機能

概論 骨細胞

上岡 寛

1. はじめに

　骨細胞は骨芽細胞由来の細胞で，骨芽細胞が産生した骨基質に埋まり，その基質が石灰化する過程で成熟した骨細胞になっていく．骨細胞は骨芽細胞からの移行に伴い，長い細胞突起を形成し，ギャップ結合を介して細胞性ネットワークを築きあげる．また，その突起が通る骨細管を介して，血管および骨髄から生きるために必要な酸素，栄養を得ている．このようなネットワークを形成することによって骨細胞は骨深部まで長くとどまることができる．

　破骨細胞の寿命が数週間程度，骨芽細胞が数カ月といわれているのに対して，骨細胞は最長で数十年といわれている．よって，骨中の細胞群において90〜95％を占めるようになっている．圧倒的なその数から骨細胞の役割が注目されているが，硬い組織の中に存在するために，その機能解明はこれまで阻まれてきた．

　以前より，骨細胞のネットワークは，メカニカルストレスを感知するための構造と考えられており，メカニカルセンサーとしての骨細胞の役割が研究されている．しかし，近年，骨細胞が特異的あるいは高率に発現する分子であるFGF23，PHEX，DMP1，SOST（sclerostin），MEPEが相次いで報告され，これら中には，腎臓を介して全身的なリン代謝制御ループを形成し，骨の石灰化をコントロールするものや，骨細胞周囲の局所における石灰化を制御するものがあることがわかった．よって，本稿では骨芽細胞から骨細胞への移行に伴う骨細胞の形態変化と，メカニカルセンサーとしての骨細胞の役割，骨細胞が産生する各分子の全身あるいは局所での作用について紹介し，それらの分子が関連する疾患について概説する．

2. 骨芽細胞から骨細胞への移行，その後の運命

　骨芽細胞がどのように骨基質に取り込まれて骨細胞へ移行していくか，そのメカニズムは明らかになっていない．これまでの形態的な観点での報告によれば，骨細胞は，骨芽細胞様骨細胞，類骨骨細胞，成熟骨細胞に分けることができる（図）．骨芽細胞様骨細胞は骨表層に存在し，骨表面からの観察では骨芽細胞に似た形態を示すが，骨内部からの観察では，骨細胞特有の細胞突起を無数に出し，まさに類骨に埋められつつある細胞である．類骨骨細胞は完全に類骨内に埋まった細胞をいう．

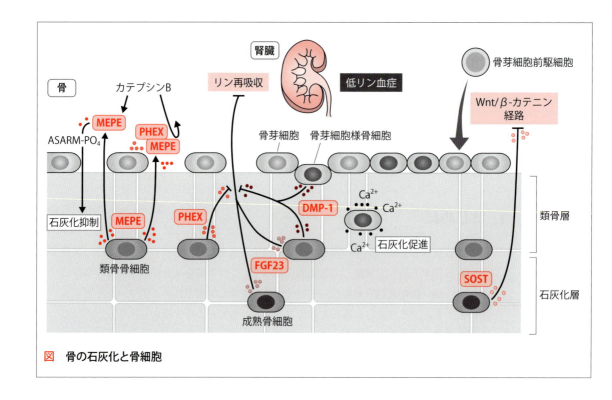

図　骨の石灰化と骨細胞

そして，成熟骨細胞は周囲の類骨が石灰化した中に埋まった骨細胞のことをいう．

　骨細胞は，この移行の過程で形態的な変化を起こすとともに，粗面小胞体やゴルジ装置などの基質産生器官が縮小し，ミトコンドリアの数が減少していく．その最終的な運命についてはいまだにわかっておらず，マイクロクラックという骨の微小ダメージにより骨深部で細胞変性や壊死を起こしているものや，破骨細胞によって貪食されるものや，骨芽細胞へ脱分化するものなどの諸説が提唱されている．

3. メカニカルセンサーとしての骨細胞

　骨細胞は骨基質中に存在する．そして骨にかかるメカニカルストレスがこれら基質を変形させ，その変形に起因した直接的，あるいは間接的に生じるメカニカルストレスが骨細胞を刺激するトリガーになると考えられている．その主なものは，骨細管を流れる急激な体液の流動によるものと考えられている．この流れと細胞突起の相互関係により，細胞に生物な応答が生じていると考えられている．

　そして，ストレスに応答した骨細胞は，高度にはりめぐらされた細胞性ネットワークを介して，お互い，そして骨表面に存在する破骨細胞，骨芽細胞にシグナルを送っている．この細胞性ネットワークは，骨表層の細胞層を突き抜け，骨髄側まで伸びていることから，骨髄に存在する細胞群に対しても直接的な指令を行っていると思われる．これらの環境的要因を踏まえて，骨細胞はメカニカルセンサーとして働き，周囲の細胞を統括していると考えられている．

4. リン代謝と骨細胞

1）骨細胞におけるFGF23の働き

　生体のリン代謝を司る器官は腎臓であるが，この腎機能を調節する細胞が骨細胞であることが最近の研究で明らかになってきた．血中のリン濃度は腸管からの吸収，腎臓からの排出と再吸収，あるいは骨でのリモデリングなどによって制御されている．生体のリン代謝調節因子として知られる**FGF23**（⇒ **本章Keyword** 3）は，腎臓に作用し，リンの再吸収を抑制する．よって，過剰な血清FGF23は，尿中のリン排泄量を増やし血清リン濃度を低下させる．骨細胞に発現するFGF23は，このように直接，腎臓に働きかけリンの再吸収を抑制する役割をもっており，骨と腎臓をつなぐリン代謝調節因子として注目されるようになってきた（図）．

2）FGF23の調節因子

　さらに興味のあることに，その他，骨細胞に相次いで観察された分子の多くがFGF23の発現調節因子であり，リン代謝に関与していた**PHEX**（⇒ **本章Keyword** 5）もその1つである．PHEX活性の異常を伴うHYP（X-linked hypophosphatemic）マウスでは血清FGF23濃度の上昇を認める．さらに，骨細胞および骨芽細胞の*PHEX*遺伝子をノックアウトしたマウスでは，*FGF23* mRNA合成制御機構が破壊され，正常マウスの約10倍の発現を引き起こすことが明らかになった．このFGF23の過剰発現には，FGF受容体を介したシグナル伝達が関与することが示唆されている．よって，間接的ではあるが，PHEXはFGF23発現抑制因子であることが証明された[1]（図）．

　骨表面の骨芽細胞様骨細胞ならびに類骨骨細胞に発現を認める非コラーゲン性骨基質タンパク質の**DMP1**（⇒ **本章Keyword** 1）も，FGF23の発現を調節するものと考えられている[2,3]（図）．近年，*DMP1*をノックアウトしたマウスでも*FGF23* mRNA発現亢進により血清FGF23濃度が上昇し，低リン血症を引き起こすことがわかった．このFGF23発現制御機能はまだ明らかになっていないが，先のノックアウトされたマウスの骨髄から培養した石灰化塊に存在する骨細胞にFGF23の高発現をみることから，DMP1は，骨芽細胞から骨細胞への移行の過程の上流からFGF23発現を制御して，リン代謝に関与していると考えられる．

5. 局所の石灰化と骨細胞

　先に述べたDMP1は，FGF23による全身的な制御ループを利用して骨の石灰化をコントロールする機能に加えて，周囲のCa^{2+}と結合することによって，骨細胞周囲の基質の石灰化を促進することが考えられている．つまり，局所における石灰化の役割ももっている．これは，*DMP1*ノックアウトマウスに高リン食を摂取させると骨格異常は回復するが，骨細胞周囲局所の石灰化が進まないことからも，DMP1は局所の石灰化において，直接作用をもっていると考えられている．

　さらに，DMP1と同様に非コラーゲン性骨基質タンパク質である**MEPE**（⇒ **本章**

Keyword 4) の役割も注目される．MEPE はカテプシン B に分解され，その C 末端に存在する ASARM ペプチドが遊離される[4]．この ASARM ペプチドはその後リン酸化され，ASARM-PO$_4$ となり，このペプチドが骨石灰化を抑制する．すなわち，MEPE は局所における石灰化抑制に携わるが，興味深いことに，MEPE は骨細胞や骨芽細胞の PHEX と結合することによって，カテプシン B からの分解を免れている．つまり，PHEX は局所の石灰化においては，正の制御をしていることになる．

SOST（⇒ 本章 Keyword 2）は，成熟骨細胞に発現を認める．骨細胞から分泌された SOST は骨表層に到達し，骨芽細胞の古典的な Wnt/β-カテニンシグナル（⇒ 第2部2章 Keyword 9）を阻害することにより，骨芽細胞形成を抑制し，骨形成を負に制御している[5]．また，SOST は加齢，閉経，糖尿病によって増加することが知られており，一方，メカニカルストレスによりその産生が抑制される．SOST の発現制御も骨の石灰化にとってはたいへん重要なものであると考えられる．

6. 疾患との関連性

今回概説した骨細胞が産生する分子による疾患には，以下のものがあげられる．

遺伝性低リン血症として最も発現するものとして，X 連鎖性低リン血症くる病・骨軟化症（XLH）があるが，この疾患の責任遺伝子は，*PHEX* 遺伝子である．常染色体優性遺伝性低リン血症性くる病・骨軟化症（ADHR）の責任遺伝子は，*FGF23* 遺伝子である．また，常染色体劣性低リン血症性くる病（ARHP）の責任遺伝子は，*DMP1* である．いずれもくる病，骨軟化症に関連している．

さらに，SOST の突然変異により，骨形成の抑制系が阻害され，過剰な骨形成が行われ骨硬化症が発症する．このように，PHEX, MEPE, DMP1, FGF23, SOST による石灰化調節系は，骨細胞から腎臓までを連結すると同時に，局所における骨における石灰化を担う重要な代謝系であることがわかる．

文献

1) Yuan B, et al：J Clin Invest, 118：722-734, 2008
2) Lorenz-Depiereux B, et al：Nat Genet, 38：1248-1250, 2006
3) Feng JQ, et al：Nat Genet, 38：1310-1315, 2006
4) Rowe PS：Crit Rev Oral Biol Med, 15：264-281, 2004
5) Baron R, et al：Curr Top Dev Biol, 76：103-127, 2006

参考図書

- 特集：リン代謝の臨床．Clincal Calcium（Vol.19 No.6），医薬ジャーナル社，2009
- 特集：骨細胞．腎と骨代謝（Vol.21 No.3），日本メディカルセンター，2008
- 特集2：Osteocyte―骨の司令塔としての役割．Clinical Calcium（Vol.22 No.5），医薬ジャーナル社，2012

第2部 キーワード解説　骨・軟骨の機能と制御

3章　骨細胞の分化と機能

Keyword 1

DMP1

フルスペリング：dentin matrix protein 1 / dentin matrix acidic phosphoprotein 1

発見と研究の経緯

　DMP1は，ラット切歯のcDNAライブラリーから発見された骨や歯の非コラーゲン性タンパク質で，発見当時は歯の象牙芽細胞が発現して象牙質形成に関与すると考えられていた[1]．その後，DMP1は骨組織でも高発現しており，その発現は骨細胞に特異的であることがわかった[2]．

　また，Dmp1欠損マウスの表現型が，ヒトの常染色体劣性低リン血症性くる病（autosomal recessive hypophosphatemic rickets：ARHR）の臨床病態と酷似することから解析が進み，DMP1がARHRの原因遺伝子であることが明らかとなった[3]．すなわち，DMP1の機能不全では，骨細胞がFGF23（⇒第2部3章Keyword 3）を高発現して血中FGF23濃度が上昇し，低リン血症性くる病が発症する．このFGF23を介したDMP1のリン代謝制御メカニズムが注目されている．

　最近，ゴルジ体に存在するリン酸化酵素（ゴルジ体キナーゼ）Fam20Cが発見され，DMP1などの骨基質タンパク質がFam20Cによりリン酸化されることが報告された[4]．骨から抽出されたDMP1が高度にリン酸化されていることは以前から知られており，リン酸化DMP1の骨組織における生物学的意義についても興味がもたれる．

分子構造

　DMP1は，歯や骨の他の非コラーゲン性タンパク質であるOPN（osteopontin：オステオポンチン⇒第2部6章Keyword 14），BSP（bone sialoprotein），DSPP（dentin sialophosphoprotein），MEPE（matrix extracellular phospho-glycoprotein⇒第2部3章Keyword 4）と互いに共通する遺伝子構造を有しており，SIBLINGs（Small Integrin-Binding LIgand, N-linked Glycoproteins）とよばれるファミリーに属する．これらの遺伝子はヒト染色体4q21〜23に一群となって存在し，共通の祖先遺伝子に由来する．

　DMP1のアミノ酸組成は特徴的で，酸性アミノ酸であるアスパラギン酸とグルタミン酸の占める割合が全アミノ酸の約25％と高く，pHが中性領域の生体内ではマイナスに荷電する酸性タンパク質である．また，DMP1はFam20Cによるリン酸化モチーフ（セリン-X-グルタミン酸/ホスホセリン：S-X-E/pS）を多数有しており，リン酸化モチーフ内のセリン残基がFam20Cによりリン酸化される[4]．リン酸化DMP1はさらにマイナスに荷電して高いCa^{2+}結合能を有するようになり，骨の石灰化に関与すると考えられている．

　DMP1は分泌過程でN末端37 kDa断片とC末端57 kDa断片に切断されて（図），歯や骨の細胞外基質に分布する．N末端37 kDa断片にはプロテオグリカン（主にコンドロイチン4硫酸）結合部位が，C末端57 kDa断片にはⅠ型コラーゲンのN-テロペプチド領域との結合部位が存在する．また，C末端57 kDa断片には，Fam20Cによるリン酸化モチーフが多数認められる．

機能・役割

　DMP1は，骨の骨細胞，歯の象牙芽細胞やセメント芽細胞により産生され，これらの細胞周囲の細胞外基質に分布する．DMP1の生理的機能として，in vitroの実験から，リン酸化DMP1は石灰化促進作用

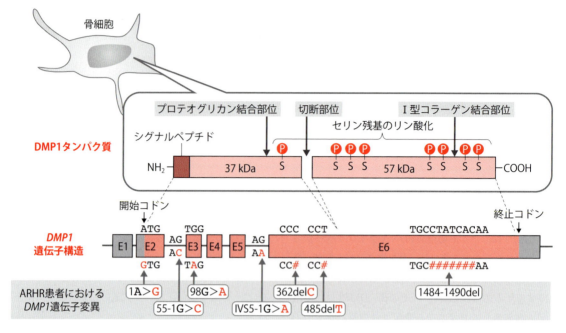

図　DMP1の翻訳後修飾とARHR患者における遺伝子変異
DMP1は分泌過程でN末端37 kDa断片とC末端57 kDa断片に切断される．37 kDa断片にはプロテオグリカンが結合し，57 kDa断片にはⅠ型コラーゲンが結合する．57 kDa断片には，Fam20Cのリン酸化モチーフ（S-X-E/pS）が多数認められ，Fam20Cによりセリン残基のリン酸化が起こる．また，ARHR患者におけるDMP1遺伝子変異（色文字塩基）を遺伝子構造の図に示す．
37 kDa：N末端37 kDa断片，57 kDa：C末端57 kDa断片，S：リン酸化モチーフ内のセリン残基，Ⓟ：リン酸基，E1～E6：エキソン1～エキソン6（文献5をもとに作成）

を有することが知られている[5]．

　Dmp1欠損マウスやARHR患者の解析から，DMP1機能不全では骨細胞におけるFGF23産生が亢進する．次に，血中FGF23濃度が上昇し，腎臓における尿中リン排泄量が増加して低リン血症性くる病が発症する．また，Dmp1欠損マウスの骨組織では骨芽細胞から骨細胞への成熟不全が認められる．したがって，DMP1は骨細胞におけるFGF23産生をその上流で抑制してリン代謝を制御するとともに，骨細胞の成熟に関与すると考えられている[3]．これらの生理的機能に，DMP1のC末端57 kDa断片が重要な働きをすることが知られている[5]．

疾患との関連性

　DMP1の機能不全が原因で発症するARHR患者におけるDMP1遺伝子変異が多数報告されている[5]（図）．ARHR患者の主な症状は，低リン血症，血中FGF23値の上昇，血中1,25(OH)₂ビタミンD値の低下，くる病/骨軟化症，歯のエナメル質/象牙質の形成障害である．腫瘍性骨軟化症（tumor induced osteomalacia：TIO）（⇒第3部1章 Keyword 5）は，腫瘍がFGF23を過剰産生して，ARHRと同様に低リン血症性くる病を発症するが，同時に本腫瘍はDMP1を過剰発現する[5]．前述したように，DMP1機能不全の解析から，DMP1はFGF23産生抑制作用を有すると考えられているが，TIOの腫瘍ではDMP1とFGF23の両者が過剰発現しており，今後，DMP1とFGF23の発現制御メカニズムの解明が望まれる．

（豊澤　悟）

文献
1) George A, et al：J Biol Chem, 268：12624-12630, 1993
2) Toyosawa S, et al：J Bone Miner Res, 16：2017-2026, 2001
3) Feng JQ, et al：Nat Genet, 38：1230-1231, 2006
4) Tagliabracci VS, et al：Science, 336：1150-1153, 2012
5) Toyosawa S, et al：J Oral Biosci, 54：30-36, 2012

第2部 キーワード解説　骨・軟骨の機能と制御

3章　骨細胞の分化と機能

Keyword 2

SOST

和文表記：ソスト
コードするタンパク質：スクレロスチン (sclerostin)

発見と研究の経緯

SOSTおよびその遺伝子産物であるスクレロスチンは，骨硬化を主症状とする常染色体劣性遺伝疾患，硬結性骨化症（sclerosteosis；OMIM 269500）と類縁疾患であるvan Buchem病（OMIM 239100）の原因遺伝子探索を通じて発見・同定された．

硬結性骨化症では，SOST遺伝子コード領域の変異により，成熟スクレロスチンが分泌されず，血中にスクレロスチンが検出されない．一方，類縁疾患であるvan Buchem病では，SOST遺伝子下流のエンハンサー領域に52 kbpのホモ接合欠失が存在し，SOST発現の低下から血中のスクレロスチンが著しく低値を示す．いずれの疾患も，骨形成を抑制するスクレロスチン作用の低下による骨形成の異常な亢進が，その本態である．

その後の多くの検討で，SOST遺伝子が主に骨細胞（osteocyte）に発現すること，その遺伝子産物であるスクレロスチンは古典的Wnt系（⇒ 第2部2章 Keyword 9）を抑制する分泌タンパク質として骨芽細胞に作用し骨形成を抑制すること，副甲状腺ホルモン（PTH）や力学的負荷による骨形成促進がSOST発現低下を介していることなどが，相次いで明らかにされた．現在，ヒトの骨粗鬆症に対する抗スクレロスチン抗体の第Ⅲ相臨床試験が進行中であり，強力な骨密度増加効果はすでに報告され，骨吸収を亢進させない骨形成促進薬として骨折抑制効果の結果が期待されている（⇒ 第3部2章 Keyword 8）．

分子構造[1)]

遺伝子構造

SOSTは，染色体17q21.31に存在し，古典的（canonical）Wnt系シグナルを抑制する分泌性糖タンパク質，スクレロスチンをコードする（図）．SOST遺伝子には，上流プロモーター領域と下流のエンハンサー領域がある．上流プロモーター領域には，骨芽細胞分化に中心的な役割を演じるRunx2およびOsterix結合部位があり，これらの転写因子によりSOST遺伝子転写が促進される．また，SOST遺伝子上流にはメチル化部位があり，骨芽細胞ではこの部位が高度にメチル化されているためにSOST発現が抑制されている一方，骨細胞への分化に伴い脱メチル化が生じ，SOST発現が促進する．また，低メチル化状態では，BMPによるSOST遺伝子発現の抑制が認められることが報告されている．

下流のエンハンサー領域は，ECR5とよばれる255 bpのフラグメントを含む．van Buchem病患者では，このECR5を含む52 kbpのホモ欠失が，SOST発現低下の原因である．ECR5にはMEF2反応性領域があり，MEF2転写因子により転写が促進される．PTHはSOST発現を抑制するが，この抑制作用に上流のプロモーター領域は関与せず，PTHR1-cAMP/PKA系のシグナル経路を用いた，MEF2反応性領域を介した作用であることが報告されている．一方，TGF-βによるSOST発現の促進も下流のECR5を介しているが，MEF2の関与についてはいまだ明らかでない．

タンパク質構造

SOST産物であるスクレロスチンは190アミノ酸からなり，cysteine knot-likeドメインを有し，Cre-brus/DANファミリーのBMPアンタゴニストと相同性を有する．スクレロスチンのアミノ酸構造は，種を越えて保存されており，げっ歯類とヒトとの間でも約90％の相同性がある．

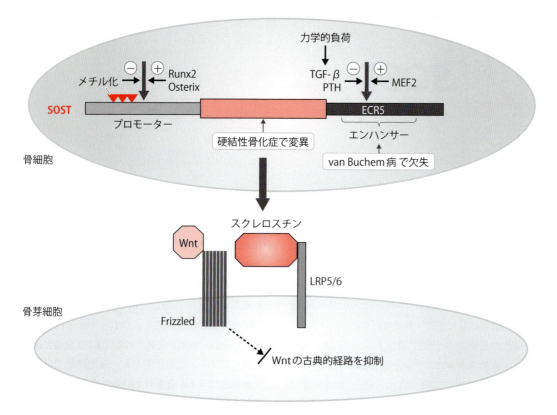

図　骨におけるSOSTの発現調節と機能（模式図）

機能・役割

　SOST産物であるスクレロスチンの骨における主な機能は，骨形成を促進する古典的Wnt系シグナルの抑制により，骨形成を抑制することである．

　スクレロスチンは，Wntの共受容体であるLRP5，LRP6およびLRP4に直接結合する．古典的Wntシグナル伝達系ではWntがその受容体であるFrizzledと共受容体LRP5/6に結合することによるシグナルが伝達されるが，スクレロスチンはリガンドであるWntの結合を阻害する（図）．

　スクレロスチンは，骨形成を担う骨芽細胞の分化・石灰化を抑制し，アポトーシスを誘導する．力学的負荷が骨形成を促進することが知られているが，この作用は骨細胞におけるTGF-βを介したSOST発現の低下が関与している．また，PTHによる骨形成促進にも，骨細胞におけるSOST発現低下が一部関与している．

　骨形成抑制以外のスクレロスチン作用として，スクレロスチンが骨細胞のRANKL発現亢進を介して骨吸収を亢進させる可能性が報告されている[1]．

　骨細胞以外にも，SOST遺伝子の発現が肥大関節軟骨[2]，破骨細胞[1]，血管石灰化層[1]などで認められているが，これらの部位でのスクレロスチンの役割についてはいまだ十分解明されていない．

　また，スクレロスチン欠失マウスでは，FGF23発現が低下し血清$1,25(OH)_2D$が高値になることが報告されている[3]．

疾患との関連性

　SOST遺伝子変異によるスクレロスチン分泌低下が，骨形成亢進を病態とする硬結性骨化症とvan Buchem病の原因であることは前述した．

　原発性骨粗鬆症の原因の一部は，加齢に伴う骨形成の低下である．加齢に伴い血中スクレロスチン濃度は上昇するが，この関係は加齢に伴う骨細胞の増加と関連するものと考えられている．一方，閉経後

骨粗鬆症患者では，SOSTプロモーターのメチル化が亢進し，骨密度が低いほど血中スクレロスチン濃度は低値を示すことも報告されている[4]．したがって，スクレロスチンの原発性骨粗鬆症の病態への関与についてはさらに検討が必要である．

ステロイド骨粗鬆症も骨形成の低下を主病態とする．グルココルチコイドは，モデル動物においてWnt拮抗作用を有するDkk-1とともにSOST発現を増加させることが報告されているが，ヒトのステロイド骨粗鬆症において血中スクレロスチン濃度は必ずしも増加していない[5]．その他にも，糖尿病に伴う骨粗鬆症，骨髄脂肪化，血管石灰化などとスクレロスチンの関係が検討されている．

冒頭に記したとおり，すでに2つの抗スクレロスチン抗体がヒトの骨粗鬆症治療薬として臨床試験を実施中であり，骨折抑制効果の結果が期待されている．

(岡崎　亮)

文献

1) Weivoda MM & Oursler MJ：Curr Osteoporos Rep, 12：107-114, 2014
2) Roudier M, et al：Arthritis Rheum, 65：721-731, 2013
3) Ryan ZC, et al：Proc Natl Acad Sci U S A, 110：6199-6204, 2013
4) Reppe S, et al：J Bone Miner Res, 20：249-256, 2015
5) Guañabens N, et al：Curr Osteoporos Rep, 12：90-97, 2014

第2部 キーワード解説　骨・軟骨の機能と制御

3章　骨細胞の分化と機能

Keyword 3　FGF23

フルスペリング：fibroblast growth factor 23
和文表記：線維芽細胞増殖因子23

本分子の研究の経緯

　X連鎖性低リン血症性くる病（X-linked hypophosphatemic rickets：XLHR, X-linked hypophosphatemia：XLH）と同様に，腎尿細管リン再吸収障害を伴う低リン血症を特徴とする疾患として，常染色体優性低リン血症性くる病（autosomal dominant hypophosphatemic rickets：ADHR）や腫瘍性くる病・骨軟化症（tumor-induced rickets/osteomalacia：TIO）が知られていた．FGF23は，ADHRの原因遺伝子としてポジショナルクローニングにより同定されるとともに[1]，FGF15に対する相同性からマウスでもクローニングされた[2]．またFGF23は，TIOの惹起因子としても同定された[3]．

分子構造

　FGFファミリーメンバーは，β-trefoilとよばれる三つ葉状構造を示すFGF相同領域を有する液性因子である．FGF23遺伝子は251個のアミノ酸からなるタンパク質をコードしている．このうちN末端24個のアミノ酸はシグナルペプチドである．一部のFGF23タンパク質は，^{179}Argと^{180}Serの間でプロセッシングを受け，不活性なフラグメントに分解される（図A）．FGF23はこのプロセッシング部位のN末端側にFGF相同領域を有している．

機能・役割

リン代謝への作用

　リコンビナントFGF23を用いた検討から，FGF23は腎近位尿細管におけるリン再吸収を担う2a型およ

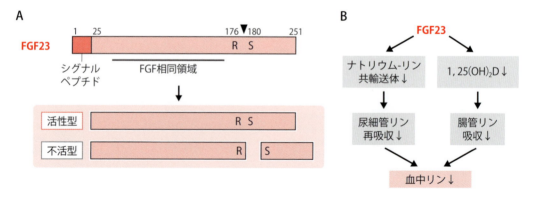

図　FGF23の構造とリン代謝への作用
A）一部のFGF23タンパク質は，^{179}Argと^{180}Serの間でプロセッシングを受け，不活性なフラグメントに分解される．FGF23はこのプロセッシング部位のN末端側にFGF相同領域を有している．
B）FGF23は，近位尿細管リン再吸収の抑制と，1,25(OH)$_2$D低下を介する腸管リン吸収の抑制から，血中リン濃度を低下させる．

び2c型ナトリウム-リン共輸送体の発現低下を介し，リン再吸収を抑制することが明らかとなった[4]．同時にFGF23は，腎近位尿細管での1,25-水酸化ビタミンD〔$1,25(OH)_2D$〕産生を担う酵素の発現を低下させることなどにより，血中$1,25(OH)_2D$濃度を低下させ，腸管リン吸収を抑制する[4]（図B）．またFGF23は，副甲状腺ホルモンの産生や分泌を抑制することも報告されている．

作用部位

FGF23は，主に骨細胞により産生される．このため，FGF1やFGF2などの古典的なFGFファミリーメンバーが局所因子として機能するのに対し，FGF23は全身性因子であると考えられる．FGF23は，Klothoとある種のFGF受容体の複合体に結合することにより，作用を発揮する[5]．Klothoは限られた組織にのみ発現することから，Klothoの発現がFGF23作用の組織特異性を規定するものと想定されている．

FGF23ノックアウトマウスやKlotho発現の非常に低下したKlothoマウスは，高リン血症，高$1,25(OH)_2D$血症を示す．したがってFGF23は，生理的にも血中リンや$1,25(OH)_2D$濃度を低下させるように作用するホルモンと考えられる．

疾患との関連性

過剰なFGF23活性により，XLHRやADHR，TIOなど，先天性および後天性低リン血症性疾患が惹起される[4]（⇒第3部1章Keyword 5）．これらの疾患患者ではFGF23は高値を示すのに対し，ビタミンD欠乏やFanconi症候群などの他の原因による慢性低リン血症患者では，FGF23はむしろ低値である．

一方，FGF23作用障害は，FGFノックアウトマウスやKlothoマウスと同様に，腎尿細管リン再吸収亢進を伴う高リン血症，高$1,25(OH)_2D$血症を特徴とする高リン血症性家族性腫瘍状石灰沈着症（hyperphosphatemic familial tumoral calcinosis：HFTC）の原因となる[4]．このことは，ヒトにおいてもFGF23が生理的液性因子として機能していることを示している．

〈福本誠二〉

文献

1) ADHR Consortium：Nat Genet, 26：345-348, 2000
2) Yamashita T, et al：Biochem Biophys Res Commun, 277：494-498, 2000
3) Shimada T, et al：Proc Natl Acad Sci U S A, 98：6500-6505, 2001
4) Fukumoto S & Martin TJ：Trends Endocrinol Metab, 20：230-236, 2009
5) Urakawa I, et al：Nature, 444：770-774, 2006

Keyword 4 MEPE

フルスペリング:matrix extracellular phosphoglycoprotein
別名:osteoblast/osteocytes factor 45(OF45)

発見と研究の経緯

　MEPEは,2000年に,Roweらにより腫瘍性骨軟化症(tumor-induced osteomalacia:TIO)患者の腫瘍で発現していたリン酸利尿因子として同定された[1].TIOの臨床像は遺伝性低リン血症性くる病の1つであるX連鎖性低リン血症性くる病(X-linked hypophosphatemic rickets:XLH)と類似している.XLHは*PHEX*(*phosphate-regulating gene with homologies to endo-peptidases on the X chromosome*)遺伝子(⇒第2部3章Keyword 5)の欠失や機能喪失変異により引き起こされ,低リン血症,ビタミンD代謝異常,骨石灰化障害を呈する.

　RoweらはMEPEとPHEXとの関係について研究を進め,PHEXがMEPEのC末端側に存在するASARM(acidic serine aspartate-rich MEPE-associated)モチーフに結合することを報告した[1].カテプシンBなどによりMEPEから切り出されたASARMペプチドもPHEXに結合する.ASARMモチーフはMEPE以外にもDMP1(dentin matrix protein 1⇒第2部3章Keyword 1)やオステオポンチン(⇒第2部6章Keyword 14),DSPP(dentin sialo phosphoprotein)などのSIBLINGs(small integrin-binding ligand, N-linked glycoproteins)に含まれる分子群にも存在し,さらに,ASARMペプチドが骨石灰化抑制作用など,多様な作用を有することが明らかになってきている[1].

分子構造

　MEPEは骨や歯牙,腎尿細管,唾液腺などに発現する非コラーゲン性の基質タンパク質である.ヒトMEPEは525のアミノ酸から構成され,N末端側には16アミノ酸からなるシグナルペプチドが存在する他,インテグリンとの結合に必要なRGD(アルギニン-グリシン-アスパラギン酸)配列を有する.さらに,C末端に前述のASARMモチーフを有する.RGDおよびASARMモチーフの存在は,DMP1やオステオポンチンなどの他のSIBLINGsにも認める.

　ASARMモチーフにはアスパラギン酸,セリン,グルタミン酸が多く含まれ,セリンがリン酸化される.また,ASARMモチーフに隣接してそのN末端側にシステインプロテアーゼ(カテプシンKおよびB)による切断部位が存在する(図).ASARMペプチドはリン酸化の有無にかかわらず亜鉛結合型のエンドペプチダーゼであるPHEXの基質となり分解されるが,他のプロテアーゼに対しては抵抗性を示す[1].

機能・役割

　MEPEから切り出されたASARMペプチドはminhibinとよばれ,リン酸化ASARMは石灰化阻害因子として作用する[1].ASARMペプチドは尿中にも検出され,腎石灰化を抑制する[1].MEPE欠損マウスは加齢とともに骨形成や骨石灰化の亢進を呈し,このマウスから単離された骨芽細胞は石灰化の促進を示す[2].また,リコンビナントMEPEは*in vitro*で破骨細胞形成を抑制し,腎臓でのリン酸再吸収や腸管でのリンの吸収を阻害する[1].MEPEはまた,血管新生作用を有することが示唆されており,この作用はMEPEのRGD配列と$\alpha_v\beta_3$インテグリンとの相互作用により仲介されると推察される[3].

疾患との関連性

　MEPEに由来するASARMペプチドはPHEXの基

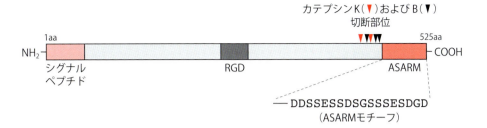

図　ヒトMEPEの構造
N末端にはシグナルペプチドが存在する．また，インテグリンとの結合に必要なRGD（アルギニン-グリシン-アスパラギン酸）配列を有する．C末端にはPHEXと結合するASARMモチーフを有する．ASARMモチーフにはアスパラギン酸（D），セリン（S），グルタミン酸（E）が多く含まれ，セリンがリン酸化される．ASARMモチーフに隣接してカテプシンKおよびBによる切断部位が存在する．

質となるため，PHEX機能の喪失はASARMペプチドの蓄積をきたす．XLHのモデルでPHEXの欠失を有する*Hyp*マウスにおいては，循環血液中や骨，歯牙で遊離のASARMペプチドの濃度が上昇しており，骨や歯牙の石灰化障害に寄与していると考えられる[4]．

また，XLHや*Hyp*マウスは線維芽細胞成長因子23（fibroblast growth factor 23：FGF23⇒**第2部3章 Keyword 3**）の産生過剰により低リン血症やビタミンD代謝異常を呈するが，DMP1の機能欠失もFGF23の産生過剰をきたす．DMP1が自身のASARMモチーフを介してPHEXに結合し，RGDを介して$α_vβ_3$インテグリンに結合することから，骨細胞の形質膜においてPHEX-DMP1-$α_vβ_3$複合体がFGF23の産生を負に制御していると考えられ，遊離のASARMペプチドはDMP1のASARMモチーフと競合してPHEXに結合することにより，PHEX-DMP1-$α_vβ_3$複合体の乖離をきたしてFGF23の産生を増加させると推察される[1]．また，最近のGWAS（genome-wide association study）解析により，MEPEがヒトの骨密度規定因子の1つであることが示唆された[5]．

（道上敏美）

文献
1) Rowe PS：Cell Biochem Funct, 30：355-375, 2012
2) Gowen LC et al.：J Biol Chem, 278：1998-2007, 2003
3) Dacid V, et al.：Endocrinology, 150：4012-4023, 2009
4) Martin A, et al.：Endocrinology, 149：1757-1772, 2008
5) Hsu YH & Kiel DP：J Clin Endocrionl Metab, 96：E1958-1977, 2012

第2部 キーワード解説　骨・軟骨の機能と制御

3章　骨細胞の分化と機能

Keyword 5 PHEX

フルスペリング：phosphate-regulating gene with homologies to endopeptidases on the X chromosome / phosphate-regulating endopeptidase homologue, X-linked
和文表記：X染色体上のエンドペプチデース類似リン調節遺伝子

本分子の研究の経緯

くる病（⇒第3部1章Keyword 5）は骨石灰化障害を特徴とする疾患で，成長障害や骨変形などを惹起する．ビタミンDが抗くる病因子として同定されたことに示されるように，歴史的にはビタミンD欠乏による栄養性くる病が大きな問題であった．このビタミンD欠乏性くる病は，天然型ビタミンDの補充により予防，治療可能である．

一方，天然型ビタミンDの補充によっては改善しないくる病が，ビタミンD抵抗性くる病と総称されてきた．ビタミンD抵抗性くる病の大部分は，X連鎖性低リン血症性くる病（X-linked hypophosphatemic rickets：XLHR, X-linked hypophosphatemia：XLH）と考えられている．PHEXは，このXLHRの原因遺伝子としてポジショナルクローニングにより同定された[1]．

分子構造

PHEX遺伝子は22個のエキソンからなり，細胞膜1回貫通構造を示す2型膜タンパク質をコードしている（図）．PHEXタンパク質はヒスチジンとグルタミン酸からなる亜鉛結合部位（HExxH）を有し，中性エンドペプチダーゼ（neutral endopeptidase）やエンドセリン変換酵素1（endothelin-converting enzyme-1）などと同一のファミリーに属するものと考えられている[2]．

機能・役割

リン代謝とのかかわり

血中リン濃度は，腸管リン吸収，腎尿細管でのリン再吸収，および骨や細胞内のリンとの平衡により調節されている．このうち，少なくとも慢性的な血中リン濃度調節に最も重要なものは，腎尿細管リン再

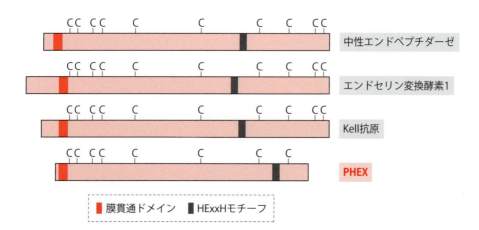

図　PHEXおよび類似タンパク質の構造
PHEXは膜1回貫通構造を示す2型膜タンパク質で，亜鉛結合部位（HExxH）を有している．（文献2をもとに作成）

吸収と考えられている．XLHRは，腎尿細管リン再吸収障害を伴う低リン血症を特徴とする疾患である．

PHEX はXLHRの原因遺伝子として同定されたことから，PHEXタンパク質はリン代謝に関与するものと想定された．しかしPHEXの発現は主に骨に認められ，腎臓には認められない[3]．したがってPHEXは，直接リン再吸収を調節するのではなく，何らかの因子を介してリン代謝に関与しているものと想定されていた．

その後，リン利尿作用を有する因子として線維芽細胞増殖因子23（fibroblast growth factor 23：FGF23⇒第2部3章 Keyword 3）が同定され，XLHR患者でFGF23が高値を示すこと，XLHRのモデルである *Hyp* マウスの骨でFGF23の過剰発現が認められることが明らかにされた．さらに骨芽細胞や骨細胞特異的に *PHEX* を欠損させる検討から，これらの細胞におけるPHEX機能障害がXLHRの病態の原因であることが示された[4]．したがって現状では，骨におけるPHEX機能障害がFGF23産生を促進し，低リン血症性くる病が惹起されるものと考えられている．

作用機序

ただし，PHEX機能障害がどのような機序によりFGF23過剰産生を惹起するのかについては，必ずしも明確ではない．PHEX機能低下がプロタンパク質変換酵素2（proprotein convertase 2）などのいくつかの酵素活性の変化を介し，FGF23産生促進などを惹起することが *Hyp* マウスを用いた検討で報告されている[5]．しかし，同様の機序がヒトにおいても認められるのかどうか，あるいはこの機序で優性遺伝形式の発症が説明できるのかどうかは，必ずしも明確ではない．

疾患との関連性

すでに300種類を越える *PHEX* 遺伝子異常が明らかにされ，データベースにまとめられている（PHEXdb Search Engine Site；http://www.phexdb.mcgill.ca/）．現状では，簡易なPHEX機能解析法が確立されておらず，変異PHEXタンパク質の機能は検討されていない場合が大部分である．これらの変異は *PHEX* 遺伝子のさまざまな部位に認められ，変異のホットスポットは存在しない．またXLHRについては，表現型-遺伝子型相関の存在は明らかとなっていない．

（福本誠二）

文献
1) The HYP Consortium：Nat Genet, 11：130-136, 1995
2) Turner AJ & Tanzawa K：FASEB J, 11：355-364, 1997
3) Beck L, et al：J Clin Invest, 99：1200-1209, 1997
4) Yuan B, et al：J Clin Invest, 118：722-734, 2008
5) Yuan B et al.：J Bone Miner Res, 28：56-72, 2013

第2部 キーワード解説　骨・軟骨の機能と制御

4章

破骨細胞の分化と機能

本章で解説する Keyword

1	スフィンゴシン1リン酸	⇒p.122
2	RANKL / RANK / OPG	⇒p.124
3	TRAF6	⇒p.126
4	M-CSF / IL-34	⇒p.128
5	AP-1	⇒p.131
6	NF-κB	⇒p.133
7	NFAT	⇒p.136
8	ITAMシグナル	⇒p.138
9	非古典的Wntシグナル	⇒p.141
10	DC-STAMP / OC-STAMP	⇒p.143
11	IRF8	⇒p.146
12	Bcl6 / Blimp1	⇒p.148
13	Srcファミリー	⇒p.150
14	V-ATPase	⇒p.152
15	ClC-7 / Ostm1	⇒p.154
16	カテプシンK	⇒p.157
17	カルシトニン	⇒p.159

第2部 キーワード解説　骨・軟骨の機能と制御

4章　破骨細胞の分化と機能

概論　破骨細胞

高橋直之

1. はじめに

　破骨細胞は単球・マクロファージ系の前駆細胞より分化した多核細胞で，石灰化した骨の吸収を司る唯一の細胞である．骨を吸収している破骨細胞は，骨表面側に波状縁とそれを取り囲む明帯を形成する．破骨細胞は明帯を介して骨表面に接着し，波状縁からプロトン（H^+）やタンパク質分解酵素を分泌し，ハイドロキシアパタイトの溶解とⅠ型コラーゲンなど骨基質タンパク質の分解を行う．分解された骨基質に含まれるタンパク質は，破骨細胞に取り込まれた後，細胞内を輸送され（トランスサイトーシス），骨表面とは逆側の機能的分泌領域より排出される．

　破骨細胞の分化と機能は，骨芽細胞系列の細胞により厳格に調節されている．骨芽細胞系細胞は，破骨細胞の分化に必要な2つのサイトカインM-CSF（macrophage colony-stimulating factor）とRANKL（receptor activator of nuclear factor κB ligand）を発現する．骨芽細胞系細胞はM-CSFを構成的に発現する一方，RANKLを誘導的に発現する．骨吸収を促進する大部分のホルモンやサイトカインは，骨芽細胞系細胞のRANKLの発現を誘導する．骨吸収を抑制するホルモンであるカルシトニンは，破骨細胞に直接作用して骨吸収活性を抑制する．このように，破骨細胞の分化と機能はさまざまな因子により厳格に調節されている．

　破骨細胞の分化や機能が障害されると，大理石骨病とよばれる骨硬化症を発症する．破骨細胞の機能が亢進するために起こる疾患としては，骨パジェット病や骨粗鬆症があげられる．

2. 破骨細胞の形態学的特徴

　破骨細胞は骨吸収機能を有する大きさ20〜100 μmの多核細胞である[1]．また，多数のミトコンドリアを有し，粗面小胞体およびゴルジ装置が発達していることから，活発なエネルギー代謝とタンパク質合成を行っていることがうかがえる．リソソームも多数認められることから，タンパク質分解に関連した機能を有することも示唆される．

　活発に骨吸収を行っている破骨細胞の細胞膜は，4つの異なる機能領域〔明帯領域（clear zone：CZ），波状縁領域（ruffled border：RB），基底側領域（basolat-

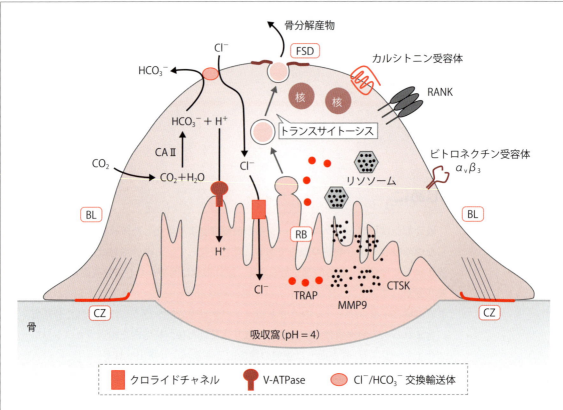

図　破骨細胞の形態

骨吸収を行っている破骨細胞の形態を示す．破骨細胞は吸収窩に酸（H^+とCl^-）とリソソーム酵素（CTSKやMMP9）を分泌し，ハイドロキシアパタイトの溶解とコラーゲンの分解を促す．一方，骨の分解産物を波状縁から細胞内輸送小胞に取り込み，トランスサイトーシス機構により機能的分泌領域から放出する．このように，破骨細胞は活発な輸送系を駆使して骨を破壊・吸収する．
CZ：clear zone，BL：basolateral，RB：ruffled border，FSD：functional secretary domain，MMP9：matrix metalloprotease 9，CTSK：cathepsin K（文献4をもとに作成）

eral：BL）および機能的分泌領域（functional secretary domain：FSD）〕に分けられる（図）[2]．明帯は骨基質との接着に関与する部位である．明帯部分は，アクチンフィラメントが網目状に発達しているために電子顕微鏡所見で明るく見えることより，このようによばれる．骨吸収を行っている破骨細胞をファロイジン染色した際に認められる，ドット状の構造体よりなるアクチンリングは，この明帯部分に相当する．明帯は，波状縁下の酸性環境を外界と遮蔽する効果をもつため，遮蔽部位（sealing zone）ともよばれる．波状縁は，細胞膜が細胞質側に陥入してできるヒダ状の構造で，骨吸収を行う主機能部位である．骨の分解産物は波状縁から細胞内輸送小胞（transcytotic vesicle）に取り込まれてさらに消化される．消化されたタンパク質は，細胞内移送（トランスサイトーシス）を経て機能的分泌領域から放出されると考えられている．

破骨細胞は酒石酸抵抗性酸ホスファターゼ（tartrate-resistant acid phosphatase：TRAP）を大量に発現するため，TRAP染色は破骨細胞の同定に用いられる（⇒第3部3章Keyword 2）．また，TRAPは破骨細胞が骨を吸収するときに血中に放出されるため，血中のTRAP活性の測定は破骨細胞数や骨吸収活性を評価できる有用な手段である[3]（⇒第3部3章Keyword 4）．TRAPは有用な骨吸収マーカーではあるが，骨吸収におけるTRAPの役割は完全に解明されていない．破骨細胞はビトロネクチン受容体である$α_v β_3$インテグリンを多く発現する．ビトロネクチン受容体は，破骨細胞の骨への初期の接着にかかわると考えられている．

3. 破骨細胞の機能

骨吸収を担う破骨細胞は，骨形成にかかわる骨芽細胞とともに骨リモデリング（⇒第1部5）を円滑に行い，骨の強度維持にかかわる．また，破骨細胞は血清カルシウム値の恒常性維持にもかかわる．破骨細胞は，低カルシウム血症時に骨吸収を行い，高カルシウム血症時には骨吸収を停止する．これらの破骨細胞の活性調節は，カルシウム調節ホルモンである活性型ビタミンD，副甲状腺ホルモンおよび**カルシトニン**（⇒本章Keyword 17）によって担われる．

骨を吸収している破骨細胞は，波状縁から，プロトン（H^+）とリソソーム酵素を分泌する（図）．波状縁の下には吸収窩とよばれる酸性環境領域が形成され，そこで骨の無機成分であるハイドロキシアパタイトの溶解とコラーゲンの分解が促される．この酸性領域を外部から隔離するように明帯が形成される．破骨細胞は大量のプロトンを吸収窩に分泌するために，豊富なカルボニックアンヒドラーゼⅡ（CAⅡ）をもつ．波状縁には**V-ATPase**（⇒本章Keyword 14）が局在し，ATPの加水分解エネルギーを使って，プロトンを吸収窩に能動輸送する．また，吸収窩のイオン平衡を得るためにクロライドチャネル〔**ClC-7**（⇒本章Keyword 15）など〕を介してCl^-も吸収窩に輸送される．その結果，波状縁下はpH 4程度の酸性環境になり，骨の無機成分であるハイドロキシアパタイトが溶解される．一方，破骨細胞の基底側領域にはCl^-/HCO_3^-交換輸送体が存在し，持続的な酸の分泌を可能にする．

リソソーム酵素である**カテプシンK**（CTSK⇒本章Keyword 16）やマトリックスメタロプロテアーゼ9（MMP9）などのタンパク質分解酵素は，ゴルジ装置-リソソームを経由して波状縁から吸収窩に分泌される．破骨細胞はカテプシンKをとりわけ高く発現する．カテプシンKはⅠ型コラーゲンを酸性環境下で強力に分解する酵素である．

吸収窩に蓄積した骨の分解産物は波状縁から細胞内輸送小胞に取り込まれてさらに消化される．このようにして消化されたタンパク質は，トランスサイトーシスを経由し，機能的分泌領域から放出される．このように，骨吸収を行っている破骨細胞は分泌と吸収を同時に行う特異的な細胞である．

4. 破骨細胞の分化と機能の調節

1) 分化の調節機構

　破骨細胞は，単球・マクロファージ系の前駆細胞より分化する．破骨細胞の分化と機能は，骨芽細胞，骨細胞，骨髄細胞間質細胞など骨芽細胞系列の間葉系細胞（骨芽細胞系細胞と記す）により厳格に調節されている．骨芽細胞系細胞は破骨細胞の分化に必要な2つのサイトカイン**M-CSF**（⇒**本章Keyword 4**）と**RANKL**（⇒**本章Keyword 2**）を発現する．一方，破骨細胞前駆細胞はM-CSF受容体（c-Fms）とRANKL受容体である**RANK**（⇒**本章Keyword 2**）を発現する．破骨細胞前駆細胞は，骨芽細胞系細胞の発現するRANKLとM-CSFをそれぞれの受容体を介して認識して，破骨細胞に分化する．骨芽細胞系細胞はM-CSFを恒常的に発現する一方，RANKLを誘導的に発現する．骨吸収を促進する大部分のカルシウム調節ホルモンやサイトカインは，骨芽細胞系細胞のRANKL発現を誘導する．一方，骨芽細胞系細胞はRANKLのデコイ受容体である**OPG**（osteoprotegerin⇒**本章Keyword 2**）も産生する．OPGは，RANKLにきわめて高い親和性をもつ分泌型受容体様タンパク質である．OPGはRANKLに結合することでRANKL-RANK相互作用を抑制し，破骨細胞の分化を阻害する．

　破骨細胞の分化を誘導するRANKLとM-CSFは破骨細胞前駆細胞のさまざまなシグナル系を活性化するが，最終的に**NFATc1**（nuclear factor of activated T cells c1⇒**本章Keyword 7**）の発現を誘導する．NFATc1は破骨細胞の分化を誘導するマスター転写因子と考えられている．

2) 機能の調節機構

　成熟破骨細胞もRANKを高く発現する．RANKLは破骨細胞のRANKに作用し，破骨細胞の骨吸収活性を誘導する[4]．また，OPGはRANKL-RANK相互作用を抑制することで，破骨細胞の機能も抑制する．このように，骨芽細胞系細胞が発現するRANKLは，破骨細胞の分化のみならず破骨細胞の活性化も誘導する．破骨細胞は多数のカルシトニン受容体を発現している．骨吸収を抑制するカルシウム調節ホルモンの一員であるカルシトニンは，破骨細胞に直接作用して，破骨細胞の骨吸収機能を抑制する．

5. 関連疾患

1) 機能不全がもたらす疾患

　破骨細胞の形成不全あるは機能不全による骨吸収障害により，大理石骨病が発症する．大理石骨病は，骨吸収障害に基づく全身性の骨硬化疾患である．骨吸収不全のため長管骨は一次海綿骨で埋まり，X線不透過像を示す．正常に骨のリモデリングが行われないため，易骨折性を示す．常染色体劣性遺伝形式をとる悪性型と常染色体優性遺伝の良性型に分類されている[5]．常染色体劣性遺伝形式の大理石骨病を引き起こす責任遺伝子として，V-ATPase a3サブユニットをコードする*TCIRG1*，

クロライドチャネルをコードする*CLCN7*，糖鎖をもつ膜タンパク質である*OSTM1*，RANKLをコードする*TNFSF11*，RANKをコードする*TNFRSF11A*などが同定されている．

TCIRG1，*CLCN7*および*TNFRSF11A*など，破骨細胞が発現する遺伝子に変異がある場合は，造血幹細胞移植が奏功する場合がある．一方，*TNFSF11*など破骨細胞形成を支持する環境因子の変異の場合は，造血幹細胞移植は無効である．*TNFSF11*遺伝子欠損の場合は，RANKLのリコンビナントタンパク質の投与が有効である．

2) 機能亢進がもたらす疾患

一方，破骨細胞の機能が亢進するために起こる疾患としては，骨パジェット病，骨粗鬆症，歯周病における歯槽骨破壊，関節リウマチにおける骨破壊などがあげられる．一般に骨吸収を抑制するためには，ビスホスホネート製剤や抗RANKL抗体の投与が有効である．

文献

1) Chambers TJ：J Clin Pathol, 38：241-252, 1985
2) Väänänen HK, et al：J Cell Sci, 113：377-381, 2000
3) Nakayama T, et al：Bone, 49：1331-1339, 2011
4) Nakamura I, et al：Mod Rheumatol, 22：167-177, 2012
5) Sobacchi C, et al：Nat Rev Endocrinol, 9：522-536, 2013

第2部 キーワード解説　骨・軟骨の機能と制御

4章　破骨細胞の分化と機能

Keyword 1 スフィンゴシン1リン酸

欧文表記：sphingosine-1-phosphate (S1P)

本分子の研究の経緯

　スフィンゴシン1リン酸（S1P）は，細胞膜の主要構成成分であるスフィンゴ脂質から産生される生理活性脂質である．1990年代，線維芽細胞をはじめ，神経細胞，血管内皮細胞などさまざまな細胞に対して，細胞増殖，細胞運動など多彩な生理活性を有することが明らかにされた．その後，S1Pに対する5種類の特異的受容体が同定され，S1Pの合成酵素・分解経路が解明された．

　さらに，遺伝子改変マウスなどの解析により，免疫系ではT細胞の胸腺および二次リンパ組織からの移出において中心的な役割を果たし[1]，血管形成では胎生時の血管安定化に必須であることが明らかとなった．最近では，二光子励起顕微鏡を用いた生体イメージング技術（⇒第3部3章Keyword 7）により，S1Pが破骨前駆細胞の血中から骨への遊走・位置決めを制御していることが明らかとなった[2,3]．

代謝

　細胞膜のスフィンゴ脂質（スフィンゴミエリンやスフィンゴ糖脂質）から生成されたスフィンゴシンが，細胞内のスフィンゴシンキナーゼによりリン酸化を受けて，S1Pが生成される（化学式$C_{18}H_{38}NO_5P$，分子量379.47）（図A）．赤血球や血小板，血管内皮細胞など一部の細胞は，Spns2（spinster homolog 2）などのS1P輸送体を介して，細胞内で産生したS1Pを細胞外へと放出する．そのため，定常状態でのS1Pは血中に豊富に存在する（数百〜1,000 nM）．一方，組織中にはS1Pを分解する酵素（S1Pリアーゼ，S1Pホスファターゼなど）が広く発現しているため，組織中でのS1Pは低濃度に保たれ，血中と組織間で濃度勾配が形成される．

　細胞膜表面に存在するS1P受容体にはS1PR1〜S1PR5の5種類が知られており，いずれも三量体Gタンパク質共役型受容体である．特にS1PR1〜S1PR3は全身の臓器に幅広く発現する．S1PR1は$G_{i/o}$とのみ結合するが，S1PR2・S1PR3はG_i, G_q, G_s, $G_{12/13}$と結合し，異なる生理活性を示す．

骨組織でのS1Pの機能・役割

　S1Pは，免疫系をはじめさまざまな細胞に対して，細胞運動，細胞増殖，細胞接着など多彩な細胞応答を引き起こす．生体骨組織内においては，単球系破骨前駆細胞の骨への遊走がS1Pによって制御されている．破骨前駆細胞には，作用機序の異なる2種類のS1P受容体（S1PR1とS1PR2）が発現している．S1PR1受容体にS1Pが結合すると，G_iタンパク質の活性化を介するシグナルが開始され，最終的には低分子量GタンパクRacの活性化からアクチンフィラメントの再構築が起こり，ケモタキシス（走化性）が誘導される．一方，S1PR2受容体にS1Pが結合すると，三量体Gタンパク質の$G_{12/13}$が活性化され，Rhoを活性化し，最終的にRac活性が低下し，ケモタキシスとは逆の"chemo-repulsion"をもたらす（図B）．

　高濃度S1P環境である血中にある破骨前駆細胞は，S1PR1の発現が抑制されてS1PR2が優勢になり，S1Pに対するchemo-repulsionを起こして骨髄内へと移行する（図C①）．骨組織に入り，周辺環境のS1P濃度が低下すると（図C②），S1PR1の発現が活性化して，血液中の高濃度S1Pにケモタキシスを示して一部の細胞が再び血管内へと戻る（図C③）．破骨前駆細胞は，この2つの受容体を使い分けることで，血中と骨

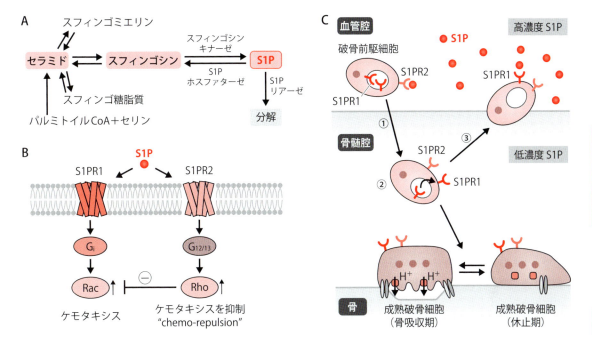

図 スフィンゴシン1リン酸（S1P）の代謝と機能
A）S1Pの代謝
B）破骨前駆細胞に発現するS1P受容体：S1PR1受容体にS1Pが結合すると，ケモタキシスが誘導される．一方，S1PR2受容体へS1Pが結合すると，ケモタキシスとは逆の"chemo-repulsion"をもたらす．
C）破骨前駆細胞の遊走制御モデル：破骨前駆細胞の遊走と位置決めは，血中に存在するS1Pと，細胞自身に発現するS1P受容体の相互作用によって調節されている．

組織との間の出入りを調節している．この流出入のバランスの上に骨表面に存在する破骨前駆細胞数が決められており，一定数がRANKLの刺激を受け成熟破骨細胞へと分化して骨吸収を行っている[4]．

骨吸収性疾患との関連性・臨床的意義

S1P受容体アゴニストFTY720〔フィンゴリモド（fingolimod）；S1PR2以外のS1P受容体に結合〕は，多発性硬化症の治療薬としてすでに臨床応用されている．S1Pによる破骨前駆細胞の遊走制御は，骨吸収性疾患に対する創薬ターゲットとしてもきわめて魅力的である．卵巣摘出骨粗鬆症モデルマウスを用いたFTY720の検討では，S1PR1受容体に対する強力なアゴニストの投与が，破骨前駆細胞を骨表面から血中へ再還流させ（結果として骨表面上の破骨細胞の数を減らし），骨吸収を抑制することが示されている[2]．また，S1PR2受容体アンタゴニストの投与でも，骨粗鬆症に対する有効性が報告されている[3]．さらに最近，活性型ビタミンDが破骨前駆細胞のS1PR2受容体を減らすことにより骨破壊を抑制していることが明らかとなった[5]．S1P受容体を標的とした治療薬は，破骨前駆細胞の遊走を制御するものであり，成熟破骨細胞を標的としたビスホスホネート製剤（⇒第3部2章Keyword 1）とは作用機序が異なるため，骨粗鬆症治療において両者の併用による相乗効果が期待される．

（菊田順一，石井　優）

文献

1) Simmons S & Ishii M：Arch Immunol Ther Exp, 62：103-115, 2014
2) Ishii M, et al：Nature, 458：524-528, 2009
3) Ishii M, et al：J Exp Med, 207：2793-2798, 2010
4) Ishii M & Kikuta J：Biochim Biophys Acta, 1831：223-227, 2013
5) Kikuta J, et al：Proc Natl Acad Sci U S A, 110：7009-7013, 2013

第2部 キーワード解説　骨・軟骨の機能と制御

4章　破骨細胞の分化と機能

Keyword 2

RANKL / RANK / OPG

フルスペリング：receptor activator of NF-κB ligand /
　　　　　　　receptor activator of NF-κB / osteoprotegerin
別名：【RANKL】OPGL / ODF / TRANCE
　　　【OPG】OCIF

発見と研究の経緯

　破骨細胞が分化するためには間葉系細胞の支持を必要とすることから，支持細胞に分化を司る分子が発現することが1980年代初頭に提唱されていた．この仮説を実証する起点となったのが，破骨細胞分化抑制因子OPGの発見である[1]．OPGはTNF受容体ファミリーの可溶性分子で，破骨細胞分化を強力に抑制することから，OPGが結合するリガンド分子が破骨細胞分化促進因子であると想定された．そして1998年にアムジェン社と雪印乳業から，OPGL（osteoprotegerin ligand）およびODF（osteoclast differentiation factor）が個別に同定された[1]．

　この報告に先駆け，免疫学の研究から，樹状細胞よりRANK，さらにマウス胸腺細胞とヒト末梢血より，そのリガンド分子RANKLが1997年に同定されていた．RANKLは同年にChoiによって同定されたT細胞に発現する樹状細胞の活性化因子TRANCE（TNF-related activation-induced cytokine），そして上述したOPGL，ODFと同一分子であることが明らかになった[1][2]．

分子構造

RANKL

　RANKLは，ヒトでは317個，マウス316個のアミノ酸からなり，相同性は87％維持されている．C末端領域を細胞外にもつⅡ型の膜結合型タンパク質であり，メタロプロテアーゼなどの酵素により，細胞外領域が切断され可溶型RANKLに変換される．膜型と可溶型RANKLのいずれも活性を有している．またRANKLはホモ三量体構造を形成し，受容体であるRANKにシグナルを伝える[2]（表）．

RANK

　RANKは，ヒトでは616個，マウス625個のアミノ酸からなる，TNF受容体ファミリーに属する膜型分子である．システインに富む4つのドメインをN末端の細胞外領域にもち，RANKLと結合する．C末端の細胞内領域には，シグナルを伝えるためのアダプター分子の結合配列が存在する[2]（表）．

OPG

　OPGは，401個のアミノ酸からなる，膜貫通領域がない可溶性分子で，ホモ二量体を形成する．N末端領域には，シグナル配列とシステインに富む4つのドメインが存在し，このドメイン領域がきわめて高い親和性を有しRANKLと結合することで，RANKとの結合を阻害している[2]（表）．

機能・役割

　RANKLおよびRANK欠損マウスは，破骨細胞が全く存在せず，重篤な大理石骨病を発症する．また，これら遺伝子欠損マウスではリンパ節形成の不全も観察される[2]（表）．

　さまざまな細胞でRANKLは発現しているが，細胞特異的遺伝子欠損マウスの解析から，生理的条件下では，軟骨細胞，骨芽細胞，骨細胞が，骨微小環境における主なRANKLの発現細胞であることが実証されている[2]．また，RANKLは，炎症性サイトカインや活性型ビタミンD_3，副甲状腺ホルモンなど多くの骨吸収因子によって誘導される[1][2]．

　RANKは，破骨前駆細胞である単球・マクロファージ系細胞に発現しRANKLのシグナルを受けることで，マスター転写因子NFATc1（⇒第2部4章Keyword 7）を活性化し，破骨細胞へと細胞の運命を

表 RANKL/RANK/OPGの遺伝子変異と表現型（文献2をもとに作成）

ヒト遺伝子（symbol）と分子構造	ヒト遺伝子変異と表現型	遺伝子欠損マウスの表現
TNFSF11（RANKL） 1　TM　152　　　　　　317 TNF様ドメイン	【機能喪失型変異】 常染色体劣性大理石骨病	*Tnfsf11*（Rankl） 大理石骨病，歯牙放出不全，末梢リンパ節の欠損，パイエル板の減少，M細胞の欠損，胸腺髄質上皮細胞の分化障害，乳腺成熟不全
TNFRSF11A（RANK） システインリッチドメイン　アダプタータンパク質 （RANKL結合配列）　　結合配列（TRAF6 etc） 1 34　　194 TM　　　　　　616	【機能喪失型変異】 常染色体劣性大理石骨病 【機能獲得型変異】 家族性広汎性骨溶解症，骨パジェット病，広範性骨格性高ホスファターゼ症	*Tnfrsf11a*（Rank） 大理石骨病，歯牙放出不全，末梢リンパ節の欠損，パイエル板の減少，胸腺髄質上皮細胞の分化障害，乳腺成熟不全，発熱の抑制
TNFRSF11B（OPG） システインリッチドメイン　デスドメイン （RANKL結合配列）　　　相同領域 1 22　　186 209　　361 401	【機能喪失型変異】 若年性パジェット病	*Tnfrsf11b*（Opg） 骨粗鬆症，特発性骨折，難聴，血管の石灰化，胸腺髄質上皮細胞の異常分化

TM：膜貫通領域

決定する[2]．OPGは，RANKLに結合することでRANKシグナルを阻害する可溶性デコイ受容体であり，OPG欠損マウスは破骨細胞の異常な分化亢進により，顕著な骨粗鬆症とそれに伴う骨折を生ずる[2]（表）．すなわち，RANKL/RANKシグナルおよびOPGによるその制御機構は，生体における骨破壊レベルの決定に必須な役割を担っているといえる．

疾患との関連性

近年，常染色体劣性大理石骨病（autosomal recessive osteopetrosis：ARO）患者に*RANKL*と*RANK*の機能喪失型変異が見出されている[2]（表）．一方，*RANK*の機能獲得型変異は，家族性広汎性骨溶解症や骨パジェット病患者などに見出され，過剰な骨破壊が生じもろくて歪んだ骨組織を呈する．さらに*OPG*の先天性欠失や機能喪失型変異が，若年性パジェット病患者に同定されている[2]（表）．

また，RANKL/RANKシステムが乳腺成熟に必須な役割を果たしているだけでなく，乳がんの発症や骨転移に関与することも明らかにされている[2,3]．さらに，このシステムが生体の発熱や糖尿病の発症を制御していることが，マウスとヒトで見出されている[3,4]．

現在，完全ヒト型抗RANKL抗体〔denosumab（デノスマブ⇒第3部2章Keyword7）〕は，骨粗鬆症やがん骨転移に対する治療薬として，その有効性が実証され，関節リウマチなどさまざまな骨破壊疾患への適応拡大に期待がかかっている[5]．想像できないような機能が，次々と生体レベルで明らかにされてくるこのシステムから，当分，目が離せない状況が続きそうだ．

〈中島友紀〉

文献
1) Suda T, et al：Endocr Rev, 20：345-357, 1999
2) Nakashima T, et al：Trends Endocrinol Metab, 23：582-590, 2012
3) Hanada R, et al：J Mol Med, 89：647-656, 2011
4) Kiechl S, et al：Nat Med, 19：358-363, 2013
5) Lacey DL, et al：Nat Rev Drug Discov, 11：401-419, 2012

第2部 キーワード解説　骨・軟骨の機能と制御

4章　破骨細胞の分化と機能

Keyword 3　TRAF6

フルスペリング：TNF receptor-associated factor 6

発見と研究の経緯

　TRAF6は，2つの研究グループによりそれぞれCD40の細胞内領域に結合する分子，またはTRAF2に類似するアダプター分子として同定された[1]．現在までにTRAF1～7が同定され，CD40やRANK（receptor activator of NF-κB）などのTNF受容体ファミリーのシグナル伝達を担うことが明らかになっている．

　しかし，TRAF6はTNF受容体ファミリーだけでなくIL（interleukin）-1受容体やTLRs（Toll-like receptors）のシグナルも担っており，受容体ファミリーの枠を超えて免疫システムに寄与している．また，TRAF6は破骨細胞による骨吸収においても必須であることから，免疫と骨代謝が共有する重要な因子として位置づけられる．

分子構造

　TRAFファミリーは，TRAF7を除いて保存性の高い二次構造を有しており，N末端側にRingフィンガードメインとジンク（Zn）フィンガードメインで構成されるRZF領域が存在する[2]．C末端側はTRAFドメインとよばれ，TRAFの三量体形成を担うcoiled-coilドメインおよび受容体やアダプター分子と結合するTRAF-Cドメインにより構成される．TRAFドメインには，エンドペプチダーゼであるMeprinとホモロジーをもつMATH（meprin and TRAF homology）ドメインも存在し，二量体，三量体，ヘテロ三量体などの多量体形成に関与している（図左）．

機能・役割

RANKシグナル伝達

　TRAF6はRANK依存性のシグナル伝達系において最も上流に位置し，その欠損は下流のシグナル伝達分子やNF-κB，AP-1（Fos/Jun），NFATc1など，破骨細胞分化に必要な転写因子の活性化を著しく減弱させる．

　TRAF6のRingフィンガードメインは，ユビキチン結合酵素Ubc13/Uev1A（ubiquitin-conjugating enzyme 13/Ubc-like protein；E2）によりK63型ポリユビキチン化を受けるが，それはプロテアソームによる分解を誘導するわけではなく，TAB（TAK-1 binding protein）2/3などのシグナル分子が結合する足場となり，TAK1（TGFβ-activated kinase）を介したシグナルを活性化する．また，破骨細胞の前駆細胞にTRAF6を強制的に発現させると，破骨細胞分化が誘導される[3]．

　RANKにはTRAF6以外にTRAF1, 2, 3, 5が会合する．RANKのTRAF6結合モチーフは，他のTRAFのそれよりも細胞膜に近い位置にあり，TRAF6はRANKに結合するとともに細胞膜近傍のc-Srcと複合体を形成することで，PI3-K（phosphoinositide 3-kinase）を介してセリン-スレオニンキナーゼであるAktを活性化する．RANKシグナルはNF-κBやAP-1（activator protein 1）の活性化を介して破骨細胞の分化や機能を調節している（図右）（⇒第2部4章 Keyword 5, 6）．

　IFN（interferon）-γはTRAF6のユビキチン化を誘導し，プロテアソームによってそれを分解させることで破骨細胞分化を抑制する．また，RANKシグナルはTRAF6の活性化だけでなく分解も誘導するこ

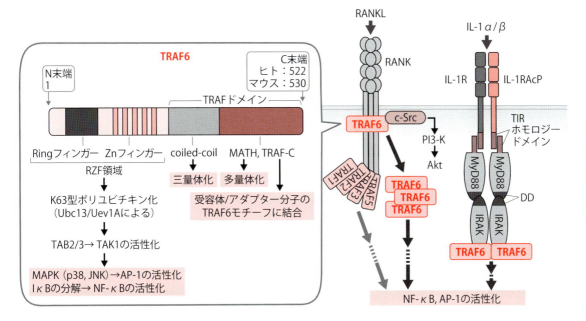

図　TRAF6の構造およびシグナル伝達における役割
TRAF6のRZF（ring and zinc finger）領域はシグナルの活性化に，coiled-coilおよびMATHドメインは多量体化に，TRAF-Cドメインは受容体などへの結合に関与する．TRAF6はRANK（またはCD40）に結合して三量体化する．一方，IL-1受容体（IL-1R）とIL-1RAcP（IL-1 receptor accessory protein）複合体（またはTLRs）の下流ではIRAKに結合し，シグナルを伝達する．

とが知られている．

IL-1/TLRシグナル伝達

一方，IL-1受容体およびTLRシグナル経路においては，これらの受容体の細胞内ドメインとMyD88（myeloid differentiation primary response gene 88）がそれぞれもつTIR（Toll/interleukin-1 receptor）ホモロジードメインで結合し，さらにデスドメイン（DD：death domain）を介してIRAK（interleukin-1 receptor-associated kinase），IRAK-2，IRAK-Mなどが結合する．これらのIRAKもTRAF6結合モチーフをもち，NF-κBの活性化を介して免疫機構の活性化を誘発する（図右）．

疾患との関連性

TRAF6欠損マウスは，重度の大理石骨病と歯の萌出不全を示すが，その原因については研究グループによって見解が異なっており，破骨細胞は存在するが骨吸収能をもたないという報告と，破骨細胞の分化不全を示す報告がある[4)5)]．相違の原因は不明だが，いずれにしてもRANKシグナル依存性の骨吸収において，TRAF6は必須であるといえる．

免疫関係ではリンパ節の形成不全やCD40シグナルによるIL-8産生不全や樹状細胞の成熟不全，TLRやIL-1シグナル不全などが報告されている．その他にも無汗性外胚葉性形成異常や毛包・皮脂腺の異常および乳腺の発育不全などの症状を示すことが報告されている．

（髙見正道）

文献

1) Wu H & Arron JR：Bioessays, 25：1096-1105, 2003
2) Kent ZQ, et al：J Cell Sci, 119：1579-1591, 2006
3) Kobayashi N, et al：EMBO J, 20：1271-1280, 2001
4) Lomaga MA, et al：Genes Dev, 13：1015-1024, 1999
5) Naito A, et al：Genes Cells, 4：353-362, 1999

第2部 キーワード解説　骨・軟骨の機能と制御

4章　破骨細胞の分化と機能

Keyword 4

M-CSF / IL-34

フルスペリング：macrophage colony-stimulating factor / interleukin-34
和文表記：マクロファージコロニー刺激因子／インターロイキン-34
別名：【M-CSF】CSF-1 (colony-stimulating factor 1：コロニー刺激因子)

発見と研究の経緯

　M-CSFは，単球・マクロファージへの分化，生存，および増殖を促進する因子として，1970年代後半，Stanleyらによりヒト尿中より単離された．M-CSFの受容体はチロシンキナーゼ型受容体であり，かつ原がん遺伝子産物であるc-Fms〔別名 CSF-1R (CSF-1 receptor)，CD115〕である．

　単球，マクロファージ，破骨細胞，ミクログリア，およびランゲルハンス細胞は，個体発生学的に近縁にあり，単核食細胞系（mononuclear phagocyte system：MPS）を構成する．c-Fms遺伝子欠損マウスの表現型は，M-CSFを欠損するop/opマウス〔op：osteopetrosis（大理石骨病）〕の表現型より，MPS全般において重篤な病態を呈する（表）．そのため，長年M-CSF以外のc-Fmsリガンドの存在が予想されていた．

　そんななか，2008年Linら[1]が，網羅的な分泌タンパク質cDNAの発現機能解析によって，単球増殖因子としてIL-34を発見した．さらにLinらは網羅的に分泌タンパク質および膜タンパク質cDNAを培養細胞に発現させて，IL-34との結合を調べた．その結果，IL-34がc-Fmsリガンドであることが発見された．その後，in vitroおよびin vivoの解析において，M-CSFとIL-34は，ほぼ同等の単球・マクロファージ増殖促進活性および破骨細胞誘導活性を有することが示された[2]．

分子構造

M-CSF

　ヒトM-CSFは，主に554アミノ酸残基の膜糖タンパク質前駆体として合成される．次いで，M-CSFはN末端シグナル配列と細胞外ドメインにおいてプロテアーゼにより切断され，主要アイソフォームである158アミノ酸残基の分泌型M-CSFとなる[3]．成熟膜型M-CSFも存在するが，これは，細胞外ドメイン中のプロテアーゼ切断部位を欠くスプライシングバリアントに由来する．

IL-34

　IL-34は，N末端シグナル配列をもつ分泌糖タンパク質として合成される．N末端の切断を受けたヒト成熟IL-34は，222アミノ酸残基からなる．

両者の類似性

　M-CSFとIL-34の間には，アミノ酸配列の相同性はないが，立体構造には類似性がある．両者とも二量体を形成して，c-Fms上の同一部位に結合する（表）[4]．

機能・役割

　M-CSFは，造血幹細胞に作用しMPSの構築を導く．すなわちM-CSFは，MPS構築過程におけるさまざまな分化段階の細胞の分化・増殖および生存を促進し，遊走などの機能も促進する．

　M-CSFとIL-34の作用は，c-Fms下流シグナルを活性化することによる．生体内には，M-CSFとIL-34の両者が発現している組織と，一方のみが発現している組織が存在する．一方，MPS構成細胞種は，すべての臓器に分布する．op/opマウスおよびIL-34欠損マウスの表現型から，M-CSFとIL-34はMPSの構築と維持において役割が異なり，相補的に作用しているのは一部分であることがわかった．

　MPS細胞種の分化と生存の大部分はM-CSFにより支持される．血液中の単球，骨髄マクロファージ

表　M-CSF，IL-34およびその受容体c-Fmsの構造と遺伝子欠損マウスの表現型

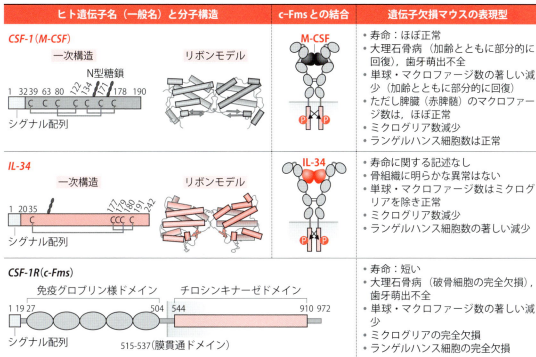

CSF-1（M-CSF）の一次構造・リボンモデルは文献3および4，IL-34の一次構造・リボンモデルは文献4をもとに作成

および破骨細胞の分化と生存は，M-CSFが支持している．例外的に，表皮の樹状細胞であるランゲルハンス細胞の分化と生存は，IL-34がもっぱら支持している．脳内マクロファージであるミクログリアの分化と生存については，脳の部位によりM-CSFとIL-34の寄与が異なる[5]．一方，赤脾髄マクロファージの分化と生存については，M-CSFとIL-34が相補的に支持している[2]．

破骨細胞は，MPSに属する造血細胞が，細胞周期の進行と停止を経て破骨細胞前駆細胞へと分化し，最終的に骨芽細胞が発現するRANKL（receptor activator of NF-κB ligand）のシグナルを受けて，形成される．この分化過程全般において，c-Fmsシグナルが必須である．骨組織においては骨芽細胞が産生するM-CSFが，脾臓においてはM-CSFとIL-34の双方が破骨細胞前駆細胞の分化と維持を担っている．op/opマウスにおいては，破骨細胞前駆細胞は骨組織に存在せず，IL-34により脾臓において維持される[2]．若いop/opマウスの骨には破骨細胞は存在しないが，加齢に伴い骨のIL-34発現が上昇し，op/opマウスの骨に破骨細胞が誘導される[2]．

疾患との関連性

MPSが貪食，免疫，骨吸収とさまざまな機能を担うため，MPSの構築，維持および機能に必須なM-CSF/IL-34/c-Fmsシステムの破綻は，さまざまな病態をもたらす．

c-Fms機能喪失型変異が，常染色体優性遺伝病である軸索球状体を伴う遺伝性びまん性白質脳症（HDLS）に見出されている．原因は，ミクログリアの機能不全によるものと考えられている[6]．HDLS患者における骨の異常に関する報告はない[6]．

また，c-Fmsの機能獲得型変異やコピー数上昇が，骨髄腫や腎細胞腫などに見出されている．他に，乳がん，卵巣がん，前立腺がんの原発巣におけるc-FmsやM-CSFの発現亢進が，悪性度に関連するとの報告がある．さらに関節リウマチでは，炎症滑膜におけるM-CSFやIL-34の発現亢進が，炎症や過剰な破骨

細胞形成に寄与することが示唆されている．唾液分泌障害を呈する自己免疫疾患シェーングレン症候群においても，唾液腺のIL-34発現亢進が報告されている．M-CSF/IL-34/c-Fmsシステムを標的とした創薬と治療法の開発が望まれる．

(中道裕子)

文献

1) Lin H, et al：Science, 320：807-811, 2008
2) Nakamichi Y, et al：Proc Natl Acad Sci U S A, 109：10006-10011, 2012
3) Deng P, et al：Biochem Biophys Res Commun, 228：557-566, 1996
4) Ma X, et al：Structure, 20：676-687, 2012
5) Greter M, et al：Immunity, 37：1050-1060, 2012
6) Rademakers R, et al：Nat Genet, 44：200-205, 2012

Keyword 5 AP-1

フルスペリング：activator protein-1

発見と研究の経緯

AP-1は，Fosファミリー（c-Fos, Fra-1, Fra-2, FosB）とJunファミリー（c-Jun, JunB, JunD）の二量体の総称である（図）．

命名の由来

まず，マウスに骨肉腫を起こすレトロウイルス（FBJ-MuSV）のがん遺伝子，v-Fos（viralのv）が発見された．ウイルスに取り込まれた動物細胞の原がん遺伝子（proto-oncogene）としてc-Fos（cellularのc）が同定され，FBJのFと骨肉腫（osteosarcoma）のosからFosと命名された．さらに，Fosの関連抗原（Fos related antigen）としてFra-1（*Fosl1*）とFra-2（*Fosl2*）が同定された．一方，ニワトリに肉腫を起こすASV17ウイルスの日本語読み「ASV-ju-nana」から命名されたがん遺伝子がv-Junとc-Junである．

AP-1サイト

AP-1の結合サイト（AP-1サイト）は，SV40（simian virus 40）のエンハンサー領域（72 bpリピート）のAP-1シスエレメント（TGAGTCA，またはTGACTCA）として発見された．AP-1サイトは，ホルボールエステル（12-O-tetradecanoylphorbol-13-

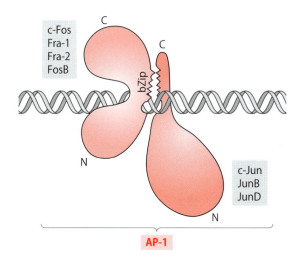

図　転写因子AP-1

AP-1は，FosタンパクヂとJunタンパク質のヘテロ二量体，あるいはJunタンパク質同士のホモ二量体の総称である．塩基性ロイシンジッパー（basic leucine zipper：bZip）構造を分子内にもち，DNA結合と二量体形成を行う．AP-1サイト（TRE）のコンセンサス配列は，5′-TGA(G/C)TCA-3′である．

acetate：TPA）刺激によって発現誘導がかかるので，TPA応答配列（TRE）ともよばれる．SV40エンハンサーには，AP-1だけでなく，AP-2やAP-3，AP-4などの結合部位が同定されたが，これらに結合する因子はAP-1タンパク質とは相同性がない．

AP-1サイトは，SV40エンハンサー以外に，コラゲナーゼ1（collagenase-1；*Mmp13*）やストロメライシン（stromelysin；*Mmp3*），サイクリンD1（cyclin D1；*Ccnd1*），形質転換増殖因子$\beta1$（transforming growth factor $\beta1$），インターロイキン2（interleukin-2）など数多くの遺伝子に存在する．ゲノムワイドの解析によると，エストロゲン受容体の結合部位の近傍にAP-1サイトが高頻度で見出される[1]．

分子構造

AP-1のメンバーは，bZip（basic leucine zipper：塩基性ロイシンジッパー）構造をもつ．basic（塩基性）領域はDNA結合ドメインであり，TREの半分の塩基配列を認識する．ロイシンジッパーは，7アミノ酸残基ごとにロイシンが出現するαヘリックスで，二量体形成を担う．Fosファミリーでは分子中央に，JunファミリーではC末端近傍にbZipドメインがある．Fosタンパク質同士は二量体を形成しない．

c-Fosやc-Junは，リン酸化を受けて活性化される．例えば，c-Junは，JNKs（c-Jun N-terminal kinases）により転写活性化ドメインのSer-63とSer-73にリン酸化を受け，転写活性化能を獲得する．c-Fosは，RSK（ribosomal S6 kinase）やERK（extracellular signal-regulated protein kinase）によってリン酸化を受ける．翻訳後修飾に加え，c-Fos遺伝子のプロモーター領域には血清応答配列（SRE）が存在し，血清（増殖因子）による発現誘導を受ける．SREには血清応答因子（SRF）と転写因子Elk-1が結合し，Elk-1はMAPKによるリン酸化によって活性化される．

機能・役割

ストレス応答性の転写因子として，神経系や皮膚，肝臓，免疫細胞など広範な臓器・組織・細胞で発現して多様な機能を担う．

骨代謝との関連性

大理石骨病

c-Fosは破骨細胞分化に必須な転写因子であり，c-Fos欠損マウスは大理石骨病（osteopetrosis）を呈する[2]．c-Fosの転写標的である*Nfatc1*遺伝子からNFATc1タンパク質が生成されると，ポジティブフィードバック機構により，NFATc1量が安定して増加して破骨細胞を分化させる（⇒**第2部4章 Keyword 7**）．c-FosとNFATc1は，酒石酸抵抗性酸ホスファターゼ（TRAP）遺伝子などのプロモーターに協調的に結合する．c-Fos欠損マウスの破骨細胞系譜では，他のFosタンパク質の発現も低下し，全Fos欠損の状態になっている．Fra-1などのFosタンパク質の強制発現により，c-Fos欠損破骨細胞の分化をレスキューできる[3]．

c-Junのドミナントネガティブ型タンパク質を破骨細胞系譜で発現するマウスも大理石骨病を呈する[4]．

その他の疾患

Fra-1を全身で高発現するマウスでは，骨芽細胞による骨形成が活性化され，骨髄腔が骨梁で埋め尽くされるほどの骨硬化症（osteosclerosis）を呈する．ΔFosB（FosBのバリアント）トランスジェニックマウスもFra-1トランスジェニックマウスと類似したフェノタイプを示す[5]．c-Fosを強制発現するトランスジェニックマウスは，骨肉腫を高頻度で発症する．

（松尾光一）

文献

1) Carroll JS, et al：Nat Genet, 38：1289-1297, 2006
2) Grigoriadis AE, et al：Science, 266：443-448, 1994
3) Matsuo K, et al：Nat Genet, 24：184-187, 2000
4) Ikeda F, et al：J Clin Invest, 114：475-484, 2004
5) Sabatakos G, et al：Nat Med, 6：985-990, 2000

第2部 キーワード解説　骨・軟骨の機能と制御

4章　破骨細胞の分化と機能

Keyword 6

NF-κB

フルスペリング：nuclear factor-κB
抑制因子：inhibitor of κB (IκB)

本分子の研究の経緯

NF-κBは免疫グロブリン軽鎖（κ鎖）遺伝子のエンハンサーに結合する転写因子として発見された．またNF-κBファミリーの1つ，c-relは，がん遺伝子v-relのがん原遺伝子として同定された．NF-κBは，p50/p105（NF-κB1），p65（RelA），cRel，p52/p100（NF-κB2）およびRelBの5つのファミリーからなり，これら5つがホモまたはヘテロ二量体として機能し，炎症反応，免疫応答やがん化などのさまざまな生命現象にかかわる[1]．

分子構造

NF-κBの5つのファミリーはいずれも，N末端側に二量体形成やDNA結合に必須で，NF-κBの抑制分子IκB（inhibitor of κB）が結合するRHD（Relホモロジードメイン）を有する（図A）．

p50は前駆体p105から，p52は前駆体p100からそれぞれプロセシングによってC末端が切断されて生成する．p105およびp100はC末端にIκBと相同性の高いアンキリンリピート（ANK）構造を有しており，RHD付近に存在する核移行シグナル（NLS）をマスクすることで，前駆体は核へ移行できない．p65，cRelおよびRelBはC末端側に転写活性化ドメイン（TA）を有するが，p50，p52はTAをもたないので，p50またはp52のホモ二量体は転写を負に制御し，p65やRelBとヘテロ二量体を形成することで転写を活性化する．

活性化機構

定常状態では，IκBやp105およびp100とNF-κBが会合して，細胞質にとどまっている．NF-κBの活性化にはIκBファミリーの分解またはp105およびp100の限定分解が引き金となるが，分解に先立って，キナーゼ活性を有するIKK（IκB kinase）αとIKKβ，調節サブユニットNEMO（NF-κB essential modulator）から構成されるIKK複合体によるIκBファミリーや，p105およびp100のリン酸化が必要である．

NF-κBの活性化には，IL-1やTNF-αなどの炎症性サイトカイン，リポ多糖（LPS）などの細菌由来分子，ウイルス由来のRNAやDNAによってIKK複合体が活性化され，IκBαのリン酸化と分解を伴う主にp50/p65を介した古典的経路と，CD40リガンドやリンホトキシンβなどのリンパ節形成にかかわるサイトカインによるNIK（NF-κB-inducing kinase）-IKKα依存的なp100のプロセシングによるp52/RelBを介した非古典的経路が存在する（図B）．古典的経路は刺激後数分で活性化されるが，非古典的経路は活性化に数時間を要する．さまざまなサイトカインのなかで破骨細胞分化誘導因子RANKL（⇒第2部4章Keyword 2）は，古典的経路と非古典的経路の両経路を活性化するサイトカインである[1]．

機能・役割

NF-κBは種々の刺激によって活性化され，免疫応答，炎症，細胞接着の誘導，抗アポトーシス作用などの多彩な生理作用を発揮する．さらに，その活性調節異常がアレルギー，がんを含め幾多の疾患に関与していると考えられている．最近では，栄養過剰によりIKKβが活性化されインスリンシグナル伝達系を阻害し，Ⅱ型糖尿病の発症に関与すること，NF-κBが動脈硬化性プラーク形成に関与することが報告されている[2]．

図 NF-κBファミリーとその活性化機構

A) NF-κBファミリーとIκBファミリー．RHD：Relホモロジードメイン，NLS：核移行シグナル，TA：転写活性化ドメイン，LZ：ロイシンジッパー，GRR：グリシンリッチ領域

B) 炎症性サイトカインがIKK複合体を活性化する古典的経路と，リンパ節形成にかかわるサイトカインがNIK-IKKαを活性化する非古典的経路が存在する．

　NF-κB1/NF-κB2二重欠損マウスは，歯牙が萌出せず，破骨細胞の存在しない大理石骨病を呈する．破骨細胞分化の異常は破骨細胞前駆細胞に起因する．NF-κB古典的経路の選択的阻害剤はRANKL刺激によるNF-κBの抑制と破骨細胞形成を抑制し，コラーゲン関節炎の関節破壊を抑制する．また非古典的経路で重要なNIKに機能欠失型変異を有する*aly/aly*マウスでは，破骨細胞数の減少した大理石骨病を呈する．さらに，Δp100欠損マウス（p100は存在しないが，p52は存在する）では，*aly/aly*マウスと逆に破骨細胞数の増加した骨粗鬆症を呈する．一方，骨芽細胞特異的にドミナントネガティブ型IKKβを発現するトランスジェニックマウスは，骨芽細胞分化の亢進と骨量が増加した．また，古典的経路の選択的阻害剤はBMP2刺激による骨芽細胞分化の亢進と骨形成を促進した．一方，*aly/aly*マウスでは骨芽細胞分化と骨形成の亢進がみられ，Δp100欠損マウスでは骨芽細胞分化と骨形成の抑制が認められた．す

なわち，NF-κBの抑制は破骨細胞形成を抑制し，骨芽細胞分化を促進すると考えられる[3]．

疾患との関連性

多くの腫瘍細胞では恒常的にNF-κBが活性化されており，NF-κBを阻害することにより細胞増殖を抑制し，抗がん剤への感受性が増大する[4]．また，NF-κBは気管支喘息，炎症性腸疾患，関節炎や敗血症などの疾患の病態形成に関与していることから，NF-κBはさまざまな疾患の分子ターゲットとして注目されている[2]．

（自見英治郎）

文献

1) Hayden MS & Ghosh S：Genes Dev, 26：203-234, 2012
2) Baker RG, et al：Cell Metab, 13：11-22, 2010
3) Osawa K, et al：J Oral Biosci, 57：14-17, 2015
4) DiDonato JA, et al：Immunol Rev, 246：379-400, 2012

第2部 キーワード解説
骨・軟骨の機能と制御

4章　破骨細胞の分化と機能

Keyword 7

NFAT

フルスペリング：nuclear factor of activated T cells

発見と研究の経緯

NFATは，活性化T細胞が産生するサイトカインである*Il-2*のプロモーター領域に結合する因子として1988年にクローニングされた転写因子である[1]．NFATファミリーはNFATc1（別名 NFAT2/NFATc）に続き，NFATc2（別名 NFAT1/NFATp），NFATc3（別名 NFAT4/NFATx），NFATc4（別名 NFAT3/NFATx），およびNFAT5（別名 TonEBP：tonicity-responsive enhancer-binding protein）からなる．名前の由来となるT細胞だけでなく，広範囲の細胞種に発現し，心筋・骨格筋の形成，心臓弁の発生，血管新生，神経軸索ガイダンス，がんの発生や転移，骨組織の恒常性維持といったさまざまな生命現象に関与する．

骨組織においては，2002年に，破骨細胞分化因子RANKLの刺激によって発現が上昇する破骨細胞分化のマスター転写因子としてNFATc1が同定された[2]．*Nfatc1*遺伝子欠損マウスは，心臓弁の形成欠陥により胎生致死であるが，NFATc1欠損マウスの胎仔肝臓細胞を用いた実験で，破骨細胞分化におけるNFATc1の必須性が示された[3]．NFATc1は骨芽細胞分化にも重要な役割をもち[4]，また，NFATc2も骨芽細胞や軟骨細胞の分化に重要であることがわかっている[5]．

分子構造

すべてのNFATファミリーは，C末端側にNF-κB/Relファミリーと相同性の高いDNA結合ドメイン（RHR）をもつ．NFAT5以外のNFATは，N末端側に相同性の高い領域NHR（NFAT-homology region）をもつ（図A）．NHRはカルシウム制御ドメインとして機能する．NHRには多数のセリン残基が存在し，非活性化状態ではリン酸化されている．このリン酸化セリン残基がカルシウム/カルモジュリン依存性ホスファターゼであるカルシニューリンにより脱リン酸化されると，分子の立体構造変化または他の分子との相互作用変化により，核移行シグナルが露出して，NFATは核へ移行して標的遺伝子を転写する（図B）．

機能・役割

破骨細胞分化過程において，RANKLによって活性化されたNF-κBやFosによってNFATc1の初期誘導が起こる．*Nfatc1*のプロモーター領域にはNFAT結合配列が存在し，自らのプロモーターに作用して自己増幅し，高い発現量を維持する．NFATc1の活性化に必要なカルシウムシグナルは，破骨細胞前駆細胞に発現する免疫グロブリン様受容体OSCAR，PIR-A，TREM-2，SIRPβ1を介したシグナルがこれを担う．これらの受容体は細胞内でITAMをもつアダプター分子DAP12やFcRγと会合し，下流でTecチロシンキナーゼBtkとTecがPLCγを含む複合体を形成して，細胞内カルシウムシグナルを誘導する．

活性化したNFATc1は，AP-1，MITF，PU.1，CREBといった他の転写因子と共役して，破骨細胞の分化・融合に必須のOSCAR，DC-STAMP/OC-STAMP，骨との接着に重要なインテグリンβ3サブユニット，酸の分泌に重要な液胞型ATPaseのサブユニットやカテプシンKなどのタンパク質分解酵素，酒石酸耐性酸性ホスファターゼ，カルシトニン受容体といった破骨細胞の機能に重要な遺伝子発現に必須の役割を果たす．

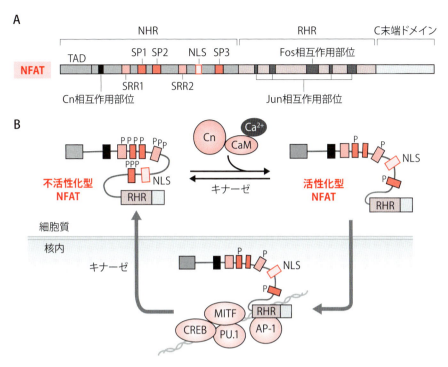

図　NFATの一次構造と活性化メカニズム

A）NFATタンパク質の一次構造．NHR：NFAT-homology region，RHR：Rel-homology region，TAD：transactivation domain，SP1～3：serin prorin repeat 1～3，SRR1～2：serin rich region 1～2，NLS：nuclear localization signal（核移行シグナル）
B）不活性化状態のNFATでは，NHRに位置するSRR1, 2やSP1～3モチーフに含まれるセリン残基がリン酸化され，NLSは分子内部に隠れている．細胞内カルシウムの濃度が上昇すると，カルシウム/カルモジュリン（CaM）複合体がカルシニューリン（Cn）複合体と結合し，NFATのリン酸化セリン残基を脱リン酸化する．脱リン酸化されたNFATはNLSが分子表面に露出し，核移行する．核内では，RHRを介してFosとJunからなるAP-1と結合し，さらにMITF，PU.1，CREBなど他の転写因子と共役して標的遺伝子を転写する．

疾患との関連性

　ヒト21番染色体のダウン症関連領域に存在する2つの遺伝子DSCR1とDYRK1Aが，21トリソミーにより過剰に発現すると，NFATの活性化抑制を引き起こし，ダウン症の症状をもたらす．*Nfatc2*と*Nfatc4*の二重欠損マウスはヒトダウン症候群の多くの症状を呈する．

　カルシニューリンを抑制するタクロリムスやシクロスポリンは関節リウマチ，全身性エリテマトーデス，クローン病といった自己免疫疾患や炎症性疾患，さらには移植片対宿主病における免疫抑制剤として使用される．これらの薬剤は破骨細胞分化も強力に抑制するが，NFATc1は骨芽細胞でも重要な役割を果たすため，タクロリムスを投与したマウスは骨吸収とともに骨形成も抑制され，結果として骨量低下を示す[4]．したがって，NFATc1を標的とした治療法としては，破骨細胞に特徴的なNFATc1活性化シグナル（例えばITAMシグナル）を標的とすることが有効と考えられる．実際，新規Btk阻害剤イブルチニブは関節リウマチモデルマウスの炎症抑制だけでなく，骨粗鬆症モデルマウスの骨量減少抑制にも効果的であることが示唆された．現在，多発性骨髄腫の治療薬として治験が進んでいるが，将来の破骨細胞性骨疾患の有望な治療薬になるかもしれない．

（高柳　広，古賀貴子）

文献

1) Shaw JP, et al：Scicence, 241：202-205, 1998
2) Takayanagi H, et al：Dev Cell, 3：889-901, 2002
3) Asagiri M, et al：J Exp Med, 202：1261-1269, 2005
4) Koga T, et al：Nat Med, 11：880-885, 2005
5) Ranger AM, et al：J Exp Med, 191：9-22, 2000

Keyword 8 ITAMシグナル

欧文表記：ITAM (immunoreceptor tyrosine-based activation motif) signal

本分子の研究の経緯

ITAMは，T細胞受容体やB細胞受容体，Fc受容体などと会合するさまざまな細胞膜アダプター分子の細胞内ドメインに共通してみられるモチーフとして見出された[1]．ITAMをもつ分子群は主に免疫系細胞で発現し，免疫系の細胞の増殖，生存，分化に重要な役割を果たしている．

破骨細胞の前駆細胞である単球・マクロファージ系の細胞ではDAP12（DNAX-activating protein of 12 kD）とFcRγ（Fc receptor common γ subunit）の発現が非常に高い．これらの分子の重要性は，DAP12とFcRγの欠損マウスが破骨細胞欠損による重篤な大理石骨病を発症することにより示された．DAP12とFcRγは，ITAMシグナルを介して，破骨細胞分化のマスター転写因子NFATc1（nuclear factor of activated T-cells, cytoplasmic 1 ⇒ 第2部4章 Keyword 7）の活性化を担うカルシウムシグナルを誘導する必須の分子である[2]．

分子構造

DAP12やFcRγといったITAMを含むアダプター分子は，リガンド結合能をもたない最小限の細胞外ドメインをもつ．細胞外ドメインには二量体形成に必要なジスルフィド結合を担うシステイン残基が存在する．

細胞膜貫通ドメインには負に帯電するアスパラギン酸が存在し，会合する受容体の細胞膜貫通ドメイン内の正に帯電するアミノ酸を介して受容体と複合体を形成する．破骨細胞前駆細胞では，DAP12はTREM（triggering receptor expressed on myeloid cells）2，SIRP（signal regulatory protein）β1やSiglec（sialic acid-binding immunoglobulin-type lectin）-15と，FcRγはOSCAR（osteoclast-associated immunoglobulin-like receptor），PIR（paired-Ig-like receptor）-Aなどの免疫グロブリン様受容体とそれぞれ会合する．

典型的なITAMを含む分子の細胞内ドメインにはYxxI/Lx$_{(6-12)}$YxxI/Lの共通配列が存在し，Srcファミリーチロシンキナーゼによってチロシン残基はリン酸化される．このITAM内のリン酸化チロシンは，Syk（spleen tyrosine kinase）やZAP70〔ζ（zeta）-associated protein kinase〕に存在するSH（Src homology）2ドメインと会合することで，これらのキナーゼを活性化し，さらに下流へとシグナルを伝達する．

機能・役割

破骨細胞分化因子RANKLの刺激は，MAPKやNF-κB（nuclear factor-κB）経路（⇒ 第2部4章 Keyword 6）を活性化するとともに，ITAMシグナルも活性化し，破骨細胞分化シグナルを伝達する（図）．

RANKL刺激はDAP12やFcRγのチロシンリン酸化を誘導し，Sykを活性化する．活性化されたSykはSLP（SH2 domain-containing leukocyte protein）アダプター分子であるBLNK（B cell linker）やSLP-76のチロシンリン酸化を担う．また，RANKL刺激はTecチロシンキナーゼBtkとTecも活性化する．これらのキナーゼは，チロシンリン酸化されたSLPアダプター分子やPLC（phospholipase C）γと複合体を形成し，この複合体上でTecチロシンキナーゼがPLCγのチロシンリン酸化を効率的に行うことでPLCγを活性化する．

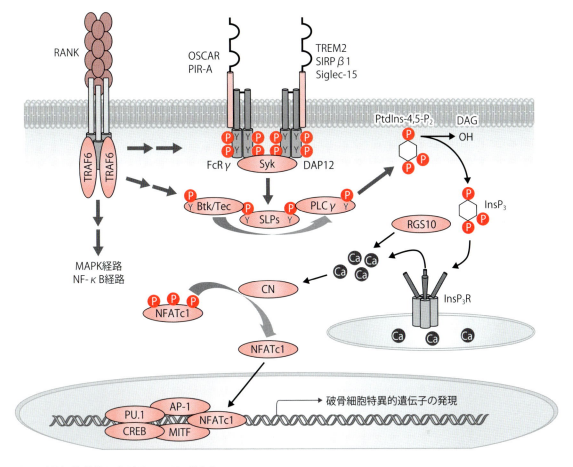

図　破骨細胞分化におけるITAMシグナル

RANKL刺激は免疫グロブリン様受容体と会合しているDAP12やFcRγのITAMをリン酸化し，チロシンキナーゼSykを活性化する．SykはSLPアダプターをリン酸化し，RANKL依存的に活性化されたTecチロシンキナーゼおよびPLCγと複合体を形成する．複合体上でTecチロシンキナーゼによって活性化されたPLCγはInsP₃を産生する．InsP₃Rを介したカルシウム濃度上昇によりCNが活性化し，NFATc1を脱リン酸化，NFATc1を核内に移行させ，破骨細胞特異的な遺伝子群の転写を他の転写因子と協調的に制御する．

PLCγはイノシトールリン脂質の1つであるPtdIns-4,5-P₂（phosphatidylinositol-4,5-bisphosphate）を加水分解し，InsP₃（inositol-1,4,5-trisphosphate）とDAG（diacylgrycerol）が産生される．InsP₃は小胞体上に存在する受容体InsP₃R（inositol-1,4,5-trisphosphate receptor）に結合し，InsP₃Rのカルシウムチャネル活性を上げ，小胞体から細胞質へとカルシウムを動員する．

細胞質のカルシウム濃度の上昇により，カルシウム依存的なセリン/スレオニンホスファターゼであるCN（calcineurin）が活性化され，破骨細胞分化のマスター転写因子NFATc1を脱リン酸化することで，

NFATc1を核内に移行させる．核内に移行したNFATc1は，AP-1をはじめとする他の転写因子と協調的に，破骨細胞の成熟や骨吸収活性に必要な遺伝子群の発現を制御する．

ITAMシグナルは破骨細胞分化に必須であるものの，ITAMシグナル単独の活性化では破骨細胞分化を誘導できないことから，ITAMシグナルはRANKLシグナルの共刺激シグナルと位置づけられる．

疾患との関連性

DAP12の変異がもたらす疾患

ヒトにおいてDAP12やTREM2の遺伝子の変異は，

多発性骨囊胞による病的骨折と白質脳症による認知症を特徴とする常染色体性劣性遺伝疾患である那須ハコラ病の原因となることが報告されている．患者末梢血由来のCD14陽性単球からの破骨細胞分化は抑制され，かつ破骨細胞の形態に異常が認められるものの，骨吸収能は抑制されない[3]．

これに対して，DAP12を欠損するマウスでは，破骨細胞分化は抑制されるために大理石骨病を発症する一方で，骨囊胞の形成は認められない．この矛盾は生物種の違いによるDAP12の機能の違いではないかと考えられる．那須ハコラ病における骨囊胞の形成と破骨細胞分化・機能との関連についてはさらなる研究が必要であろう．

破骨細胞におけるITAMシグナルは破骨細胞分化に必須であることから，破骨細胞性の骨疾患である骨粗鬆症や関節リウマチ骨破壊の治療標的になりうる．

ITAM経路において重要な役割を担うTecチロシンキナーゼは破骨細胞分化に必須であり，特異的キナーゼ阻害剤はRANKL依存的な骨量低下や骨破壊を抑制する[4]．TecチロシンキナーゼのBtkは破骨細胞の他にB細胞やマスト細胞，マクロファージなど関節リウマチの病態に関与する細胞に発現することから，Btk阻害薬は将来的な関節リウマチの治療薬として期待されている．現在，さまざまな製薬企業でBtk阻害薬が開発されており，破骨細胞性骨疾患に対する治療効果について検証が行われている．今後の動向に注目したい．

〈篠原正浩〉

文献
1) Reth M：Nature 338：383-384, 1989
2) Koga T, et al：Nature, 428：758-763, 2004
3) Paloneva J, et al：J Exp Med, 198：669-675, 2003
4) Shinohara M, et al：Cell, 132：794-806, 2008

第2部 キーワード解説　骨・軟骨の機能と制御

4章　破骨細胞の分化と機能

Keyword 9 非古典的Wntシグナル

欧文表記：non-canonical Wnt signaling pathways

発見と研究の経緯

　非古典的Wntシグナルとは，β-カテニンを介さないWntシグナルの総称である．

　非古典的Wntシグナルは，ショウジョウバエの発生における細胞の平面内細胞極性（planer cell polarity：PCP；頂部-基部軸と直交する平面に沿った細胞の極性）を司るシグナル経路として研究されてきた（図A）．PCP経路は，Frizzled受容体やDishevelledを介して体毛，単眼の向きを調節する．Axin, GSK-3βやβ-カテニンは，このシグナルを仲介しない[1]（⇒古典的Wntシグナル：第2部2章 Keyword 9）．

　ショウジョウバエ胚において神経系特異的に発現する受容体型チロシンキナーゼ（Drosophila neuro-specific receptor kinase：Dnrk）が同定された後，マウスホモログであるRor（receptor tyrosine kinase-like orphan receptor）1とRor2が同定された．これらの遺伝子は，神経系，心臓，肺および骨軟骨系の細胞に発現することが明らかにされた[2]．2006年，2つの論文によってRor2がWnt5aの受容体/共受容体であることが確固たるものになった[3]．Wnt5aは，1990年にMacMahonらによって，Wnt4, Wnt5b, Wnt6, Wnt7a, Wnt7bとともにWnt1のホモログとしてクローニングされた．その後，1999年，Yamaguchiらによってノックアウトマウスがつくられ，表現型が解析された．

分子構造

　Ror1とRor2は，それぞれ937個，943個のアミノ酸からなる1回膜貫通型の受容体である．N末端から免疫グロブリン様ドメイン，システインリッチドメイン（CRD）とkringleドメインをもつ．CRDにWntが結合する．細胞内領域は，チロシンキナーゼドメイン，2個のセリン・スレオニンリッチドメインとプロリンリッチドメインから構成される（図B）．

　Ryk（related to tyrosine kinase）受容体型チロシンキナーゼも非古典的Wntシグナルを活性化する．Rykは610個のアミノ酸からなる．細胞外領域にWIF（Wnt inhibitory factor）ドメインを有する．RykのショウジョウバエのホモログであるDrl（Derailed）が，Wnt5a受容体として神経軸索ガイダンスに関与することが示されている．

機能・役割（図C）

Wnt-PCP経路

　Wnt11は，PCPに関与している．ショウジョウバエでは，この極性によって感覚毛，複眼が一定の配向性をもっている．この経路では，Dishevelledの下流で低分子量Gタンパク質であるRacを介してJNKが活性化され，シグナルが伝達される．また，RhoAも活性化する．

Wnt-Ca^{2+}経路

　Wnt5aがラットFrizzeled-2に結合するとヘテロ三量体Gタンパク質を介して細胞内Ca^{2+}の上昇が起こり，その結果CaMKIIとPKCが活性化される．

疾患との関連性

　Ror2ノックアウトマウスは，肺の形態異常に加えて心室中隔欠損のため，生後まもなく死亡する．さらに，顔面，四肢，尾，外性器の伸張低下の表現型を示す．特に四肢では，遠位の長管骨に著しい低形成が認められる．これらの特徴は，Ror1とRor2のダ

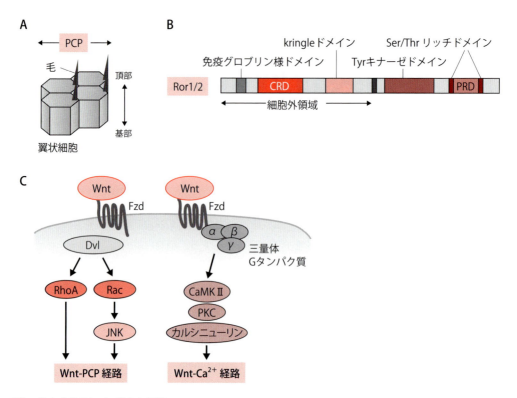

図 非古典的Wntシグナル経路
A）平面内細胞極性，**B**）Ror1/2の構造，**C**）非古典的Wntシグナル伝達
CRD：Cysリッチドメイン，PRD：Proリッチドメイン，Fzd：Frizzled，Dvl：Dishevelled，JNK：c-Jun N-terminal kinase，CaMKⅡ：calmodulin-dependent protein kinaseⅡ，PKC：protein kinase C

ブルノックアウトマウスにおいてさらに顕著になる．これらの表現型はWnt5aノックアウトマウスにおいても認められる[2]．

劣性遺伝性Robinow症候群とB型短指症がRor2遺伝子の変異で起こる．特に劣性遺伝性Robinow症候群では，顔面異常，遠位長管骨の短小化，外性器の低形成が認められ，Ror2ノックアウトマウスの表現型と似ている．Wnt5a$^{+/-}$マウスは，破骨細胞分化不全に加え，骨形成不全も呈する[4]．

関節リウマチ患者から採取された滑膜細胞において，Wnt5aが強く発現することが報告されている[5]．マウスのモデルを用いた研究から，滑膜細胞から分泌されるWnt5aが破骨細胞前駆細胞のRor2受容体を介して破骨細胞分化を亢進し，関節炎の骨破壊を増悪することが示されている[4]．

〈小林泰浩〉

文献
1) Veeman MT, et al：Dev Cell, 5：367-377, 2003
2) 依田成玄，他：細胞工学，23：642-646, 2004
3) 南 康博：細胞工学，32：419-420, 2013
4) Maeda K, et al：Nat Med, 18：405-412, 2012
5) Sen M, et al：Proc Natl Acad Sci U S A, 97：2791-2796, 2000

第2部 キーワード解説　骨・軟骨の機能と制御

4章　破骨細胞の分化と機能

Keyword 10 DC-STAMP / OC-STAMP

フルスペリング：dendritic cell specific transmembrane protein / osteoclast stimulatory transmembrane protein

別名：【DC-STAMP】FIND

発見と研究の経緯

破骨細胞は単核の細胞同士の細胞融合によって多核化することは1963年にNatureの2報の論文ですでに報告されており[1,2]，波状縁やシーリングゾーンといった破骨細胞が骨吸収する際に必要とする細胞骨格の構築には，破骨細胞の融合による細胞の大型化が必要であると考えられるようになった．このことは，破骨細胞の細胞融合関連因子が骨粗鬆症や転移性骨腫瘍などの骨吸収や骨破壊性疾患の治療標的となりうることを示唆していること，また細胞融合という現象は破骨細胞の他，筋肉や胎盤など，ごく限られた細胞種でのみ観察されることから，細胞生物学的なユニークさからもその融合の分子メカニズムの解明がさまざまな角度から取り組まれていた．

DC-STAMPの発見

破骨細胞が細胞同士の融合を起こすことから，細胞表面分子の探索がなされ，E-cadherinに対する中和抗体が破骨細胞の融合をブロックすることが示された他[3]，MFR（macrophage fusion receptor）に対する中和抗体はマクロファージの融合をブロックしたことから[4]，破骨細胞でも同様の機能を有する可能性が考えられた．しかし，欠損マウスによる破骨細胞の融合が阻害される分子の同定には至っていなかった．

そのようななか，2005年にDC-STAMPが破骨細胞の細胞融合に必須であることが，DC-STAMP欠損マウスの解析により示された[5]．DC-STAMP欠損マウスでは，破骨細胞の細胞融合が$in\ vivo$および$in\ vitro$ともに完全に抑制されている一方で，破骨細胞の分化マーカーは野生型の破骨細胞と同等であることから，DC-STAMPは破骨細胞の分化ではなく融合に特異的に機能する分子であることが示された[5]．

DC-STAMPは2000年に単球由来の樹状細胞に特異的な遺伝子として同定され[6]，また翌年にはIL-4で刺激したマクロファージからIL-4 induced（FIND）という名前で単離同定されているが[7]，その機能は不明であった．また，破骨細胞にもDC-STAMPが発現することが2004年に報告されている[8]．

OC-STAMPの発見

2012年，DC-STAMPに続いて，破骨細胞の融合に必須のもう1つの分子としてOC-STAMPが同定された[9]．OC-STAMP欠損マウスは，DC-STAMP欠損マウスと同様，$in\ vivo$および$in\ vitro$において破骨細胞の細胞融合が完全に阻害される一方で，破骨細胞の分化マーカーの発現は抑制されず，破骨細胞の融合に特異的に機能することが示された[9]．

DC-STAMPはM-CSFで誘導した単核のマクロファージと，M-CSF＋RANKLで誘導した多核の破骨細胞とのサブトラクション法で同定された分子であったが[5]，DC-STAMPをM-CSF誘導のマクロファージに強制発現しても細胞融合が起こらないことから，他の細胞融合因子の存在が示唆されていた[10]．OC-STAMPは2008年にRaw264.7細胞を用いた破骨細胞のマイクロアレイから同定されており[11]，またM-CSF依存性マクロファージと破骨細胞に発現する遺伝子を比較するマイクロアレイでも同定されている[9]．

分子構造

DC-STAMPは470アミノ酸，OC-STAMPは498アミノ酸からなる7回膜貫通型タンパク質で，ともにきわめて近い構造をとるが（図），ファミリー分子ではない．

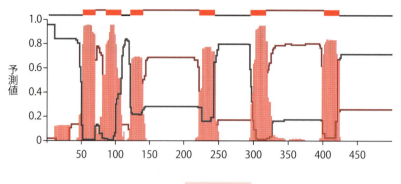
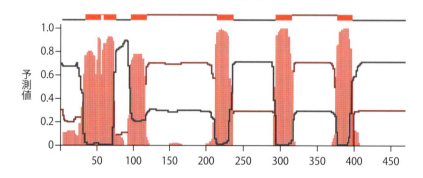

図　OC-STAMPとDC-STAMPの構造
いずれも多回膜貫通型タンパク質という特徴を有する．X軸はアミノ酸番号，Y軸は膜貫通領域予測ツールを用いて判定された予測値．予測値が高い部分のアミノ酸が■■でハイライトされている膜貫通領域（文献11より引用）

機能・役割

　DC-STAMPおよびOC-STAMPとも前述のごとく破骨細胞の細胞融合に必須の機能を有する他，両分子とも異物巨細胞の細胞融合においても必須の役割を担う[5)9)]．

　また，DC-STAMPはその名の由来のように樹状細胞から同定され，発現も高い．樹状細胞は抗原の取り込みから提示の過程で細胞内オルガネラ，特に小胞体とリソソームの膜融合が起こること，またDC-STAMPは樹状細胞においては小胞体とリソソームに局在することから，抗原提示にかかわることが示唆された．DC-STAMP欠損マウス由来の樹状細胞は，抗原の取り込み量の増大から抗原提示能の増大を示すことが示されている[12)]．

疾患との関連性

　現在までのところDC-STAMPやOC-STAMPが疾患と関連することは報告されていない．破骨細胞の細胞融合は破骨細胞の骨吸収に必須の役割を担うと考えられていたが，DC-STAMPおよびOC-STAMP欠損マウスとも，破骨細胞の分化や機能が欠損している大理石骨病モデルマウスのような重度な病態は呈することはなく，実際，それぞれのマウス由来の単核の破骨細胞にも骨吸収能があることも示されている[5)9)]．また，単核の破骨細胞でも波状縁やアクチンリングの形成は確認されている[5)9)]．

（宮本健史）

文献

1) Jee WS & Nolan PD：Nature, 200：225-226, 1963
2) Tonna EA：Nature, 200：226-227, 1963
3) Mbalaviele G, et al：J Clin Invest, 95：2757-2765, 1995
4) Saginario C, et al：Mol Cell Biol, 18：6213-6223, 1998
5) Yagi M, et al：J Exp Med, 202：345-351, 2005
6) Hartgers FC, et al：Eur J Immunol, 30：3585-3590, 2000
7) Staege H, et al：Immunogenetics, 53：105-113, 2001
8) Kukita T, et al：J Exp Med, 200：941-946, 2004
9) Miyamoto H, et al：J Bone Miner Res, 27：1289-1297, 2012
10) Iwasaki R, et al：Biochem Biophys Res Commun, 377：899-904, 2008
11) Yang M, et al：J Cell Physiol, 215：497-505, 2008
12) Sawatani Y, et al：Int Immunol, 20：1259-1268, 2008

第2部 キーワード解説　骨・軟骨の機能と制御

4章　破骨細胞の分化と機能

Keyword 11 IRF8

フルスペリング：interferon-regulatory factor 8
和文表記：インターフェロン制御因子8
別名：ICSBP (interferon consensus sequence-binding protein)

■ 発見と研究の経緯

　IRF8は，IRFファミリーに属する転写因子として同定された[1]．これまでにマウスおよびヒトで9種類のIRF転写因子が同定されており，そのほとんどはToll様受容体（Toll-like receptor：TLR）やRIG-I/MDA5などの病原体認識受容体（pattern recognition receptors：PRRs）のシグナル下流において，I型インターフェロン（IFN-α/β）などの産生調節を担っており，IRF8も同様に生体防御機構の一端を担う重要な転写因子として位置づけられてきた[1]．

　一方，ZhaoらはDNAマイクロアレイを用いた遺伝子発現解析の結果，破骨細胞分化のきわめて早い時期にIRF8の発現レベルが急激に低下し，その後，破骨細胞分化に必須の転写因子NFATc1（⇒ 第2部 4章 Keyword 7）の発現が上昇することを見出した[2]．破骨細胞の前駆細胞にIRF8を強制発現させると，RANKLで刺激してもNFATc1の発現上昇が抑えられ，前駆細胞が破骨細胞に分化できなかった．したがって，IRF8が破骨細胞分化を抑制する機能をもつことが示された[2]．

■ 分子構造

　すべてのIRF転写因子のN末端側には，10〜20アミノ酸で隔てられた5つのトリプトファン（W）残基を特徴とするDNA結合領域（DNA-binding domain：DBD）が存在し（図），それがISRE（IFN-stimulated response element）とよばれる特定のDNA配列（A/G NGAAANNGAAACT）に結合する．また，IRF転写因子は他のIRF転写因子とヘテロ二量体を形成するのに必要なIRF会合領域（IRF association domain：IAD）をもつ[1]．

　マウスおよびヒトのIRF8はそれぞれ424および426アミノ酸残基で構成され，88％の相同性がある．IRF8は通常，核に存在し，マウスの解析結果から，260番目のセリン残基（S）のリン酸化がIRF1との会合に必須であること，48番目のチロシン（Y）のリン酸化はDNAとの結合を阻害し，95番目のチロシン残基のリン酸化は転写因子PU.1およびIRF1との会合を促進することが判明している．

■ 機能・役割

　IRF8は，免疫細胞のTLRへの刺激に応答して，インターロイキン（IL）-12，IL-23，IL-27やIFN-α/βの発現を調節する他，T細胞やB細胞の活性化や，樹状細胞や単球・マクロファージなどのミエロイド系細胞の運命決定にも関与しており，IRF8欠損マウスではリンパ節におけるIFN産生細胞の欠失が認められる[3]．

▎破骨細胞分化抑制機能

　IRF8は，破骨細胞の前駆細胞である単球・マクロファージ系の細胞にも高発現している．しかし，RANKL-RANKシステムによる破骨細胞の分化過程において，IRF8は分化進行の妨げとなるため，最も早い時期に発現レベルが低下すると考えられる．IRF8の発現低下の後，NFATc1の発現が上昇するが，IRF8が発現し続けているとNFATc1のDNAへの結合を阻害するとともに，NFATc1自身による発現レベルの上昇（auto amplification）を抑制する[2]（図AB）．

　一方，IRF8欠損マウスから調製した破骨細胞の前駆細胞は，野生型の前駆細胞よりも低い濃度の

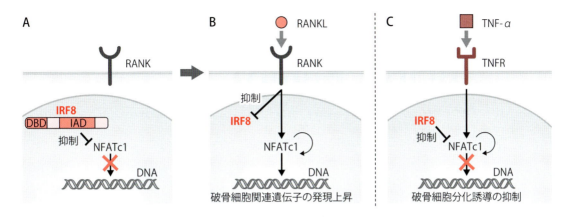

図 破骨細胞分化における IRF8 の役割
IRF8 は DBD（DNA 結合領域）と IAD（IRF 会合領域）をもつ転写因子であり，NFATc1 の機能を阻害する（**A**）．しかし，RANKL が RANK に結合して細胞内シグナルが活性化されると IRF8 の発現は抑制され，NFATc1 の活性化と破骨細胞関連遺伝子の発現が誘導される（**B**）．一方，TNF-α も破骨細胞分化誘導能をもつが，IRF8 がその機能を抑制している（**C**）．

RANKL によって破骨細胞に分化する．したがって，IRF8 欠損マウスの生体内では破骨細胞が増加し，骨吸収の亢進に伴う骨密度の低下が認められる[2]．

疾患との関連性

破骨細胞分化は RANKL だけでなく，TNF-α によっても誘導されることが知られているが（⇒ 第2部 6章 Keyword 16），TNF-α の破骨細胞分化誘導能は RANKL に比べて弱い[4]．しかし，IRF8 欠損マウスから調製した破骨細胞の前駆細胞を用いた場合は，TNF-α が RANKL と同等かそれ以上の破骨細胞分化誘導能を発揮する．また，IRF8 欠損マウスの頭蓋骨の骨膜付近にリポ多糖（LPS）を投与すると，野生型に比べて重度の炎症性骨破壊が誘導される[2]．このことから，IRF8 は TNF-α による破骨細胞分化を抑制することにより，炎症性骨破壊の進行を抑えるという重要な役割を担っていることが示唆されている（図 **C**）．

なお，血中の単球および樹状細胞の欠失を伴うヒトの免疫不全患者において，IRF8 の DNA 結合領域に2カ所の突然変異（T80A および K108E）が見出されているが，同患者の骨組織の所見については示されておらず，今後の解析が待たれる[5]．

（髙見正道）

文献

1) 高岡晃教：細胞工学，25：759-768，2006
2) Zhao B, et al：Nat Med, 15：1066-1071, 2009
3) Tamura T & Ozato K：J Interferon Cytokine Res, 22：145-152, 2002
4) Kobayashi K, et al：J Exp Med, 191：275-286, 2000
5) Hambleton S, et al：N Engl J Med, 365：127-138, 2011

第2部 キーワード解説　骨・軟骨の機能と制御

4章　破骨細胞の分化と機能

Keyword 12　Bcl6 / Blimp1

フルスペリング：B cell lymphoma 6 / B lymphocyte induced maturation protein 1
別名：【Blimp1】*Prdm1*

発見と研究の経緯

破骨細胞分化を負に制御する因子の探索

破骨細胞分化に関する研究はRANKL（receptor activator of nuclear factor κB ligand⇒第2部4章Keyword 2）の発見以降[1]，急速に解明が進み，NFATc1（nuclear factor of activated T cells 1⇒第2部4章Keyword 7）など[2]，さまざまな分子が破骨細胞分化を進行させるのに必須の因子として同定された．しかし，破骨細胞分化を負に制御する分子については，正に制御する分子群の同定に比べると，同定された分子は少なかった．

また，NFATc1を抑制するFK506製剤（タクロリムス）は，他のNFATのアイソフォームを抑制することで骨芽細胞分化を抑制してしまい，破骨細胞分化を抑制しているにもかかわらず骨量が減少することが報告されたこともあり[3]，破骨細胞分化を抑制する新たな分子標的の同定の必要性が考えられた．

Bcl6の発見

そこで，抑制性の転写因子であること，RANKLによる破骨細胞分化に伴い発現が低下することを条件にマイクロアレイにて分子スクリーニングを行い，Bcl6を同定した[4]．Bcl6は転写抑制因子であり，かつ破骨細胞分化においてRANKLの刺激下に発現が有意に低下した．Bcl6は破骨細胞に特徴的な遺伝子群であるNFATc1やcathepsin K（⇒第2部4章Keyword 16），DC-STAMP（⇒第2部4章Keyword 10）のプロモーターに直接結合し発現を制御することが明らかとなった．

Blimp1の発見

そこで，RANKL刺激下にBcl6の発現を抑制する転写抑制因子を同定すべく，RANKL刺激によって発現が上昇する転写抑制因子のなかで，Blimp1を同定した[4]．Bcl6欠損マウスは破骨細胞分化の有意な亢進を示すのに対し，破骨細胞特異的Blimp1欠損マウスは破骨細胞分化の有意な抑制を示した．Blimp1はBcl6の転写制御領域に結合しBcl6の発現を直接制御すること，破骨細胞特異的Blimp1欠損マウス由来の破骨細胞はBcl6の発現が有意に上昇したことから，RANKLの下流でBlimp1が誘導され，BlimplによってBcl6を抑制し，Bcl6が抑制している破骨細胞に特徴的な遺伝子群の発現を誘導することが，破骨細胞分化に必須であることが明らかとなった（図1）．

分子構造

Bcl6はBTBドメインとジンクフィンガードメイン，Blimp1はジンクフィンガードメインとSETドメインをもつ（図2）．なお，BTBドメインはタンパク質-タンパク質相互作用領域であり，ジンクフィンガードメインはDNA結合領域，SETドメインはエピゲノムなどを制御する領域である．

機能・役割

Bcl6は胚中心形成に関与している[5]．また，Blimp1はB細胞分化の最終分化において形質細胞への分化に必須である他，follicular helper（濾胞性ヘルパー）T細胞分化，始原生殖細胞形成において生殖細胞決定因子としての機能も知られている[6,7]．

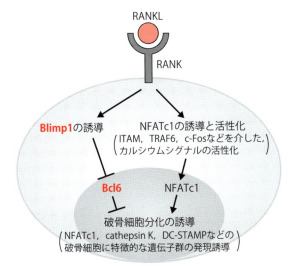

図1 Blimp1-Bcl6軸による破骨細胞分化制御
ともに転写抑制因子であるBlimp1, Bcl6の経路も破骨細胞分化に必須であることが示された．

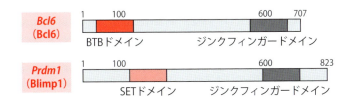

図2 Bcl6とBlimp1の分子的構造

疾患との関連性

Bcl6はB細胞腫において遺伝子転座をきたすことが知られている[8]．Blimp1と疾患との関連については今のところ報告がない．

（宮本健史）

文献

1) Yasuda H, et al：Proc Natl Acad Sci U S A, 95：3597-3602, 1998
2) Takayanagi H, et al：Dev Cell, 3：889-901, 2002
3) Koga T, et al：Nat Med, 11：880-885, 2005
4) Miyauchi Y, et al：Proc Natl Acad Sci U S A, 110：16568-16573, 2013
5) Fukuda T, et al：J Exp Med, 186：439-448, 1997
6) Shapiro-Shelef M, et al：Immunity, 19：607-620, 2003
7) Ohinata Y, et al：Nature, 436：207-213, 2005
8) Baron BW, et al：Proc Natl Acad Sci U S A, 90：5262-5266, 1993

第2部 キーワード解説　骨・軟骨の機能と制御

4章　破骨細胞の分化と機能

Keyword 13　Srcファミリー

別名：SFK（Src family kinase：Srcファミリーキナーゼ）
制御因子：Csk（C-terminal Src kinase）

本分子の研究の経緯

src がん遺伝子（*v-src*）はニワトリのラウス肉腫ウイルスから発見された最初のがん遺伝子である（肉腫 sarcoma からsrcと命名）．また，正常細胞に存在する *v-src* 相同遺伝子が *c-src* である．*v-src*，*c-src* がコードするv-Src，c-Srcは基質分子のチロシン残基をリン酸化するチロシンキナーゼである．その後，c-Srcと類似した構造をもつFyn，Lyn，Lckなどが発見され，現在では約10種類の分子が同定されSFK（Src family kinase）を形成している．SFKは，細胞の増殖，分化，接着，運動，生存，死などの多様な細胞応答シグナルにかかわる．

なお，EGF受容体などの受容体の細胞内にあるチロシンキナーゼを「受容体型」，c-Srcのように細胞外に増殖因子などが結合する部分をもたないチロシンキナーゼを「非受容体型」と分類する[1]．

分子構造

v-Srcとc-Srcはともに分子量約60 kDaで，それぞれ526個，533個のアミノ酸からなる．c-SrcはN末端にミリスチン酸などの脂質修飾による細胞膜アンカー領域，その下流にSH（Src homology）3およびSH2ドメインが存在する（図A）．これらの領域はそれぞれプロリンを多く含む配列とリン酸化チロシン残基を認識して，タンパク質相互作用にかかわる．その下流に存在するキナーゼドメインには活性化時に自己リン酸化する416番目のチロシン（Y416）があり，C末端付近には活性調節にかかわる527番目のチロシン（Y527）が存在する．

定常状態ではc-SrcのY527がリン酸化され，自分自身のSH2ドメインと結合することによって活性の低い折りたたまれた構造をとる．c-SrcのY527のリン酸化はCsk（C-terminal Src kinase）によってリン酸化される．Cskは450個のアミノ酸からなり，SH2およびSH3ドメインとキナーゼドメインからなる非受容体型チロシンキナーゼであり，SFKのC末端のチロシンに特異的に作用する．一方，v-SrcはY527が欠失しており，制御チロシン残基が存在せず，恒常的に活性化される．細胞が刺激を受けるとc-SrcのY527が脱リン酸化され，Y416が自己リン酸化されるだけでなく，分子内の結合が外れて，フリーとなったSH2やSH3ドメインにさらに他のタンパク質が会合することで機能が発揮される[1]（図B）．

機能・役割

細胞膜に存在するインテグリン（⇒第2部6章 Keyword 13）が細胞外基質と結合すると，Srcは活性化され，基質となるFAK（focal adhesion kinase），paxillin，cas（p130Cas），talinやcortactinなどをリン酸化し，そこにSH2ドメインをもつCrk，Nck，Grb2などの分子が集合して，細胞接着斑を構成する大きなタンパク質複合体を形成する．さらにRhoファミリーGタンパク質にシグナルを伝えることで，接着斑を起点としたアクチン細胞骨格系が形成され，細胞の安定な接着が起こり，細胞の伸展や運動が可能になる．SFKが恒常的に活性化されても抑制されても細胞骨格や運動性が障害されることから，SFKが一過性に活性化されることが細胞運動に重要であると考えられる[1]．

c-src 欠損マウスは大理石骨病を呈し，骨組織では破骨細胞は存在するものの，波状縁の形成が認められず，骨吸収が障害された．さらに，*c-src* 欠損マウ

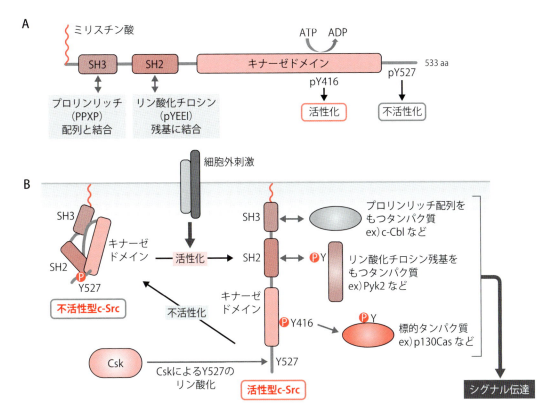

図 c-Srcの構造とその活性化機構
定常状態ではCskによってY527がリン酸化され，自分自身のSH2ドメインと結合することで不活性型となる．細胞が刺激を受けるとY527が脱リン酸化され，Y416が自己リン酸化され，さらに分子構造が変化することでSH3，SH2ドメインに他のタンパク質が会合することで機能が発揮される．

ス由来の破骨細胞は，骨基質タンパク質に結合した後もアクチンリングの形成が認められないことから，Srcは破骨細胞の細胞骨格の構築に重要であると考えられる．またc-src欠損マウスにキナーゼ活性を欠失したsrc遺伝子を導入すると大理石骨病が部分的に回復されることから，Srcのキナーゼ活性だけでなく，足場タンパク質としての機能も重要だと考えられる[2]．

疾患との関連性

多くのヒトのがんでc-Srcの活性や発現量が上昇し，さらに浸潤・転移能を獲得した悪性度の高いがんでより強く活性化される．c-Srcを上皮系細胞で特異的に高発現するトランスジェニックマウスでは，上皮細胞ががん化すると強い浸潤能をもつこと，またc-Src阻害剤は，がん細胞の浸潤転移を抑制することが報告されている．Srcの活性の上昇は，遺伝子増幅や転写調節異常によるc-Srcタンパク質量の増加や，Srcのキナーゼ活性を負に制御するCskの発現量の低下やCskと逆の反応を担うチロシンホスファターゼが活性化する場合が考えられる．Srcのキナーゼ活性が亢進することで，上皮間葉移行（EMT）が亢進し細胞の運動性を高めることや，Srcのキナーゼ活性が上昇するとマトリックスメタロプロテアーゼ（MMP）のタンパク質分解酵素活性が上昇すると考えられる[3]．

（自見英治郎）

文献

1) Okada M：Int J Biol Sci, 8：1385-1397, 2012
2) Lowell CA & Soriano P：Gens Dev, 10：1845-1857, 1996
3) Zhang S & Yu D：Trends Pharmacol Sci, 33：122-128, 2012

第2部 キーワード解説　骨・軟骨の機能と制御

4章　破骨細胞の分化と機能

Keyword 14　V-ATPase

フルスペリング：vacuolar type H^+-ATPase
和文表記：液胞型H^+-ATPase / V型ATPase
別名：プロトンポンプ

発見と研究の経緯

V-ATPaseは，ATPの加水分解エネルギーを利用し，生体膜を介してプロトン（H^+）を輸送するポンプである．液胞膜での発見にちなみ「vacuolar（液胞型）」と称されるが[1]，細菌，酵母から動物細胞まで広く分布する．分子実体の研究は，細菌（好熱菌）や酵母を中心に進められ，電子顕微鏡，X線解析，質量分析法などにより，多数のサブユニットからなるタンパク質複合体であることが判明した．また一分子計測法を用い，膜ドメインの回転でH^+を輸送する回転ナノモーター（rotary nano-motor）の一種であることが明らかになった[2]．

分子構造

ATPase活性のある細胞質ドメイン（V_1：catalytic sector）とH^+輸送を担う膜ドメイン（V_o：membrane sector, proteolipid）からなり（図）[3]，V_1ドメインとV_oドメインは可逆的に会合・解離する．

V_1ドメインには8種の10〜70 kDaのサブユニット（A, B, C, D, E, F, G, H）があり，A, B各3個ずつからなる六量体にATPase活性がある．V_oドメインは6種のサブユニット（a, d, e, c, c′, c″）からなり，cサブユニット（4〜5コピー），c′, c″は環状に並んでいる（cリング）．哺乳類ではcサブユニットがなく，副サブユニット（accessory subunit）（Ac45）がある．ATP加水分解により，複合体の固定子（CEGHa）の立体構造が変化し，回転子（DFd）とそれに連なるcリングをV_1側から見て時計回りに回転させる．cリングは疎水性が高いが，内部にH^+結合部位があり，aサブユニットの親水基を介して細胞質側からH^+を受け取り，回転後，再びaサブユニットを介して膜の反対側にH^+を放出する．哺乳類ではアイソフォームが多く，それぞれの局在やH^+輸送効率（H^+/ATP比）が異なる．破骨細胞では4種のaサブユニットアイソフォームの1つ，a3がリソソームに特異的に存在し，細胞膜（波状縁：ruffled membrane）に誘導される．

機能・役割

環境の酸性化

真核生物でのV-ATPaseの主な役割は，酸性環境をつくりだすことである．クラスリン被覆小胞，シナプス小胞，エンドソーム/リソソーム，ゴルジ体，分泌小胞などの内腔は，小胞膜に存在するV-ATPaseによって酸性化される（pH4〜6）．酸性環境は，タンパク質分解酵素の活性化，小胞内に取り込んだリガンド−受容体の分離，タンパク質のグリコシル化などを促進する．また，膜の両側で生じるH^+濃度勾配と膜電位に基づくpmf（proton-motive force）はさまざまな物質（神経伝達物質，イオンなど）を小胞内に取り込む駆動力となる．

一方，細胞膜に存在するV-ATPaseは，H^+を分泌し細胞外環境を酸性化する．破骨細胞では，骨表面と接する波状縁に高密度で発現するV-ATPaseが骨吸収窩を酸性化し，ハイドロキシアパタイトの溶解やカテプシン（至適pH3〜5）によるコラーゲンの分解を促進する（⇒第2部4章 概論）．腎，精巣上体，網膜の細胞膜にもV-ATPaseは発現し，それぞれ尿の酸性化，精子の成熟，シナプス伝達を調節する．V-ATPaseのH^+輸送能は，対イオン（counter ion；Cl^-など），膜両側の電位およびH^+濃度勾配の他，V_1/V_oの会合・解離，局在部位の変化によっても変動する．

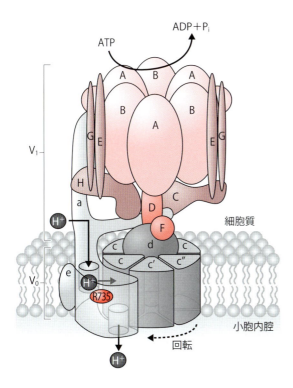

図　V-ATPaseの分子構造と動作機構
細胞質のV_1ドメインと膜のV_0ドメインは，回転子（DFd），固定子（CGEHa）によって連結し，ATPの加水分解（A/B六量体）エネルギーを利用しcリングを回転する．aサブユニットはH^+移動に必要なアルギニン残基（R735）を内包し，細胞質側から入るH^+をcリングに渡す．回転後，H^+はaサブユニットを介して小胞内（あるいは細胞外）に放出される．（文献3をもとに作成）

その他の機能

この他，V-ATPaseには＋電荷の移動に伴う起電性やpHセンサーとしての機能も備わる．さらに，サブユニット分子は直接あるいはアダプター分子を介して，細胞骨格や細胞内情報伝達分子（WNT，Notch，ヌクレオチドなど）に作用し，膜運動（膜融合，細胞内輸送），ホルモン分泌，受容体のリサイクル，シグナル伝達など多様な細胞機能を調節する[3][4]．原核生物では，pmfで駆動されるモーター分子の逆回転によるATP合成が主な役割である．

疾患との関連性

a3サブユニットの遺伝的欠損あるいは変異は，骨大理石病，乳児性悪性大理石病，膵臓β細胞からのインスリン分泌阻害をもたらす．サブユニットA4あるいはB1の欠陥は尿細管性アシドーシスを引き起こす．V-ATPaseの機能自体が病態に関与する場合もあり，エンベロープをもつウイルスやジフテリア毒素などが細胞に取り込まれる過程にはV-ATPaseによるエンドソームの酸性化が必要である．また，悪性腫瘍の細胞膜に発現するV-ATPaseにより生じる細胞外酸性環境は，カテプシンによる細胞外マトリックスの破壊を増強し，腫瘍細胞の浸潤・転移や血管上皮細胞の侵入による血管新生を促進する．

〈久野みゆき〉

文献

1) Ohsumi Y & Anraku Y：J Biol Chem, 256：2079-2082, 1981
2) Imamura H, et al：Proc Natl Acad Sci U S A, 100：2312-2315, 2003
3) Forgac M：Nat Rev Mol Cell Biol, 8：917-929, 2007
4) Marshansky V, et al：Biochim Biophys Acta, 1837：857-879, 2014

第2部 キーワード解説　骨・軟骨の機能と制御

4章　破骨細胞の分化と機能

Keyword 15

ClC-7 / Ostm1

フルスペリング：chloride channel-7 / osteopetrosis-associated transmembrane protein 1

本分子の発見と研究の経緯

ClC-7は，Cl⁻を中心に種々の陰イオン輸送を担う輸送体で，Cl⁻チャネル（chloride channel：ClC）の1つとして分類される[1]．Cl⁻輸送体として，細胞膜や細胞内小器官の膜に存在し，細胞や小器官の体積調節やpH調節などを担っている．近年，破骨細胞においてClC-7が波状縁に局在し，CLC-7遺伝子欠損マウスでは重篤な大理石骨病を呈することから，骨吸収活性にきわめて重要なCl⁻輸送体であることが明らかとなった[2]．

また，遺伝性大理石骨病における変異遺伝子の1つであるOSTM1遺伝子によってコードされる膜タンパク質Ostm1が，このClC-7と複合体を形成することや，両者に変異があると破骨細胞の骨吸収やリソソーム機能に障害が起こることから，ClC-7とOstm1との相互作用が吸収窩へのCl⁻輸送に重要な要因であると考えられている[3]．

分子構造

ClC-7

ClCに関する研究は，1990年にシビレエイの発電器官からClC-0がクローニングされたことから始まり，哺乳類では9種類のアイソフォームが同定されている[1]．ClC-7は，生体でも広範囲に発現しており，ヒト大脳皮質由来のcDNAライブラリーより1995年にクローニングされた．

すべてのClC分子は，陰イオン通路であるポアをもつサブユニットタンパク質が2つ会合して二量体を形成する，double-barreled構造を有している．1つのサブユニットは18のセグメントで構成されると考えられており，細胞質側にN末端とC末端がある．C末端にはサブユニット間の相互作用やチャネルの活性に影響を与えうる2つのCBS（cystathionine-β-synthase）ドメインが存在する．

Ostm1

また，Ostm1は高度に糖鎖修飾を受けた膜タンパク質で，タンパク質合成後，小胞体に入る段階で切断され80 kDa Ostm1に，小胞体からリソソームへの輸送段階で切断され40 kDa Ostm1として存在する．ClC-7は40 kDa Ostm1と会合することにより，ともに細胞内プロテアーゼによる分解から逃れ，タンパク質が安定化されると推定されている．

機能・役割

ClC-7は，他のClC-4などと共通の特徴的なアミノ酸配列をもつことから，Cl⁻チャネルというよりは，むしろCl⁻/H⁺交換輸送として機能すると考えられており，その交換輸送の割合はCl⁻：H⁺＝2：1と推定されている．

神経細胞や線維芽細胞において，ClC-7は主に小胞体およびリソソームに局在が認められる．ClC-7は，小胞体膜の液胞型プロトンATPase（V-ATPase⇒第2部4章 Keyword 14）を介するH⁺輸送により生ずる電荷移動をCl⁻輸送により中和することで，小胞体やリソソーム内の酸性化促進に寄与している．

一方，破骨細胞においてはClC-7が高発現し，波状縁に局在が認められる．波状縁においてClC-7は，V-ATPaseと連動して骨吸収窩内の酸性化（pH3〜4）に必要なCl⁻輸送分子として重要な役割を担っている（図）．

Ostm1はClC-7と会合し，ClC-7のβサブユニットとして働き，細胞内の小胞体や破骨細胞の波状縁に

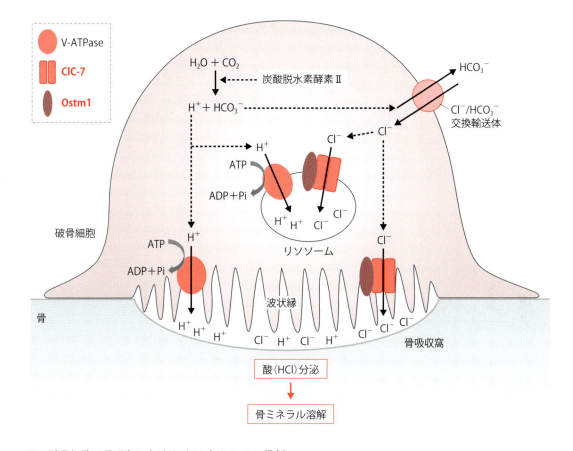

図 破骨細胞の骨吸収における ClC-7 と Ostm1 の役割
Cl⁻輸送体である ClC-7 は，破骨細胞に高発現し，小胞体やリソソーム，および波状縁に局在する．ClC-7 は液胞型プロトン ATPase（V-ATPase）を介する H⁺輸送と連動し，Cl⁻を輸送することで，リソソームや骨吸収窩内を酸性化する．Ostm1 は膜結合タンパク質で，ClC-7 と会合し，そのβサブユニットとして働き，リソソームや波状縁における ClC-7 の局在や Cl⁻輸送に寄与すると考えられている．

おける ClC-7 の局在や機能発現に必須な分子であると考えられている[3]．

最近，窒素含有性ビスホスホネートが，破骨細胞のこういった Cl⁻輸送を短時間で抑制することより，新規の薬物作用点として報告されている[4]．

疾患との関連性

2001 年に *CLCN7* 遺伝子欠損マウスが作製され，重篤な大理石骨病および網膜の変性を呈することが明らかとなった[2]．このマウスの破骨細胞は，細胞数は正常だが，骨吸収窩の酸性化ができず骨吸収能に障害があった．破骨細胞は骨基質溶解のために，波状縁より酸（HCl）を分泌し，吸収窩内に酸性環境（pH3〜4）を形成する．この酸分泌には波状縁に局在する V-ATPase による H⁺放出と共役して働く ClC の存在が示唆されていたが，その実体が ClC-7 であることが明らかとなった．また，ヒトの遺伝性大理石骨病においても，*CLCN7* 遺伝子の変異が認められており，ClC-7 を介する Cl⁻輸送が障害を受けることも報告されている[5]．

一方，ヒト遺伝性大理石骨病において *OSTM1* 遺伝子の変異が従来から知られていたが，この OSTM1 変異タンパク質は，膜貫通ドメインをもたないため，リソソームおよび波状縁に輸送されないことが明らかとなった[3]．また，*OSTM1* 遺伝子に変異のある grey lethal マウスでは，Ostm1 の発現が認められない．この grey lethal マウスと ClC-7 欠損マウスはきわめて表現型が類似し，リソソーム異常を伴い，大理石骨

病以外にも，中枢神経系の異常，網膜および毛色の異常を呈する．

このように，Ostm1はClC-7のタンパク質安定性や機能に重要な役割を果たす膜結合性糖タンパク質であり，ClC-7とOstm1との相互作用が骨吸収やリソソーム機能発現に必須と推定されており，古典的（canonical）なWnt-β-カテニンシグナル（⇒第2部2章Keyword 9）との連携も示唆されている[5]．

（岡部幸司）

文献

1) Jentsch TJ, et al：Physiol Rev, 82：503-568, 2002
2) Kornak U, et al：Cell, 104：205-215, 2001
3) Lange PF, et al：Nature, 440：220-223, 2006
4) Ohgi K, et al：Naunyn Schmiedebergs Arch Pharmacol, 386：589-598, 2013
5) Fattore AD, et al：IBMS Bonekey, 6：16-28, 2009

第2部 キーワード解説　骨・軟骨の機能と制御
4章　破骨細胞の分化と機能

Keyword 16　カテプシン K

フルスペリング：cathepsin K

発見と研究の経緯

　カテプシンKは，破骨細胞に選択的に発現しているシステインプロテアーゼである．破骨細胞は，骨表面に存在する多核の巨細胞であり，骨の吸収において中心的な役割を果たしている．破骨細胞が骨の表面と接する部分は，アクチンリングでシールされ，そこに液胞型プロトンポンプによって酸が放出され，リン酸カルシウムからなるミネラル成分を溶解する．有機成分は酵素によって分解を受けるが，システインプロテアーゼ阻害剤であるE-64が残ったコラーゲン線維の分解を強く阻害することから，酸性条件下でコラーゲン分解活性をもつシステインプロテアーゼの関与が示唆されていた．手塚ら[1]は，ウサギの長管骨から高純度の破骨細胞を精製して破骨細胞のcDNAライブラリーを作製し，放射性ラベルしたcDNAプローブを用いたディファレンシャルスクリーニングによって，破骨細胞で選択的に発現する遺伝子「OC-2」を発見した（図）．この遺伝子は，カテプシンLと類似した新規のシステインプロテアーゼをコードしており，後に巨細胞種からヒトの相同遺伝子が単離された際に，カテプシンKと名付けられた[2]．

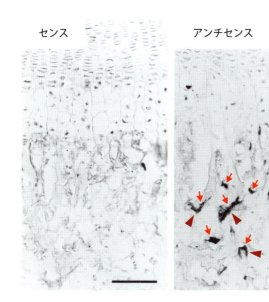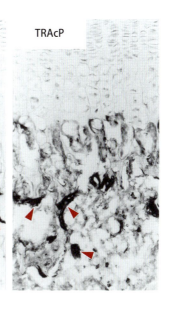

図　ウサギ長管骨におけるカテプシンK mRNAの局在
ウサギ中手骨の骨端部の切片を用いた in situ ハイブリダイゼーションにより，酒石酸抵抗性酸ホスファターゼ（TRAcP）陽性の破骨細胞（矢頭）に，カテプシンK mRNAが特異的に強発現していることが示された（アンチセンス，矢印）．センスはセンスプローブによるコントロール．Bar = 50 μm

分子構造

　カテプシンKは，他のシステインプロテアーゼファミリーと同様に，活性中心にシステイン残基をもつタンパク質分解酵素である．リソソームに局在するカテプシンLと高い相同性をもつが，酸性条件下で未変性I型コラーゲンの三重らせん構造を切断することができる点が特徴的である．

機能・役割

　カテプシンKノックアウトマウスは，骨髄腔が海綿骨で満たされた大理石病様の表現型を示した[3]．また骨吸収面には，酸によって無機質が取り除かれた後に，未分解コラーゲン線維が多量に残存していた．破骨細胞が骨表面に接着する部分がしばしば開いており，細胞内に不定形の空胞が多く観察された．これらのことは，破骨細胞の骨吸収活性において，カテプシンKが他のプロテアーゼでは代替しえない，重要な役割を果たしていることを示している．

　例えば，破骨細胞には強いゼラチナーゼ活性をもつメタロプロテアーゼであるMMP-9（matrix metalloproteinase-9）も高く発現しているが，MMP-9ノックアウトマウスでは大理石病症状は発現せず，カテプシンKの未変性のコラーゲンを分解する活性が，骨吸収にとって必須であることがわかる．

疾患との関連性

　Gelbら[4]は，低身長と全身の骨硬化像を特徴とする遺伝性骨疾患の1つであるピクノディスオストーシス（pycnodysostosis）の原因遺伝子をつきとめ，それがカテプシンK遺伝子の変異であることを報告した．ピクノディスオストーシス患者の骨においては，破骨細胞の波状縁下に特徴的な未分解コラーゲン線維の集積を認めることから，カテプシンKが，ヒトにおいても破骨細胞によるコラーゲン分解に重要な役割をもつことが強く示唆されている．

　朝霧らは，カテプシンK阻害薬NC-2300が関節リウマチモデルマウスの症状を抑えること，カテプシンKノックアウトマウスが実験的な関節リウマチに抵抗性をもつことを示し，炎症性の関節疾患とのかかわりを示唆している[5]．また，カテプシンK阻害薬「odanacatib（オダナカチブ）」は，次世代の骨粗鬆症薬としての開発が進んでいる（⇒第3部2章 Keyword **6**）．

（手塚建一）

文献

1) Tezuka K, et al：J Biol Chem, 269：1106-1109, 1994
2) Inaoka T, et al：Biochem Biophys Res Commun, 206：89-96, 1995
3) Saftig P, et al：Proc Natl Acad Sci U S A, 95：13453-13458, 1998
4) Gelb BD, et al：Science, 273：1236-1238, 1996
5) Asagiri M, et al：Science, 319：624-627, 2008

第2部 キーワード解説　骨・軟骨の機能と制御

4章　破骨細胞の分化と機能

Keyword 17 カルシトニン

欧文表記：calcitonin

発見と研究の経緯

　カルシトニン（calcitonin：CT）は1962年にCoppらにより発見され，血清カルシウム（Ca）濃度の低下とそのトーヌス（筋緊張）を調節するという意味で名付けられた．ブタCTの構造が1968年に報告されて以降，40種類以上の動物においてCTの構造が決定されている．

　CTは哺乳類では甲状腺の傍濾胞細胞（C細胞），魚類や鳥類では鰓後腺で主に生合成されるが，1980年代にヒトの空腸，胸腺，膀胱，肺，精巣，下垂体，後視床下部などでもCTの免疫活性が確認された．1990年代にはヒトCT遺伝子が第11番染色体のp14qter部位に局在することが判明し，甲状腺C細胞でもCa感受性受容体が発現していることが示された．

　臨床応用については，30年以上前からCTは疼痛をコントロールするための骨粗鬆症治療薬として使用されてきた．

分子構造

　CTは分子量3,500程度のペプチドホルモンである．1位と7位のジスルフィド結合によるリング構造の形成と，C末端がプロリンアミドであることを特徴とする（図）．

　CTの構造は動物の種によって異なるが，N末端のリング構造領域内は高度に保存されている．その構造から系列的に分類すると3つに大別され，生物活性が強い順に，①硬骨魚類・鳥類＞②偶蹄目＞③霊長類・げっ歯類である．

　その他，CT類似ペプチドとして，CT遺伝子関連ペプチドⅠとⅡ，アミリン，アドレノメデュリンが同定されている．

機能・役割

　海水中に生息する生物では，CTは海水から体内へ過剰に入るCaを排除する役割を担う．しかし，ヒトなどの陸上生物でのCTの役割は不明な点が多い．

骨への作用

　CTは破骨細胞表面に発現しているCT受容体に結合し，破骨細胞が形成するアクチンリングを破壊して骨吸収活性を抑制する．CTの骨吸収抑制作用は即

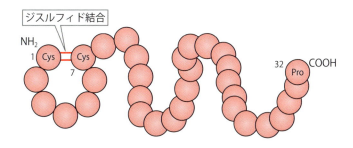

図　カルシトニンの構造

効かつ強力であるが，連続して作用させると不応性（エスケープ現象）が生じる．この現象は投与開始後48〜72時間で獲得され，破骨細胞に対する効果とされている[1]．

われわれの研究では，マウスの成熟破骨細胞をCTで処理するとCT特異的結合能が減少し，CT再刺激に対して減弱したアデニル酸シクラーゼの応答性を認めた．この変化は受容体自体のリン酸化，受容体の生合成の低下，細胞内情報伝達系の抑制が関与すると考えられる[2]．CT受容体のmRNA発現もCT処理後に持続的低下が観察され，この現象はCTが誘導する細胞内でのPK（protein kinase）Aの活性化が重要と考えられた．一方でヒト成熟破骨細胞での検討では，PKCの活性化が骨吸収能の抑制やCT受容体のdown-regulationに重要な役割を果たしていた[3]．さらに，CT再刺激に対して72時間以降で応答性の改善がみられた．

エスケープ現象はグルココルチコイドの併用で部分的に抑制できる．マウスおよびヒト破骨細胞において，グルココルチコイドを作用させるとCT受容体のup-regulationが転写促進によりもたらされた[2,4]．

腎への作用

CTはCa再吸収を促進するとともに，25(OH)D-1αヒドロキシラーゼを活性化する．Ca再吸収の促進は上行脚肥厚部から遠位尿細管の領域で発揮され，同部位でマグネシウムの再吸収も促進する．近位直尿細管では25(OH)D-1αヒドロキシラーゼを特異的に活性化させ，近位尿細管曲部でリンの再吸収を抑制する．

薬理量のCT投与は尿中Ca排泄量を増加させるが，この作用はウサギやマウスではヘンレループ上行脚に対する効果と考えられている．

その他の作用

CTには胃酸分泌抑制作用があり，機序としては酸を分泌する胃の壁細胞への直接作用と，ガストリンの分泌抑制やソマトスタチン分泌亢進を介する間接作用が考えられている．また骨に由来した疼痛を抑制する効果があり，中枢セロトニン神経系や末梢の血流改善を介した作用機序が考えられている．

疾患との関連性・臨床的意義

血清CT濃度測定

CT測定の臨床的意義は甲状腺髄様がんにおいて知られている．甲状腺C細胞由来である髄様がんは正常甲状腺の数千倍のCTを分泌し，腫瘍の進展に伴い血清CT濃度が高値となるため，診断や治療効果，再発の指標として測定される．

日本甲状腺学会のガイドラインでは，甲状腺腫瘍が発見され，
①超音波や穿刺吸引細胞診で髄様がんを疑う
②高CEA（がん胎児性抗原）血症あり
③髄様がんの家族歴あり
④副甲状腺機能亢進症や褐色細胞腫の合併あり
の場合に血清CT濃度測定が推奨されている．

治療薬としてのCT

CT製剤は骨粗鬆症，高Ca血症，骨パジェット（Paget）病に対して用いられる．サケCTやウナギCT誘導体のエルカトニンが用いられており，本邦では筋注製剤，欧米では経鼻剤の使用が主流である．新しく開発された経口剤も有意な骨密度上昇効果が示された[5]．

本邦ガイドラインでの骨粗鬆症に対する本剤の推奨グレードは，鎮痛作用でA（使用が強く勧められる），骨密度増加効果と椎体骨折予防効果でB（勧められる），非椎体骨折と大腿骨近位部骨折予防効果ではC（根拠が不明確）となっている．

（安田重光，和田誠基）

文献

1) Tashjian AHJ, et al：Recent Prog Horm Res, 34：285-334, 1978
2) Wada S, et al：Endocrinology, 142：1471-1478, 2001
3) Samura A, et al：Endocrinology, 141：3774-3782, 2000
4) Wada S, et al：Endocrinology, 138：521-529, 1997
5) Binkley N, et al：J Bone Miner Res, 27：1821-1829, 2012

第2部 キーワード解説　骨・軟骨の機能と制御

5章
骨髄環境と構成細胞の機能

本章で解説する Keyword

1	破骨細胞と造血幹細胞	⇒p.166
2	骨芽細胞と造血幹細胞	⇒p.168
3	CAR細胞	⇒p.170

5章　骨髄環境と構成細胞の機能

概論　骨髄環境

片山義雄

1. 研究の経緯—骨髄環境が認識されるまで

骨髄は，非常に多くの種類のある血球すべて〔赤血球，血小板，好中球，好酸球，好塩基球，単球・マクロファージ，Tリンパ球，NK（ナチュラルキラー）細胞，Bリンパ球・形質細胞など成熟血球とそれぞれの前駆細胞〕を，個体の置かれた状況にあわせて必要十分な数を保つように常に供給し続けている．いずれの血球が一種類でも欠けると個体の生命を保てない危機的状況に陥るという，生命維持装置としてはたいへん重要で繊細な臓器である．

1）「ニッチ」の発見と研究の転換点

「血液学」は非常に長い間，造血幹細胞から始まる細胞分化系譜を各系統特異的転写因子とサイトカインを同定しながら完成させることで発展してきた，いわば「血球学」であった．ここには，血球の運命は血球自身に備わったしくみによって決定づけられている，という暗黙の前提が少なからずあった．しかし，1978年Schofieldによって提唱された「ニッチ」の概念は，「血液学」を「血球学」から「骨髄学」へ昇華させるきっかけとなった[1]．すなわち，造血幹細胞は，その本来の機能として，自己複製と必要に応じた分化・増殖をバランスよく行うことですべての血球を適切な数に保っており，この造血幹細胞本来の機能を発揮させる適切な場「ニッチ」が骨髄中には存在し，このニッチによって造血幹細胞の運命は決定づけられている，というものである．

それと前後して，Dexter[2]やWhitlock[3]らによって，骨髄造血環境は骨髄球系もリンパ球系も，環境側を担う細胞（支持細胞，もしくはストローマとよばれる）と未分化造血細胞を共培養することにより in vitro でも長期に維持できることが明らかにされた．ここに初めて具体的に骨髄環境の重要性が認識され，ごく最近になって，この造血環境を構築するニッチをはじめとする細胞群の in vivo での特定という非常に活発な研究ジャンルが生まれたわけである．

2. 造血幹細胞ニッチとその制御モジュールとして機能する細胞群

1）骨辺縁での探索

ニッチ細胞探索の歴史は，2003年にNature誌に2報続けて発表された骨辺縁骨

芽細胞から始まる．骨芽細胞の数や機能を調整することにより造血幹細胞数を制御できるという報告が相次ぎ，骨髄が骨組織の中に存在する理由の1つの根拠とされた．現在では**骨芽細胞**発生分化系列の詳細な解析も進んでおり，ニッチ機能との関連が解明されつつある（⇒ **本章Keyword 2**）．最近では，この骨芽細胞の最終分化段階である骨組織内骨細胞が骨芽細胞ニッチ調節モジュールとして働き，サイトカインG-CSF（granulocyte colony-stimulating factor）が，造血幹細胞を骨髄中のニッチから遊離させ末梢血へ誘導する動員とよばれる現象にも重要な役割を果たしていることも知られている（⇒ **第2部6章Keyword 20**）[4]．

また，骨代謝は造骨性骨芽細胞と骨吸収性破骨細胞のバランスで調節されていることから，**破骨細胞**によるニッチへの関与の有無についても研究が盛んなテーマである（⇒ **本章Keyword 1**）．破骨細胞は骨髄マクロファージから分化するが，このマクロファージによるニッチ制御についての報告も相次いでいる．

2）骨髄内腔での探索

造血幹細胞の免疫染色の技法が発展し，その骨髄内での位置取りがより詳細に特定できるようになると，骨辺縁だけでなく骨髄内腔の血管周辺にも造血幹細胞は多く存在することがわかった．これにより傍血管ニッチという概念が確立し，特に**CAR**（CXCL12-abundant reticular）**細胞**（⇒ **本章Keyword 3**），nestin陽性間葉系幹細胞といった特定の細胞集団がこの機能を有していることが報告された．興味深いことに，これらはいずれも骨芽細胞への分化能を有している．

魚類などでは骨形成システムはあっても造血組織が腎臓など骨組織とは関係ない部所で営まれていることを考えると，進化の過程においてもともとあった骨形成システムを造血システムがニッチとして間借りすることで「骨髄」という臓器ができあがっていると考えることもできる（図）．

3）今後の探索

現在までに，これらの造血幹細胞ニッチないしはニッチを制御する機構として，神経や血管そのもの，またその周辺に位置するさまざまな細胞群も深く関与していることがわかっている．また遺伝子改変技術の進歩により，特定の細胞に限定した形で特定の因子を欠損させることで，細胞レベルではなく，例えばstem cell factorやCXCL12の骨髄での局在も含めたニッチ因子としての機能が次々と明らかにされてきている[5]．

3. 疾患との関連

これらニッチないしはその制御モジュールの異常が骨髄造血器疾患につながる例が，近年報告されるようになってきた．白血病など造血器腫瘍細胞が，骨髄環境を自分の都合のよいようにつくりかえる例，例えば白血病や骨髄増殖性腫瘍による骨髄交感神経ニューロパチーや骨芽細胞異常分化制御などの報告が重なるなか，発がんにかかわる決定的な報告が現状では2報ある．

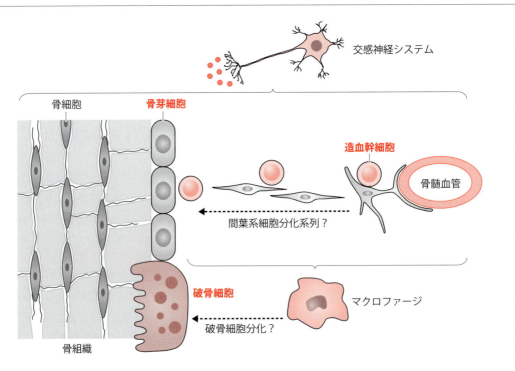

図　骨髄環境の概念図
骨代謝研究の視点で骨髄環境を眺めると，骨形成システム（骨髄血管周囲に存在する間葉系幹細胞，そこから分化した骨芽細胞前駆細胞，さらに骨芽細胞とその最終分化段階である骨細胞）と骨吸収システム（造血系由来のマクロファージとそこから特殊機能分化した破骨細胞）のバランスを基本構造としており，これらに骨髄交感神経システムが広くニッチないしはその調節機構の1つとして関与している．骨髄中の造血幹細胞をはじめとした造血システムは，この環境内で個体の置かれた状況にあわせて（定常状態，骨髄移植後，G-CSFによる動員，感染，がんなど），さまざまな角度から影響を受けていると考えられる．

　これらは骨芽細胞系列ニッチ特異的な遺伝子組換えによる異常，具体的には骨芽細胞前駆細胞におけるDicer1の欠失と骨芽細胞におけるβ-カテニンの恒常的活性化が原因であるが，いずれも正常であるはずの造血幹細胞に染色体異常をきたし，骨髄異形成症候群から白血病に進展する．すなわち，骨代謝関連骨髄環境を起点とした血液系の発がんであり，特に実臨床においても骨髄異形成症候群は高齢者に多いことから，今後，造血幹細胞そのものだけでなく，ニッチないしはその制御モジュールの老化が1つの重要な研究テーマになってくるものと思われる[5]．これはおそらく，骨代謝研究で高齢者の骨粗鬆症が深く研究されてきた経緯を応用することで，より深い考察を踏まえた研究になっていくのではないだろうか．

4. まとめ

　本章の各キーワード解説で，骨構成細胞と骨髄ニッチ細胞の両面から深く骨髄環境をみわたすことができる．骨代謝も含め骨髄造血環境を俯瞰的に理解することは，

現在の骨代謝学や血液学の基礎研究の発展だけでなく，血液内科実地臨床をも劇的に変化させていく可能性を秘めていると考えている．

文献

1) Schofield R：Blood Cells, 4：7-25, 1978
2) Dexter TM, et al：J Cell Physiol, 91：335-344, 1977
3) Whitlock CA & Witte ON：Proc Natl Acad Sci U S A, 79：3608-3612, 1982
4) Asada N & Katayama Y：Int J Hematol, 99：679-684, 2014
5) Nakamura-Ishizu A & Suda T：Int J Hematol, 100：317-325, 2014

第2部 キーワード解説　骨・軟骨の機能と制御

5章　骨髄環境と構成細胞の機能

Keyword 1 破骨細胞と造血幹細胞

欧文表記：osteoclasts and hematopoietic stem cells

バックグラウンド

造血幹細胞ニッチの解明

　ヒトやマウスなど，ほとんどの哺乳類は，成体になると骨髄腔を造血組織とし，生涯にわたって必要な血液細胞を供給し続ける．このため，生涯にわたって造血幹細胞の機能を維持するための特別な場所，すなわちニッチが骨髄腔に存在すると考えられる[1)2)]．

　この造血幹細胞ニッチの細胞，あるいは分子的な本体を解き明かすための研究が2000年代に入って精力的に進められ，細胞としては骨芽細胞や血管内皮細胞，類洞細胞（sinusoidal cell），また分子的にはCXCL12やAng1，N-cadherinなど，多くの報告が出されるようになった（図）[3)〜5)]．骨髄腔の中では，これらの細胞や分子が複雑に作用して，生涯にわたる造血幹細胞の機能維持に寄与しているものと考えられる．

破骨細胞の関与

　一方，破骨細胞については，破骨細胞の分化や機能が完全にあるいはほぼすべて障害されたヒトやマウスでは，骨髄腔がそもそも形成されない大理石骨病になることが知られている[6)〜8)]．

　また，現在はヒトにおける末梢血幹細胞移植の際には，ドナーに対してG-CSF（⇒第2部6章 Keyword 20）の連続注射を行い，末梢血中に動員されてくる造血前駆細胞を回収し移植に用いているが，このG-CSFの連続注射によって破骨細胞の活性が上昇す

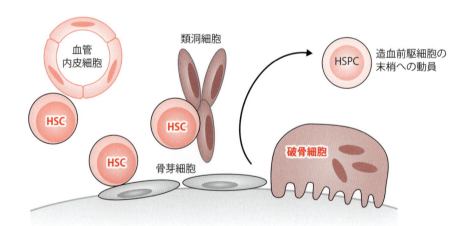

図　骨髄中の造血幹細胞ニッチ

造血幹細胞（HSC）は生涯にわたる造血能を維持するため，特定の場所，いわゆるニッチに局在する．骨髄中のニッチは，骨芽細胞や血管内皮細胞，類洞細胞などによって複合的に構成されると考えられる．破骨細胞は骨髄腔そのものの形成には必須であるが，造血前駆細胞（HSPC）の末梢への動員への関与については否定的である．

ることが知られている[9]．G-CSFの連続注射の際に，ビスホスホネート製剤の1つであるパミドロン酸を投与しても造血前駆細胞の末梢への動員は障害されなかった[9]，という報告がある一方で，破骨細胞がマイルドに抑制されるPTPεマウスではRANKLやLPS（リポ多糖）投与による造血前駆細胞の末梢への動員が抑制された[10]，という報告もあり，見解が一致していなかった．もし，破骨細胞が造血前駆細胞の末梢への動員に必須であるとすると，破骨細胞不全マウスでは骨髄腔の欠損による造血幹細胞の維持障害と，造血前駆細胞の末梢への動員障害の二重の障害が起こることになる．

研究の経緯―破骨細胞は造血前駆細胞の末梢への動員に関与しているのか

そこで，破骨細胞分化が完全あるいは強く抑制される3種類の大理石骨病モデル，RANKL欠損マウス，c-Fos欠損マウス，*op/op*マウスを用いて，これらの点について検証することとした[11]．

まず，造血幹細胞の維持能については，細胞周期特異的殺細胞効果を有する抗がん剤である5FU（5-fluorouracil）の連続投与で評価し，RANKL欠損やc-Fos欠損マウスでも造血幹細胞が維持されていることが明らかになった．

また，造血前駆細胞の末梢への動員能については，G-CSF連続投与後に末梢血を回収し，フローサイトメトリーやコロニー形成能，competitive repopulation assayなどにより評価を行い，大理石骨病モデルマウスでも，造血前駆細胞の末梢への動員は抑制されないことが明らかになった．このことは，野生型マウスに対して破骨細胞機能を強く抑制するアレンドロン酸やRANKL中和抗体製剤の投与実験でも再現され，大理石骨病に対する発達期の代償機構ではないことが示された．

ちなみに，大理石骨病のヒトやマウスでは，髄外造血として脾臓が造血幹細胞の維持に機能すると考えられていたが，脾摘後も*op/op*マウスにおいてG-CSF連続投与後に末梢へ造血前駆細胞が動員されることを確認している[11]．

疾患との関連性

造血前駆細胞の末梢への動員は，恒常的な営みで行われている他，感染や出血の際の緊急時も活用されている．骨粗鬆症の治療では，破骨細胞機能を強く抑制するさまざまな製剤が患者に投与されているが，このような治療を受けている患者でも造血前駆細胞の末梢への動員に支障をきたさないことが示されたといえる．

（宮本健史）

文献

1) Zhang J, et al：Nature, 425：836-841, 2003
2) Calvi LM, et al：Nature, 425：841-846, 2003
3) Arai F, et al：Cell, 118：149-161, 2004
4) Kiel MJ, et al：Cell, 121：1109-1121, 2005
5) Sugiyama T, et al：Immunity, 25：977-988, 2006
6) Grigoriadis AE, et al：Science, 266：443-448, 1994
7) Kong YY, et al：Nature, 397：315-323, 1999
8) Yoshida H, et al：Nature, 397：315-323, 1999
9) Takamatsu Y, et al：Blood, 92：3465-3473, 1998
10) Kollet O, et al：Nat Med, 12：657-664, 2006
11) Miyamoto K, et al：J Exp Med, 208：2175-2181, 2011

第2部 キーワード解説　骨・軟骨の機能と制御

5章　骨髄環境と構成細胞の機能

Keyword 2 骨芽細胞と造血幹細胞

欧文表記：osteoblasts and hematopoietic stem cells

研究の歴史的経緯

骨芽細胞ニッチ説の提唱

成体における血液細胞は生涯にわたり骨髄中の造血幹細胞（hematopoietic stem cell：HSC）から供給され，その維持にはHSCを支持する骨髄の微小環境（ニッチ）を必要とする．これまで，HSCのニッチを構成する細胞の同定をめざし，多くの研究者が活発な議論を交わしてきたが，最も初期にその候補としてあげられたのが骨芽細胞である[1]．

1994年にTaichmanらは，ヒト由来の骨芽細胞が未分化な造血系細胞の支持能を有することをin vitroの共存培養系で示し，"骨芽細胞ニッチ説"を提唱した[1]．その後，2003年に米国の2つのグループが遺伝子改変マウスを用いた実験結果を発表し，骨芽細胞ニッチ説の信憑性がさらに強固なものになった[2,3]．

Sccadenらのグループ[2]は，骨芽細胞特異的に恒常的活性型の副甲状腺ホルモン（PTH）/PTH関連タンパク質（PTHrP）受容体遺伝子を導入したトランスジェニックマウスを，Liらのグループ[3]は骨芽細胞を含んだ全骨髄細胞でIa型BMP受容体遺伝子が欠損した遺伝子改変マウスを作製し，その表現型を観察した．その結果，それぞれのマウスにおいて，骨芽細胞数の上昇と，それに伴うHSC数の増加が認められた．さらに，長期間にわたり核内に保持されたBrdU（ブロモデオキシウリジン）ラベルを指標にHSCを検出したところ，その多くは，細胞接着分子の一種であるN-カドヘリンが陽性な，紡錘状の形態を有した骨芽細胞に近接して局在していた[3]．以上の所見から，N-カドヘリンは骨芽細胞ニッチの機能に関与する分子の1つとしてみなされるようになった．

骨芽細胞ニッチ説に対する異議

しかし，2005年に米国のMorrisonらのグループが，細胞表面マーカー（CD150$^+$CD48$^-$CD41$^-$）を用いて高純度なHSCの検出を可能にしたことを境に，骨芽細胞ニッチ説に疑問を唱える報告が散見されるようになった[1]．

まず，これらの高純度なHSCのほとんどは，骨芽細胞ではなく血管周囲に近接して局在していた．そして，ストロンチウムの投与により骨芽細胞数が上昇したマウス，および骨芽細胞数の減少が認められるbiglycan遺伝子欠損マウスのそれぞれにおいて，HSCは正常であった．また，骨芽細胞ニッチのキーファクターとして示唆されたN-カドヘリン遺伝子を，全骨髄細胞もしくは骨芽細胞特異的に欠損したマウスにおいてもHSCに異常は認められなかった．さらに，生体内におけるHSCの支持に必須な*CXCL12*遺伝子もしくはSCF（stem cell factor）遺伝子を骨芽細胞特異的に欠損させたマウスでも，HSCは正常であった．

以上の報告[1]より，骨芽細胞は少なくとも直接的にはHSCの支持に関与しない可能性が高く，現在では血管の周辺に存在する細胞がHSCニッチを構成するという説が有力である．

機能と役割

近年，分化が進んだ種々の血液細胞の維持にも，HSCとは異なる独自の骨髄ニッチを必要とすることが示唆されており，骨芽細胞がその一端を担うことが示された[4]．

ケモカインの一種であるCXCL12は，当初，B細胞の増殖因子として同定されてきたが，骨芽細胞特異

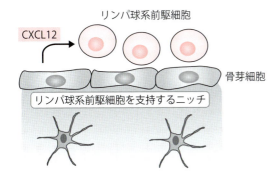
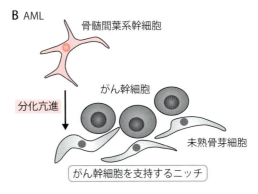

図　正常造血およびAMLにおける骨芽細胞の関与
A）正常造血における骨芽細胞の関与：骨芽細胞はCXCL12の発現を介し，リンパ球系前駆細胞を支持する骨髄ニッチを形成することが示唆されている[4]．
B）AMLにおける骨芽細胞の関与：AMLを発症した骨髄では，骨髄間葉系幹細胞から未熟骨芽細胞への分化が亢進し，増加した未熟骨芽細胞が，がん幹細胞を支持する骨髄ニッチを形成することが示唆されている[5]．

的に*CXCL12*を欠損させた遺伝子改変マウスでは，骨髄内のリンパ球系前駆細胞画分が著減することが報告された[4]．さらに，骨髄内におけるIL7受容体⁺ lineage（各種分化抗原）⁻のリンパ球系前駆細胞を蛍光イメージングにより検出したところ，その約30％が骨芽細胞に近接して局在していた[4]．この数値は，骨髄全体の細胞が骨芽細胞と近接する割合と比較して6倍高い値であった．

以上知見より，骨芽細胞は骨組織の形成と維持を担うことだけではなく，骨髄内におけるリンパ球系前駆細胞の骨髄ニッチとしても生体の維持に寄与する可能性が考えられている（図A）．

疾患との関連性

近年，白血病をはじめとした種々のがんには，幹細胞様の性質を有する"がん幹細胞"が少数存在し，それが起点となり生体内でがんを維持することが示唆されている．さらに，がん幹細胞も独自のニッチ（がん幹細胞ニッチ）により支持されると考えられており，その全容解明は新たな治療法の開発につながると期待されている．

最近，急性骨髄性白血病（acutemyelogenous leukemia：AML）を誘発したマウスの骨髄組織では，骨髄間葉系幹細胞における未熟骨芽細胞への分化が亢進しており，その増加した未熟骨芽細胞が，がん幹細胞ニッチとして機能することが示唆された（図B）[5]．さらに，骨髄増殖性腫瘍（myeloproliferative neoplasia：MPN）においても未熟骨芽細胞が，がん幹細胞ニッチを構成することや，骨芽細胞特異的に恒常的活性型のβ-カテニンを発現したマウスは，骨髄異形成症候群（myelodysplastic syndeome：MDS）からAMLを発症するとの報告もあり，骨芽細胞系細胞とがん幹細胞ニッチとの関係に注目が集まっている．

〈溝口利英〉

文献

1) Morrison SJ & Scadden DT：Nature, 505：327-334, 2014
2) Calvi LM, et al：Nature, 425：841-846, 2003
3) Zhang J, et al：Nature, 425：836-841, 2003
4) Ding L & Morrison SJ：Nature, 495：231-235, 2013
5) Hanoun M, et al：Cell Stem Cell, 15：365-375, 2014

第2部 キーワード解説　骨・軟骨の機能と制御

5章　骨髄環境と構成細胞の機能

Keyword 3 CAR細胞

欧文表記：CXCL12-abundant reticular (CAR) cells
別名：レプチン受容体発現細胞 (Lepr-expressing cells)

研究の経緯

　1978年に英国のSchofieldは，造血幹細胞は特別な細胞で，骨髄内に，これを維持する特別な微小環境が存在すると予想してニッチ（niche）とよんだ．ニッチとは小物を置くために室内の壁面に設けられた小さなくぼみを指すフランス語を語源とし，ある細胞（幹細胞）のニッチとは，①細胞培養の培養液のような均質な体液環境ではない限局した微小環境である，②当該細胞（幹細胞）が接着する，③当該細胞（幹細胞）の維持や機能に必須であるという条件をすべて満たす環境であると考えられる．生体骨髄での造血幹細胞ニッチの実体は長年不明であった．一方，ケモカインファミリーに属するCXCL12は，造血幹細胞の胎生期の骨髄へのホーミング（移動，定着）と成体骨髄での維持と，免疫担当細胞の産生に必須である造血制御の鍵となるサイトカインであることが明らかとなった[1]．そこで，CXCL12を発現する細胞が造血幹細胞・前駆細胞ニッチを構成するのではないかと考えられ，CXCL12の遺伝子座に蛍光タンパク質（GFP）の遺伝子を挿入しCXCL12発現細胞を可視化できるCXCL12-GFPノックインマウスを用いて，骨髄でCXCL12を特に高発現する細網細胞〔CAR（CXCL12-abundant reticular）細胞〕が同定された（図）[2]．CAR細胞は骨髄腔内にびまん性に分布する突起をもつ細胞で，洞様毛細血管はCAR細胞に取り囲まれており，組織学的解析でCD150$^+$CD41$^-$CD48$^-$造血幹細胞分画やc-kit$^+$Sca-1$^+$未分化造血細胞の大部分（94％）がCAR細胞の突起に接着していた[2]．

　その後，造血幹細胞の維持に必須であるSCF（stem cell factor）の遺伝子座にGFP遺伝子を挿入しSCF発現細胞を可視化できるSCF-GFPノックインマウスが作製され，骨髄にSCF高発現細胞が存在すること，これはCAR細胞と同じ細胞であり，レプチン受容体を特異的に発現することが明らかになった[3]．また，CAR細胞による造血幹細胞・前駆細胞ニッチの形成と維持に必須で，CAR細胞特異的に発現する転写因子Foxc1が明らかになった[1]．

表現型

　CAR細胞は，組織学的解析やフローサイトメトリー解析で，CXCL12-GFPノックインマウスを用いるとGFP陽性細胞として明確に同定・分離できるが，野生型マウスを用いても，CD45$^-$Ter119$^-$CD31$^-$Sca-1$^-$PDGFRβ$^+$細胞として同定・分離できる[4]．また，遺伝子発現解析では，CXCL12とSCFの他，レプチン受容体[3]，Foxc1[1]を特異的に発現し，骨芽細胞の分化に必須のRunx2（⇒第2部2章 Keyword 3），Osterix（⇒第2部2章 Keyword 4），脂肪細胞の分化に必須のPPARγ（⇒第2部2章 Keyword 8）を発現する[4]．

　分化誘導培養により大部分のCAR細胞が骨芽細胞，脂肪細胞に分化する[4]．また，最近，Lepr（レプチン受容体）-CreノックインマウスとCreの発現で蛍光タンパク質を産生するレポーターマウスを交配することによって，2週齢のマウスの骨では骨芽細胞の3～10％，56週齢のマウスの骨では骨芽細胞の61～81％，骨棘の骨細胞の92％，皮質骨の骨細胞の13％，骨髄の脂肪細胞の大部分がCAR細胞に由来することが示された[5]．

機能・役割

　生体での機能解析のため，ジフテリア毒素（DT）受容体遺伝子をCXCL12遺伝子座に挿入することで，

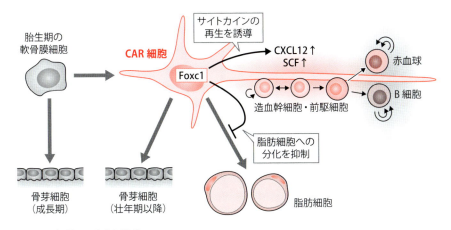

図　CAR細胞の形成と機能
CAR細胞は，胎生期の軟骨膜細胞の一部より形成され，脂肪細胞と骨芽細胞の前駆細胞であり，造血幹細胞の増殖と未分化性の維持，B前駆細胞と赤血球前駆細胞の増殖に必須のニッチを構成する．転写因子Foxc1はCAR細胞特異的に発現し，CAR細胞の造血幹細胞・前駆細胞ニッチの形成と維持，脂肪細胞への分化の抑制に必須である．

DTの投与によりCAR細胞特異的な細胞死を誘導できるマウスが作製され，DT投与後2日目の骨髄では，骨芽細胞や血管内皮細胞は正常であったが，CAR細胞は著減していた[4]．このCAR細胞欠損骨髄では，造血幹細胞数は約1/2と軽度に減少していたが，細胞分裂している造血幹細胞，B前駆細胞と赤血球前駆細胞の細胞数は著減し，造血幹細胞分画で骨髄球分化を誘導する転写因子PU.1やM-CSF受容体遺伝子の発現量が著増していた．一方，Lepr-Cre/SCF$^{flox/flox}$マウスを用いてCAR細胞特異的にSCFを欠損させると造血幹細胞数が約1/5に減少した[3]．以上より，CAR細胞は造血幹細胞の増殖と未分化性の維持，B細胞と赤血球の前駆細胞の増殖に必須のニッチを構成することが示された（図）．

疾患との関連性

CAR細胞は，骨髄で造血を制御するニッチを構成する細胞の主体であると考えられるため，病理的造血への関与が推測される．骨髄が感染症や急性・慢性炎症の際に，必要な血液細胞を適切な数産生し局所に供給する過程に関与すると予想され，2011年，ShiとPamerらは，ある慢性炎症刺激においては，CAR細胞でのケモカインCCL2の発現が亢進することが単球の骨髄から末梢血への動員に必須であることを報告した．CAR細胞は，白血病幹細胞を抗がん剤から保護している可能性があり，治療の新しい標的となる可能性がある．また，CAR細胞は，先天性骨髄不全〔MDS（骨髄異形成症候群）様〕であるShwachman-Diamond症候群の原因遺伝子*Sbds*を高発現する他，従来，血液細胞の研究だけでは原因を特定できない造血の異常への関与が明らかになる可能性が十分ある．

〈長澤丘司〉

文献

1) Omatsu Y, et al：Nature, 508：536-540, 2014
2) Sugiyama T, et al：Immunity, 25：977-988, 2006
3) Ding L, et al：Nature, 481：457-462, 2012
4) Omatsu Y, et al：Immunity, 33：387-399, 2010
5) Zhou BO, et al：Cell Stem Cell, 15：154-168, 2014

第2部 キーワード解説　骨・軟骨の機能と制御

6章

骨を制御するホルモン，サイトカイン，細胞間因子

本章で解説するKeyword

1	PTH / PTHrP	⇒p.173
2	性ホルモン	⇒p.176
3	VDR	⇒p.179
4	ビタミンE	⇒p.181
5	MMP / TIMP	⇒p.184
6	Notch	⇒p.186
7	エフリン	⇒p.188
8	セマフォリン	⇒p.190
9	Cthrc1	⇒p.193
10	TGF-β	⇒p.196
11	IGF	⇒p.198
12	FGF	⇒p.200
13	インテグリン	⇒p.202
14	オステオポンチン	⇒p.204
15	インターフェロン	⇒p.207
16	TNF	⇒p.209
17	IL-1ファミリー	⇒p.212
18	IL-6ファミリー	⇒p.214
19	IL-17	⇒p.216
20	G-CSF	⇒p.218
21	ケモカイン	⇒p.220
22	miRNA	⇒p.223

第2部 キーワード解説　骨・軟骨の機能と制御

6章　骨を制御するホルモン，サイトカイン，細胞間因子

Keyword 1

PTH / PTHrP

和文表記：副甲状腺ホルモン / 副甲状腺ホルモン関連タンパク質
フルスペリング：parathyroid hormone / parathyroid hormone related protein

発見と研究の経緯

PTH遺伝子のクローニング以前

　副甲状腺ホルモン（PTH）は両生類以上の脊椎動物に認められ，細胞外液中のカルシウムイオン（Ca^{2+}）濃度の恒常性を維持するうえで最も重要なホルモンである．

　副甲状腺の抽出物に血中カルシウム上昇作用をもつ物質が存在することは，1920年代から知られていた．1959年にPTHは精製単離され，糖鎖をもたない84個のアミノ酸からなるポリペプチドであることが明らかとなった．血中PTH濃度を測定する高感度のイムノアッセイ法が確立されるまでは，副甲状腺摘除ラットの血中Ca^{2+}上昇を指標にした*in vivo*バイオアッセイや，腎アデニル酸シクラーゼ活性の上昇を指標にした*in vitro*バイオアッセイ法が広く用いられていた．また，血中PTH濃度の指標として，Broadusにより提唱された腎原性cAMPが活用された．

PTH遺伝子のクローニングとその発現調節機序

　1979年にKronenbergらにより，ウシpreproPTH cDNAがクローニングされた[1]．ヒト*PTH*遺伝子は11番染色体短腕に存在し，3個のエキソンから構成され（図A），エキソンⅡはprepro配列であるアミノ酸部分を，エキソンⅢは分泌型成熟ペプチドをコードしている．

　*PTH*遺伝子の発現は，血中Ca^{2+}濃度と1,25水酸化ビタミンDにより制御されている．1988年に，1,25水酸化ビタミンDはその受容体と結合することにより*PTH*遺伝子の転写を抑制することが報告された[2]．また，血中Ca^{2+}によりPTH mRNAレベルが制御されることは，1989年に山本らにより明らかにされた[3]．その後，岡崎らは*PTH*遺伝子の上流にnegative Ca-response elementを同定し，細胞外液Ca^{2+}は転写レベルで*PTH*遺伝子の転写を抑制することを見出した[4]．

　一方，細胞外Ca^{2+}はPTH分泌を抑制するが，Brownらはその機序を追求し，副甲状腺細胞に発現するカルシウム感知受容体の同定とcDNAクローニングに至った[5]．

PTHrPの同定と遺伝子のクローニング

　1940年代から一部の悪性腫瘍患者の血中にはPTH様物質が存在することが示唆されていた．1987年になりSuvaら[6]，Stewartら[7]により副甲状腺ホルモン関連タンパク質（PTHrP）cDNAのクローニングが成功し，引き続きその遺伝子構造も明らかにされた．*PTHrP*遺伝子は12番染色体短腕に存在し，6個のエキソンから構成されている．遺伝子転写時にはさまざまな選択的スプライシングが起こり，複数の遺伝子産物が翻訳，合成される．

PTH/PTHrP受容体遺伝子のクローニング

　1991年になり，フクロネズミ腎細胞（OK細胞）のcDNAライブラリーからPTH/PTHrP受容体がクローニングされた[8]．PTHとPTHrPはいずれも，この受容体に結合してGsあるいはGiタンパク質を介して細胞内シグナルであるcAMPを活性化する．また，Gqタンパク質を介してホスホリパーゼCを活性化することで，プロテインキナーゼCの活性化や細胞内Ca^{2+}濃度の上昇をもたらす．

分子構造

PTH

　PTHは糖鎖をもたない84個のアミノ酸からなるペプチドホルモンである（図B）．N末端フラグメント

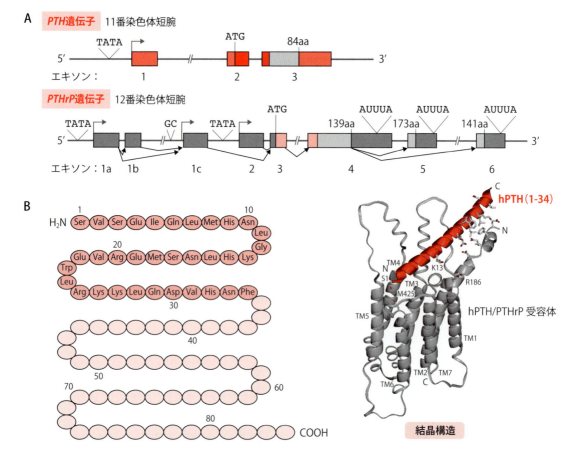

図　PTH遺伝子構造，アミノ酸配列および受容体との結合様式
A）PTH遺伝子とPTHrP遺伝子の構造．
B）ヒトPTHの構造（文献14をもとに作成）とPTH 1-34のPTH/PTHrP受容体との結合（文献15より転載）

PTH1-34はPTH1-84と同程度の活性を示す．合成PTHフラグメントを用いることにより，N末端の2個のアミノ酸が受容体結合に必須であること，PTH1-27が活性を示す最小フラグメントであることなどが判明した．

C末端フラグメントは古典的PTH作用とは別個の生物活性を有する可能性も示唆されているが，その生理的意義については不明である．

PTHrP

PTHrPは選択的スプライシングにより，N末端側は共通で長さの異なるタンパク質（1-139, 1-141, 1-173）として分泌される．N末端フラグメントのPTHrP 1-36は，PTH/PTHrP受容体に結合して，PTHと同様の作用を発揮する．PTHrPは多様なフラグメントに分解されて存在することが知られており，いくつかのフラグメントでは，それぞれの特異的作用が明らかにされている．

機能と役割

PTH

PTHの生理的な役割は，細胞外液Ca^{2+}濃度の低下を防ぎ，その恒常性を維持することである．PTHは破骨細胞による骨吸収を介して骨のハイドロキシアパタイトを溶かすことで，細胞外液にCa^{2+}を遊離させる．腎遠位尿細管ではCa^{2+}の再吸収を促進し，近位尿細管では25水酸化ビタミンDの1位水酸化を促進し，ビタミンDの最終的な活性化をもたらす．活性化されたビタミンDは腸管からのカルシウム吸収

を促進する．これらのPTH作用により，細胞外液Ca^{2+}濃度が維持される．

PTHrP

PTHrP発見に伴い，悪性腫瘍に伴う高カルシウム血症の多くは，腫瘍細胞から分泌されるPTHrPが内分泌因子としてPTH様作用を発揮することで惹起されることが明らかとなった[9]．

PTHrP[10]や*PTH/PTHrP*[11]遺伝子欠損マウスを解析することで，これらは軟骨の成熟過程と歯牙萌出に必須であることが明らかにされた．

PTHの発現が副甲状腺に特異的であるのに対して，PTHrPは多くの組織に発現しており，骨・軟骨形成以外での生理的な役割を担っている．特に胎児胎盤系におけるカルシウム代謝および乳腺と平滑筋における生理的役割がよく知られている．生理的にはPTHrPはホルモンとして血中に分泌されてはおらず，局所因子として働いている．

疾患との関連性

PTH

副甲状腺腺腫や過形成によるPTHの分泌過剰により，高カルシウム血症，低骨密度，尿路結石症を主要な徴候とする原発性副甲状腺機能亢進症が生じる．PTH分泌不全は低カルシウム血症を主な徴候とする副甲状腺機能低下症をもたらす．腎不全が進行すると，カルシウム・リン代謝が障害され，代償性にPTH分泌が亢進するため，続発性副甲状腺機能亢進症となる．

PTHrP

腫瘍細胞からのPTHrP分泌がホルモン様の作用を発揮すると，高カルシウム血症が惹起される．PTHrP産生腫瘍のほとんどは悪性であるが，まれに良性疾患でもPTHrP分泌過剰による高カルシウム血症を認める．乳がんなどでは腫瘍細胞でのPTHrP産生能が骨転移の形成に密接に関与するとされている．

PTH/PTHrP受容体遺伝子の変異により，先天的な骨格形成異常症が生じる．その活性化変異ではJansen型骨幹端軟骨異形成症[12]が，また，不活性化変異ではBlomstrand型軟骨異形成症[13]が発症する．

〈竹内靖博〉

文献

1) Kronenberg HM, et al：Proc Natl Acad Sci U S A, 76：4981-4985, 1979
2) Okazaki T, et al：J Biol Chem, 263：2203-2208, 1988
3) Yamamoto M, et al：J Clin Invest, 83：1053-1056, 1989
4) Okazaki T, et al：J Biol Chem, 266：21903-21910, 1991
5) Brown EM, et al：Nature, 366：575-580, 1993
6) Suva LJ, et al：Science, 237：893-896, 1987
7) Stewart AF, et al：Biochem Biophys Res Commun, 146：672-678, 1987
8) Jüppner H, et al：Science, 254：1024-1026, 1991
9) Stewart AF, et al：N Engl J Med, 303：1377-1383, 1980
10) Karaplis AC, et al：Genes Dev, 8：277-289, 1994
11) Lanske B, et al：Science, 273：663-666, 1996
12) Schipani E, et al：Science, 268：98-100, 1995
13) Jobert AS, et al：J Clin Invest, 102：34-40, 1998
14) Niall HD, et al：Proc Natl Acad Sci U S A, 71：384-388, 1974
15) Jin L, et al：J Biol Chem, 275：27238-27244, 2000

第2部 キーワード解説　骨・軟骨の機能と制御
6章　骨を制御するホルモン，サイトカイン，細胞間因子

Keyword 2　性ホルモン

欧文表記：sex steroid hormones

本分子の研究の経緯

　閉経後骨粗鬆症を代表とする女性ホルモン欠乏による骨量減少や，近年注目されつつある男性ホルモン欠乏により生じる男性骨粗鬆症など，性ホルモン欠乏により骨粗鬆症が惹起されることは明らかであったが，その詳細な分子基盤は長らく不明であった．近年，さまざまな遺伝子改変マウス（⇒第3部3章 Keyword 8）の解析により，性ホルモンによる骨量維持作用のメカニズムの一端が明らかにされつつある．

分子構造

　骨代謝に強く関連する性ホルモンとして，主に女性ホルモンであるエストロゲンと男性ホルモンであるアンドロゲンがある．エストロゲンおよびアンドロゲンは，エストロゲン受容体（estrogen receptor：ER）とアンドロゲン受容体（androgen receptor：AR）にリガンドとして結合することにより，各受容体が転写因子として作用することで，その機能を発揮する．

　ERには，αとβの2つのサブタイプが存在し，ERα，ERβおよびARともに，核内受容体スーパーファミリーのメンバーである．生物種間で配列に大きな多様性を認めるC末端領域にはリガンドが結合するため，この部分はLBD（ligand binding domain）とよばれる．LBDはリガンドと結合することで，立体構造を大きく変換するため，リガンド依存的な転写制御が行われる[1]．

機能・役割

エストロゲンと骨代謝

　機能喪失型ERα遺伝子変異患者では骨粗鬆症を認めることが報告されていることから，骨代謝制御機構におけるエストロゲン作用解明については，ERαの機能解析が中心である．エストロゲン欠乏状態では，高回転型骨代謝により，骨量の減少を認める．しかしながら全身的ERα遺伝子欠損（KO）マウスは，エストロゲン欠乏により生じる閉経後骨粗鬆症とは反対に，内分泌機構破綻により低回転型骨代謝に伴う骨量増加を認めた．この結果から，エストロゲンによる他組織を介した間接的作用による骨量維持機構についての研究が進められるようになった．

間接的な骨量維持作用

　エストロゲンが免疫系細胞の分泌するTNF-αなどの炎症性サイトカイン発現を負に制御することから，エストロゲン欠乏状態では，免疫系細胞からの炎症性サイトカイン分泌の上昇により，破骨細胞形成が亢進，骨吸収が促進することで骨量が減少することが明らかとなった（図）．また，エストロゲン欠乏状態では，下垂体からの分泌が亢進する卵胞刺激ホルモン（follicle stimulating hormone：FSH）が破骨細胞形成を正に制御し骨吸収を促進することも報告されている（図）．

直接的な骨量維持作用

　一方で，骨組織への直接的な作用については，骨細胞種特異的ERαKOマウスの解析により明らかになってきた．成熟破骨細胞特異的ERαKOマウスでは，雌において高回転型骨代謝を伴う海綿骨量の減少を認めた．この海綿骨量の減少は，エストロゲン欠乏やエストロゲン補充に反応しなかったことから，エストロゲンの骨組織への直接的な作用により海綿骨量が調節されていることが明らかとなった[2]．これは，破骨細胞内のERαを介したFasL（Fas ligand）

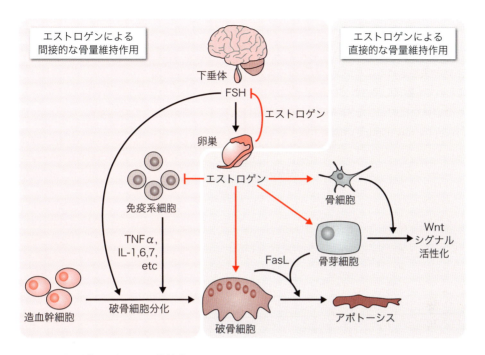

図 エストロゲンによる骨量維持作用
エストロゲンの骨量維持作用は，間接的作用（左側：FSH抑制，免疫系細胞からの炎症性サイトカイン産生抑制による破骨細胞分化抑制）と直接的作用（破骨細胞の寿命調節，骨芽細胞および骨細胞を介したWntシグナル活性化による骨形成促進）の総和である．（文献5, 6より）

誘導に伴う破骨細胞のアポトーシス亢進によることも明らかとなった．さらに，骨芽細胞におけるERαの標的遺伝子の1つがFasLであることも報告されている．これらのことから，破骨細胞のアポトーシス亢進による寿命調節がエストロゲンの骨組織に対する直接的な作用であること言える（図）．

さらに，幼若骨細胞ERαKOマウスでは老化に伴い増悪する骨密度の低下を認め[3]，その骨量調節メカニズムは，骨膜上の骨芽細胞におけるWntシグナル制御である．また，成熟骨芽細胞特異的ERαKOマウスでは，雌マウスにおいて，低回転型骨代謝に伴う骨密度および骨量の有意な減少を認める．加えて，骨細胞特異的ERαKOマウスでは，骨形成の低下を伴う海綿骨量の減少を認めることが報告されている[4]．これらの結果から，骨芽細胞系細胞におけるERαの機能が，骨量を正に制御していることが明らかとなった．

このように，エストロゲンは他の組織を介して間接的に，また破骨・骨芽・骨細胞に存在するERαを介して直接的に，骨量維持作用を発揮している（図）．

アンドロゲンと骨代謝

AR遺伝子の機能喪失型変異によるアンドロゲン不応症患者では腰椎骨密度低下をきたす．また，前立腺がん患者に対するさまざまなアンドロゲン除去療法（androgen deprivation therapy：ADT）の有害事象として，骨量減少・骨折率上昇があげられる．これらのことから，アンドロゲンが骨量維持に作用していることは明らかである．近年の報告から，骨芽細胞および骨細胞特異的なARKOマウスが部分的ながら骨量低下を呈することから，アンドロゲンが骨組織に直接的に作用し骨量維持に寄与することが明らかとなった．

疾患との関連性

エストロゲン補充療法による発がんなどの有害事象を回避しながらの骨量回復を目的として，エストロゲン受容体を標的とした低分子化合物であるSERM（selective estrogen receptor modulator ⇒ 第3部2章

Keyword 3) が開発・臨床応用されている．SERMは，閉経後骨粗鬆症患者に対して，有意な骨量増加や椎体骨骨折予防効果を認めることが明らかとなっており，本邦においても臨床応用されている．一方で，アンドロゲン受容体を標的としたSARM（selective androgen receptor modulator）の開発・臨床応用も期待される．

（今井祐記）

文献

1) Shiau AK, et al：Cell, 95：927-937, 1998
2) Nakamura T, et al：Cell, 130：811-823, 2007
3) Almeida M, et al：J Clin Invest, 123：394-404, 2013
4) Kondoh S, et al：Bone, 60：68-77, 2014
5) 今井祐記：『骨代謝 つくり，壊し，変える—そのメカニズムと最新治療（実験医学増刊 Vol.32, No.7）』（田中 栄／編），pp145-151，羊土社，2014
6) Imai Y, et al：Mol Endocrinol, 24：877-885, 2010

第2部 キーワード解説　骨・軟骨の機能と制御

6章　骨を制御するホルモン，サイトカイン，細胞間因子

Keyword 3

VDR

フルスペリング：vitamin D receptor
和文表記：ビタミンD受容体

本分子の発見と研究の経緯

VDRは核内ステロイドホルモン受容体スーパーファミリーの一員として同定された，ビタミンDに応答して標的遺伝子発現を制御する受容体である[1]．全身に広範に発現するが，ビタミンD作用に依存してカルシウムを輸送する小腸や腎臓では特に強く発現し，生体の正常なカルシウム出納に貢献している．したがって，受容体機能にとって重要な位置に遺伝子配列の変異が起こると，カルシウム代謝異常や骨代謝異常が出現する．

1990年代に全身のVDRの機能を失ったVDR欠損マウス（VDR KO）が作出されて以来，ビタミンDの主要な全身作用の1つはカルシウム代謝調節作用であることが示され，正常な骨代謝におけるビタミンDの主要な役割が明らかとなった[2]．また，VDR KOマウスの表現型として報告されたものの多くはビタミンDのカルシウム代謝調節作用であるが，近年，組織特異的なVDR KOマウスが相次いで作出され，軟骨細胞，副甲状腺，小腸上皮細胞，骨芽細胞，骨細胞，心筋細胞におけるビタミンDシグナルの局所的な生理作用の理解が深められている．

分子構造

核内受容体ファミリーは起源を同じくする分子であり，進化の過程で派生した遺伝子群である．したがって，受容体タンパク質の構造が酷似しており，ビタミンDやステロイドホルモンリガンドの作用発現には共通な分子メカニズムが存在する．

受容体分子はN末端よりA〜Eの領域構造をなし，このうち受容体ファミリー間でアミノ酸配列が高く保存されているDNA結合領域は，受容体分子のC領域に位置する．また，分子C末端側にはリガンドが結合するE/F領域が存在する．この領域はAF-2（autonomous function 2）とよばれ，N端側のA/B領域からなるAF-1とともに転写促進能をもつ．多くの核内受容体ファミリーでは，AF-1はリガンドの結合にかかわらず単独で転写促進能を発揮するのに対して，AF-2はリガンド結合依存的に機能することが示されている．VDRの場合は主にAF-2により転写促進作用が進行すると考えられる．

機能・役割

転写制御機構

VDRは多くの核内受容体ファミリーと同様に二量体を形成し，RXR（retinoid x receptor：レチノイドX受容体）とのヘテロ二量体としてDNAに結合すると考えられている．RXRとともに二量体を形成する受容体は，DNA領域の5′-AGGTCA-3′を基本配列とした繰り返し配列に結合し，繰り返される2つの基本配列の間の塩基の数が，この領域に結合する受容体ヘテロ二量体の種類を決定する．

VDR/RXRヘテロ二量体は，繰り返し配列の間に3塩基あるビタミンD応答領域（vitamin D response element：VDRE）に結合し，エンハンサーとしてさらに下流に位置するプロモーターを活性化させる[3]．ここで活性型のビタミンDである$1\alpha,25(OH)_2D_3$に応答し，標的DNAに結合したVDR（-RXR二量体）は転写共役因子の介在によりRNAポリメラーゼⅡをリクルートする．それらは基本転写因子群と会合しながらプロモーター領域で複合体を形成することで，標的遺伝子の転写を制御している（図）．

生理作用

ビタミンD作用として最も古くから知られているも

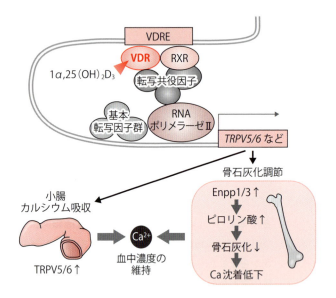

図　$1\alpha,25(OH)_2D_3$-VDRシグナルと血中カルシウム濃度の維持

$1\alpha,25(OH)_2D_3$-VDRシグナルは，小腸上皮細胞でのカルシウムチャネル *TRPV5/6* の遺伝子発現を強力に促進し，能動的なカルシウム吸収を増加させる．また，骨芽細胞ではEnpp1/3の発現を増強して，骨芽細胞周囲のピロリン酸量を増やす．ピロリン酸カルシウムが骨に沈着するのを阻害するため，骨石灰化は抑制される．

のに，小腸カルシウム吸収の増加作用がある．これは，小腸上皮細胞に発現するカルシウムチャネル TRPV5/6（transient receptor potential vanilloid 5/6）によるカルシウムイオンの経細胞輸送の増加により引き起こされる．$1\alpha,25(OH)_2D_3$-VDRシグナルは，TRPV6の発現調節領域に局在する複数のVDREに応答して，前述のように転写を増強し，作用を発揮する[4]．

また，骨の石灰化（⇒第2部2章 Keyword 2）を調節する作用が新たに見出され，骨芽細胞周囲のピロリン酸量を増加させ，石灰化を抑制する作用が確認されており，$1\alpha,25(OH)_2D_3$-VDR依存的なピロリン酸代謝酵素 *Enpp1/3*（*ecto-nucleotide pyrophosphatase/ phosphodiesterase 1/3*）遺伝子調節が報告された[5]（図）．

ビタミンD抵抗性くる病，低リン血症性くる病との関連性

前述したように，VDRは腸上皮細胞や腎尿細管上皮細胞膜に局在するカルシウムチャネル TRPV5/6 遺伝子の転写調節領域のVDREに応答して，遺伝子発現を直接強力に増加する．このため，$1\alpha,25(OH)_2D_3$-VDRのシグナルの減弱により，小腸でのカルシウム吸収は低下する．そして，血中カルシウムを維持するために骨吸収により骨から血中へのカルシウム動員が促進され，さらに骨の石灰化が障害されるため，くる病・骨軟化症（⇒第3部1章 Keyword 5）が引き起こされる．

ヒトの場合，12番染色体上の *VDR* 遺伝子の特定の領域に変異が起きると，正常な受容体機能が発揮されなくなる．すると，ビタミンD依存性くる病Ⅱ型が引き起こされ，低カルシウム血症，二次性副甲状腺機能亢進症，低リン血症とともに，著しい骨形成障害をきたす．この患者の *VDR* 遺伝子の変異の多くは，DNA結合領域とリガンド結合領域に集中している．DNA結合領域にはVDRがDNAに結合する際に必要な2つのジンクフィンガーが存在することから，ここの変異はDNAへの結合親和性の低下をもたらすと考えられる．またリガンド結合領域の変異によっても，VDRと$1\alpha,25(OH)_2D_3$との結合が障害されると考えられている．

一方，$1\alpha,25(OH)_2D_3$-VDRのシグナルが制御する作用は骨組織の細胞にとどまらず，がん細胞の増殖抑制や，免疫系細胞における直接的な炎症制御作用が確認されているため，VDRはさまざまな生理機能や疾患に関連することが指摘されている．

（増山律子）

文献

1) Baker AR, et al：Proc Natl Acad Sci U S A, 85：3294-3298, 1988
2) Yoshizawa T, et al：Nat Genet, 16：391-396, 1997
3) Haussler MR, et al：J Bone Miner Res, 13：325-349, 1998
4) Meyer MB, et al：Mol Endocrinol, 20：1447-1461, 2006
5) Lieben L, et al：J Clin Invest, 122：1803-1815, 2012

Keyword 4 ビタミンE

欧文表記：vitamin E
別名：αトコフェロール

本分子の研究の経緯

ビタミンは生体に必要な栄養素のうち，炭水化物，タンパク質，脂質以外の有機化合物であり，水溶性ビタミン（B群，C）と脂溶性ビタミン（A, D, E, K）からなる．ヒトにおいて，ビタミンは生体内で合成することができないため，主に食料やサプリメント，薬剤から摂取される．

これまでに脂溶性ビタミンであるビタミンA, D, Kに関しては，骨の恒常性維持のためにきわめて重要な作用を示すことが知られているが，同じ脂溶性ビタミンであるビタミンEの骨に対する役割は不明であった．一般的に，ビタミンEは抗酸化作用を示し動脈硬化や加齢に対して予防効果があると考えられており，サプリメントとして広く普及し摂取されている（米国では人口の10％以上が摂取している）．しかしながら，その効果に関しては，いまだ議論の余地がある．

ビタミンEの分子構造と代謝

ビタミンEは，大きくトコフェロールとトコトリエノールに分類され，さらにクロマン環に結合するメチル基の数により，それぞれ，α，β，γ，δの4種類，合計8種類の同族体が存在する．

食餌として摂取されたビタミンEは，小腸より吸収された後，カイロミクロンと結合した状態で血液中を循環し，カイロミクロンレムナントを経て肝臓に取り込まれる．肝臓に取り込まれたビタミンE同族体のうち，αトコフェロールが，選択的にαトコフェロール輸送タンパク質（α-tocopherol transfer protein：α-TTP）と結合し，その他の同族体は肝細胞内で代謝を受ける．α-TTPにより肝臓内を輸送されたαトコフェロールはVLDL（very low density lipoprotein：超低密度リポタンパク質）に取り込まれ再度血中に放出された後，LDL（low density lipoprotein：低密度リポタンパク質）を介して全身の臓器に運ばれる．すなわち，血中ならびに各組織中に存在するビタミンEの大部分はαトコフェロールであり，生体内におけるビタミンEの作用の多くはαトコフェロールによるものと考えられる．

機能・役割

抗酸化作用

生体内で生じた活性酸素やフリーラジカルは，細胞膜脂質や細胞膜タンパク質と反応し，酸化反応が連鎖的に進行することで，細胞死や細胞機能不全を生じることが知られている．これに対し生体は，防御システムとして抗酸化作用を備えており，なかでもビタミンEは中心的な役割を果たす．ビタミンEは過酸化脂質ラジカルのラジカルを捕捉し，自らがビタミンEラジカルとなり，二量体を形成することで，フリーラジカルを完全に消去することが知られている．すなわち，ビタミンEは，ラジカルによる過酸化反応の連鎖反応を抑制するラジカル捕捉型抗酸化剤として機能する．

欠乏の影響

また，先天性単独ビタミンE欠乏症の患者では運動失調と深部感覚障害，および網膜変性が認められ，その原因として，α-TTP遺伝子の変異が報告されている[1]．α-TTP欠損マウスでは，先天性ビタミンE欠損症の患者と同様に血中ビタミンEは著しく低下し，運動失調，神経筋障害，網膜変性，そして不妊が認められる．ビタミンEは元来，マウス食餌中か

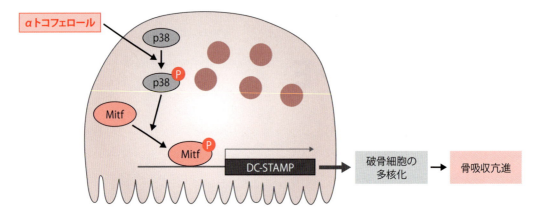

図　αトコフェロールによる破骨細胞多核化メカニズム
食餌から摂取されたαトコフェロールは，破骨細胞においてp38およびMitfのリン酸化を促進する．リン酸化されたMitfはDC-STAMPのプロモーター領域と結合することで，DC-STAMPの発現を調節し，破骨細胞の多核化を促進する．

ら取り除くと不妊症を生じることから，妊娠の維持に重要な因子として同定されたが，α-TTP欠損マウスの解析を通じて，ビタミンEは胎盤の形成に重要な因子であることが明らかとなっている．

骨代謝との関連性

ビタミンE欠損マウスでの骨量増加

藤田らは，ビタミンE欠損モデルであるα-TTP欠損マウスの骨量を計測したところ，野生型マウスより有意に増加することを報告した[2]．骨形態計測による検討では，本マウスでは骨吸収が低下しており，また，個々の破骨細胞のサイズの減少も観察された．続いて，α-TTP欠損マウスにαトコフェロール添加食を与えると，血中αトコフェロール濃度が野生型マウスと同程度まで回復するとともに，骨吸収の低下は回復し，骨量も正常化した．

さらにα-TTP欠損マウス由来の破骨細胞前駆細胞を，野生型マウスおよびα-TTP欠損マウスから採取した血清を用いて培養したところ，野生型マウスの血清では破骨細胞が正常に形成されるのに対し，α-TTP欠損マウスの血清では破骨細胞形成が低下した．また，野生型マウスから採取した破骨細胞前駆細胞をα-TTP欠損マウスの血清で培養すると，同様に破骨細胞の形成が抑制された．これらの結果は，α-TTP欠損マウスで認められた骨吸収の異常は，破骨細胞自身の異常ではなく，血中のαトコフェロール濃度の低下による二次的な異常であることを示している．

以上の検討から，血中αトコフェロール濃度によって破骨細胞の骨吸収が調節されることが示された．さらに詳細な検討により，αトコフェロールは，p38，Mitfのリン酸化を介して，破骨細胞の融合に重要なDC-STAMP（⇒第2部4章 Keyword 10）の発現を調節することで，破骨細胞の多核化を促進することが明らかとなった（図）．

ビタミンE摂取量との関係

げっ歯類

また，αトコフェロールを食餌中に添加し，野生型マウスおよびラットに8週間給餌し骨代謝に及ぼす影響を検討した結果，αトコフェロールを給餌した動物では，通常食を給餌した動物と比較して骨吸収が亢進し，骨量は約20％低下した．組織学的検討の結果，αトコフェロールを給餌した動物では，生体においても破骨細胞サイズの増加が認められた．以上から，αトコフェロールの摂取により野生型マウスやラットでは骨吸収の亢進による骨量の減少が生じることが明らかとなった．一方で，αトコフェロール以外のビタミンE同族体の投与では，げっ歯類において骨量が増加したという報告も散見されており[3,4]，今後，メカニズムの解明も含めさらなる検討が必要であると思われる．

ヒト

現在までに，ビタミンEの過剰摂取がヒトにおいても骨吸収を促進し，骨粗鬆症の原因となりうるかどうかに関しては明らかになっていない．最近，ヒトにおける疫学的検討から，αトコフェロールの摂取により血中γトコフェロール濃度が低下し，骨形成が抑制され，骨量減少を惹起する可能性が報告された[5]．本結果は，詳細なメカニズムは不明ではあるものの，ヒトにおいてもビタミンEの過剰摂取は骨粗鬆症を誘導する危険性があることを示唆している．今後は，大規模な疫学調査を通してヒトにおけるビタミンEと骨粗鬆症発生との関連性を明らかにすると同時に，骨には影響を及ぼさないが抗酸化作用を有する摂取量の検討も必要であると考えられる．

〈越智広樹，竹田　秀〉

文献

1) Ouahchi K, et al：Nat Genet, 9：141-145, 1995
2) Fujita K, et al：Nat Med, 18：589-594, 2012
3) Mehat MZ, et al：J Bone Miner Metab, 28：503-509, 2010
4) Shuid AN, et al：J Bone Miner Metab, 28：149-156, 2010
5) Hamidi MS, et al：J Bone Miner Res, 27：1368-1380, 2012

第2部 キーワード解説　骨・軟骨の機能と制御

6章　骨を制御するホルモン，サイトカイン，細胞間因子

Keyword 5

MMP / TIMP

フルスペリング：matrix metalloproteinase / tissue inhibitor of metalloproteinase
和文表記：マトリックスメタロプロテナーゼ / ティンプ

研究の経緯

マトリックスメタロプロテナーゼ（MMP）は，亜鉛（Zn）依存性の中性領域で機能するタンパク質分解酵素群の総称である．現在，MMPはコラゲナーゼをはじめとして，生体に存在するほぼすべての細胞外基質（extra cellular matrix：ECM）を分解する．

数種のMMPは，骨格系の胚発生期における軟骨内骨化から出生以降において高レベルの発現が観察され，骨・軟骨リモデリングに関与する[1]．これらMMPの骨組織における機能は，*Mmp*遺伝子欠損マウスおよびコラーゲン遺伝子変異マウスにおける解析が進められてきた．さらに，ヒトMMP遺伝子における自然変異の解析研究の結果，数種のMMPが骨系統疾患の病原因子として報告されている．MMPの阻害因子であるTIMP（tissue inhibitor of metalloproteinase）は時としてMMPと共発現を示し，これらの相互作用により，骨・軟骨組織のECM分解と代謝調節が維持されている．

分子構造

骨に最も豊富に存在するECMはⅠ型コラーゲンであり，その特異的な分解酵素であるコラゲナーゼの存在が想定されていた．その後のコラゲナーゼ分子の発見を機転として，ECM分解にかかわる酵素群であるMMPのクローニングが世界各国の研究機関で進められ，現在では25種類のMMPが存在する．

MMPはタンパク質産生の様式が異なる分泌型と膜結合型に大別される[1]．分泌型では，基本型（MMP-1, -3, -8, -10, -11, -12, -13, -19, -20, -21, -27, -28）はプロペプチド部位，酵素活性部位，ヒンジ部位，ヘモペキシン様部位から構成される基本構造を有する．最小型（MMP-7, -26）では，基本構造と比してヘモペキシン様部位を有さない．フィブロネクチン型（MMP-2, -9）では，基本構造にフィブロネクチン様部位が挿入される．膜結合型では，膜貫通型（MMP-14, -15, -16, -23, -24），GPIアンカー型（MMP-17, -25）に分類される．これらすべてのMMPは潜在型として産生され，活性化因子により活性型となる．図には骨代謝に関連するMMPを示した．

TIMPはMMPの阻害因子として4種類が報告されている．これらTIMPはMMPとの相互作用による立体的な酵素機能阻害により，すべての活性型MMPの機能阻害を示す．

機能・役割

MMPによるECM分解は，個体の発生段階から老化や死に至る各段階の組織分解に関与する．骨におけるMMPの機能や役割はいくつかの遺伝子欠損動物の研究報告に示されている．

*Mmp-9*遺伝子欠損マウスでは血管侵入の遅延が報告され，発生過程における成長板への血管侵入の遅延と，軟骨増殖層の増加と骨化遅延が認められた．*Mmp-14*遺伝子欠損マウスでは，全身の成長阻害を伴った関節，頭蓋，脊椎を中心とした骨格形成の異常が認められた[2]．MMP-14はⅠ型コラーゲンを含む広いECMの分解スペクトルを示すが，骨の主要なECMであるⅠ型コラーゲンの分解活性はコラゲナーゼであるMMP-13が高く，その解析が待たれた．筆者らは*Mmp-13*遺伝子欠損マウスを作製し，発生期における軟骨内骨化の遅延，骨・軟骨異形成の蓄積がマウスの成長に伴って進行することを報告した[3]．

これら*Mmp*遺伝子欠損マウスの表現型は基質の分

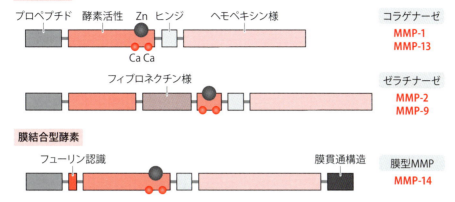

図　骨代謝に関連する主なMMP

分泌型酵素のうち，コラゲナーゼは2種（MMP-1, -13）が報告されている．基本型MMPはプロペプチド，酵素活性，ヒンジ，ヘモペキシン様の各部位から構成される．フィブロネクチン型MMPであるゼラチナーゼは2種（MMP-2, -9）が存在し，基本型にフィブロネクチン様部位が挿入される．膜結合型酵素の一種であるMT1-MMP（MMP-14）は骨細胞の細胞膜表面に存在が報告されている．（文献1をもとに作成）

解抑制の結果と考えられるが，他の生物学的要因を含めた広範囲な解析など，今後の解析が待たれる．

臨床への意義

MMPはI型コラーゲンをはじめとする骨・軟骨のECMを分解することから，ヒトの骨系統疾患における関与は顕著である．これまでに，リウマチ，変形性関節疾患，歯周病，骨折などにおける疾患発症において多種のMMPの関与が報告されている．さらに，ヒトMMPが変異した臨床知見として*MMP-2*遺伝子と*MMP-13*遺伝子の報告がある．

ヒト*MMP-2*遺伝子変異では手・足根骨周辺の骨融解やリウマチ性関節炎様の症候群が示された．本解析ではMMP-2の分解活性の消失とマトリックス分解異常を起因とする疾患発症への関与が示唆された[4]．

また，筆者らはヒトMMP-13変異において，軟骨異形成性疾患であるSEMD（spondyloepimetaphyseal dysplasia）の米国ミズリー州での亜種であるSEMDmoの関与を報告した．MMP-13プロペプチド部位の変異によるMMP-13自己活性化と自己分解の促進により，軟骨形成異常を示す疾患への関与を見出した[5]．本解析により，*MMP-13*遺伝子の変異はヒト疾患と遺伝子欠損マウスで，類似した表現型が観察された．

これらヒト解析結果による一定の法則性を見出すことは道半ばではあるが，今後の研究進展により，ヒトMMPの骨疾患への関与が明らかとなり，治療因子開発への進展を期待したい．

（稲田全規）

文献

1) Krane SM & Inada M：Bone, 43：7-18, 2008
2) Holmbeck K, et al：Cell, 99：81-92, 1999
3) Inada M, et al：Proc Natl Acad Sci U S A, 101：17192-17197, 2004
4) Martignetti JA, et al：Nat Genet, 28：261-265, 2001
5) Kennedy AM, et al：J Clin Invest, 115：2832-2842, 2005

第2部 キーワード解説　骨・軟骨の機能と制御

6章　骨を制御するホルモン，サイトカイン，細胞間因子

Keyword 6 Notch

発見と研究の経緯

　*Notch*は，羽に切り込み（notch）をもつショウジョウバエの責任遺伝子として同定されたものである．哺乳類では，ヒトT細胞性急性リンパ性白血病でみられる染色体転座の責任遺伝子がNotchのホモログであったことにより発見された．

　Notchシグナル系は無脊椎動物からヒトに至るまでよく保存されており，細胞の分化制御機構を担っている．哺乳類においても上皮・間葉系を問わずほぼあらゆる種類の細胞・組織の発生と分化を司る重要な因子として，その機能が解析されている．

分子構造とシグナル伝達

　Notchシグナルの伝達機構を図に示す．Notchは，1回膜貫通型の受容体分子として細胞膜に局在する．細胞外に存在するEGF様の繰り返し配列の部分にリガンド結合部位があり，細胞内には転写調節に関与するドメインをもつ．NotchのリガンドはDelta，Jaggedとよばれる1回膜貫通型の膜タンパク質であり，Notchと同様にEGF様の繰り返し配列をもち，これがNotchとの結合ドメインとなる．

　Notchがリガンドと結合すると，αおよびγセクレターゼによる2回のタンパク質プロセシングによりNotchの細胞内ドメイン（Notch intracellular domain：NICD）が切断され細胞膜から離脱する．NICDは活性型Notchとして働き，核内でRBPJ，MAMLなどの共役因子と転写複合体を形成して，Hesファミリーに属するHes1，Hey1などのbHLH型転写因子の転写制御を調節する．

機能と役割

　Notchシグナルは隣接する細胞間に伝達するが，一方の細胞への分化を抑制し（側方抑制），他方への分化を促進する（極性決定）モデルがショウジョウバエで示されている．哺乳類においては側方抑制や極性決定の機能は必ずしも明瞭に認められないが，Notchシグナルは幹細胞が分裂し複数の系統に分化していく過程で，その方向性を個々の細胞のレベルで制御し，幹細胞・前駆細胞と分化細胞を調和させると考えられている．そのため，細胞の種類や分化段階によって，異なる作用が観察されることがある．骨芽細胞分化においても，Notchシグナルは用いる細胞や培養条件により異なる作用を誘導する[1]．これらの現象は，Notchシグナルが骨芽細胞系の前駆細胞を維持すると同時に，骨芽細胞の最終分化を制御している可能性を示唆する．

　最近，Notchシグナル分子を骨芽細胞系細胞で特異的に制御できる遺伝子改変マウスが作製され[2,3]，Notchシグナルは，未分化な骨芽細胞系細胞の増殖を促進し，骨芽細胞分化の最終段階を制御することが示された．また，Notchシグナルが破骨細胞分化を制御することも報告されている[1]．

　Notchシグナルの標的遺伝子である*Hey1*は，BMPシグナル（⇒第2部2章 Keyword 6）の下流の遺伝子でもあり，BMP2によって発現が上昇したHey1は骨芽細胞の分化を抑制する．そのため，Hey1はBMPとNotchシグナルの両方の入力を受け，骨芽細胞の分化を抑制すると考えられる．また，他のNotch標的遺伝子である*Hes1*はRunx2（⇒第2部2章 Keyword 3）と結合して，その転写活性能を増強することが報告されている．

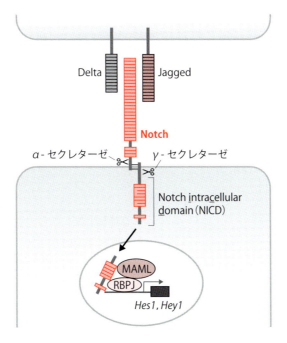

図　Notchシグナル伝達の模式図

疾患との関連性

　Notchシグナルは発生過程における体節形成とそのパターニングにも重要な役割を担っているので，Notchシグナル関連遺伝子の異常により，脊椎肋骨異骨症，脊椎側弯などの骨格異常が発症する．

　ヒトの変形性膝関節症では，正常の関節軟骨に比べてNotchのリガンドと受容体の発現が上昇することが報告されている．Hosakaらは[4]，Notchシグナルの重要なシグナル分子であるRBPJを軟骨特異的に発現阻止したマウスでは変形性膝関節症の病態が抑制され，RBPJの阻害剤であるDAPTを膝関節内に投与すると変形性膝関節症の進行を予防することを明らかにした．そのため，変形性膝関節症の成因にNotchシグナルが重要な役割を担っており，Notchシグナル分子が変形性膝関節症治療の標的分子となる可能性がある．

　われわれは骨再生の過程でCCN3の発現が著明に上昇することを見出した[5]．CCN3はNotchに結合して骨芽細胞分化を抑制するとともに，細胞外でBMP受容体に結合し，BMPシグナルの伝達を抑制し，骨芽細胞分化を抑制する．実際の骨再生過程では，CCN3とともにNotchやBMPの発現も上昇するので，骨再生過程におけるNotchシグナルのさらなる解析が期待される．

　白血病，上皮性腫瘍の発生過程でNotchが重要な役割を担っていることが多くの報告で示されている．間葉系の腫瘍では，特に骨肉腫でNotchシグナル分子の過剰発現が報告されているが，これらの腫瘍におけるNotchシグナルの役割は他の腫瘍に比べて十分に解析されていない．また，乳がんの骨転移におけるNotchシグナルの役割も注目されている．

（山口　朗，坂本　啓）

文献

1) Engin F & Lee B : Bone, 46 : 274-280, 2010
2) Engin F, et al : Nat Med, 14 : 299-305, 2008
3) Hilton MJ, et al : Nat Med, 14 : 3060-314, 2008
4) Hosaka Y, et al : Proc Natl Acad Sci U S A, 110 : 1875-1880, 2013
5) Matsushita Y, et al : J Biol Chem, 288 : 19973-19985, 2013

第2部 キーワード解説　骨・軟骨の機能と制御

6章　骨を制御するホルモン，サイトカイン，細胞間因子

Keyword 7 エフリン

欧文表記：ephrin (eph-receptor interacting protein)

発見と研究の経緯

エフリン（ephrin：<u>eph-r</u>eceptor <u>in</u>teracting protein）は細胞表面のリガンドで，受容体はEphとよばれる．

1987年にまずEPHA1がヒトの<u>erythropoietin producing hepatoma</u>細胞株からクローニングされた．さらに1994年にEPHA2（ECK）のリガンドとしてエフリンA1が親和性クローニングにより同定された．その後，ファミリーメンバーが次々と同定され，Ephは14種類，エフリンは8種類のメンバーを有する，チロシンキナーゼ型受容体・リガンドの最大のサブファミリーとなった．それぞれのノックアウトマウスの解析とヒトの悪性腫瘍における発現の解析を中心に，機能の解析が進んだ．

分子構造

エフリン

ヒトやマウスの8種類のエフリンは，エフリン-A（エフリンA1～A5）とエフリン-B（エフリンB1～B3）に大別される．

エフリン-Aは細胞内ドメインをもたず，GPI（glycosylphosphatidylinositol）アンカーによって細胞膜に結合する．エフリン-BはN末端が細胞外にある膜貫通型で，細胞質のC末端にPDZ結合モチーフをもち，さまざまなPDZドメインをもつタンパク質と相互作用する（図）．原則として，エフリン-AはEphAと，エフリン-BはEphBと親和性をもつ．例外としてエフリンA5はEphB2とも相互作用し，エフリンB2とエフリンB3はEphA4とも弱い親和性をもつ．エフリン-Aは，GPIアンカーのものだけでなく，切断された可溶性の細胞外ドメインも受容体EphAを活性化する．

受容体Eph

Ephは，細胞外にリガンド結合ドメインと，2つのフィブロネクチンIII型（fibronectin type III）ドメインをもつ．細胞内には，チロシンキナーゼドメインと，タンパク質間相互作用に働くSAMドメイン（sterile α motif）をもつ（図）．さらに，PDZ結合モチーフがC末端にある．EphB6とEphA10はキナーゼ欠損型である．

機能・役割

エフリンとEphが相互作用すると双方向性（bidirectional）のシグナルが細胞に入る．受容体Ephを発現する細胞に入るものを順（forward）シグナル，リガンドephrinを発現する細胞に入るものを逆（reverse）シグナルとよぶ．

エフリン-Ephの細胞間相互作用は，発生過程の神経系における軸索ガイダンス（神経軸索誘導）を制御し，特徴的な反発応答（repulsive response）により神経線維を反発する．また，血管の形成では，動脈内皮細胞に発現するエフリンB2と静脈内皮細胞に発現するEphB4の相互作用により，毛細血管の動静脈の接続が制御されている．肺がん，神経膠芽腫を含むさまざまな悪性腫瘍で，発現異常が悪性度と相関するエフリンやEphが多数見出されている．

骨代謝との関連性

骨形成への関与

破骨細胞に必須な転写因子NFATc1（⇒第2部4章 Keyword 7）の直接の標的遺伝子としてエフリンB2が見出された．

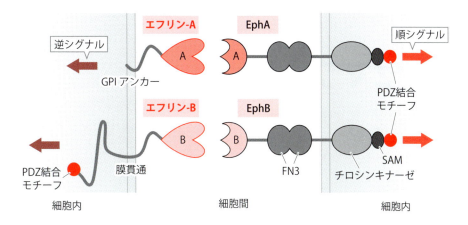

図　エフリンとEphの相互作用
エフリン-AはGPIアンカー型，エフリン-Bは膜貫通型のリガンドで，通常，エフリン-AはEphAと，エフリン-BはEphBに結合する．Ephの細胞外には，リガンド結合ドメインとフィブロネクチンIII型ドメイン（FN3）が，細胞内にはチロシンキナーゼドメインとSAMドメインがある．逆シグナルと順シグナルの双方向性のシグナルが惹起される．

　エフリンB2は破骨細胞分化に伴い発現が上昇する．受容体EphBは，破骨細胞には発現しておらず，骨芽細胞系譜でEphB4などの複数のEphB受容体が発現している．特にEphB4のリガンドは，エフリンB2に限られ，エフリンB2を介する破骨細胞への逆シグナルは破骨細胞分化を抑え，EphB4を介する骨芽細胞への順シグナルは骨芽細胞分化を促進するので，骨吸収から骨形成への移行期（カップリング）を制御していると考えられる[1]．

　その後，副甲状腺ホルモン（PTH）により骨芽細胞を刺激するとエフリンB2の発現が誘導され，骨芽細胞同士のエフリンB2・EphB4の相互作用により，骨形成が亢進することが見出された[2]．EphB4を骨芽細胞で強制発現させたマウスでは，骨折治癒が促進する[3]．骨芽細胞でもエフリンB2の逆シグナルが機能している可能性も指摘されている．また，成長板直下ではエフリンB2/EphB4がインスリン様成長因子（insulin-like growth factor type：IGF）-I・IGF-I受容体シグナルの下流で働き，骨形成を促進する[4]．

疾患との関連性

　ヒトではエフリンB1遺伝子変異により，X連鎖の頭蓋前頭鼻骨症候群（craniofrontonasal syndrome）を発症する[5]．マウスでは，骨芽細胞特異的エフリンB1欠損により，頭蓋骨および全身の骨低形成を示す．ヒトのエフリンA4遺伝子変異が，頭蓋縫合早期癒合症（craniosynostosis）で発見されており，頭蓋縫合早期癒合を示す*Twist*（＋/－）マウスにおいて，エフリンA4の発現低下が見出されている．

（松尾光一）

文献
1) Zhao C, et al：Cell Metab, 4：111-121, 2006
2) Allan EH, et al：J Bone Miner Res, 23：1170-1181, 2008
3) Arthur A, et al：Bone, 48：533-542, 2013
4) Wang Y, et al：J Bone Miner Res, 29：1900-1913, 2014
5) Twigg SR, et al：Proc Natl Acad Sci U S A, 101：8652-8657, 2004

第2部 キーワード解説　骨・軟骨の機能と制御

6章　骨を制御するホルモン，サイトカイン，細胞間因子

Keyword 8 セマフォリン

欧文表記：semaphorin

発見と研究の経緯

1993年，軸索伸長の阻害活性を有し成長円錐を退縮させる脳内タンパク質としてコラプシンが同定され，これが後にSema3Aと改名された．現在までに，約30種類のセマフォリンが線虫からヒトに至る広範な生物種において見つかっており，ウイルスのセマフォリンを含めると8つのサブファミリーでセマフォリンファミリーを形成している[1]．

Sema3Aは，反発作用をもつ神経ガイダンス因子として発見された背景から，個体発生過程における神経回路の形成にかかわる機能が中心的に研究されてきたが，現在では，多くのセマフォリンが免疫系，器官形成，血管形成，がんの進展など，神経系以外への関与も明らかになってきている[1]．骨組織においては，Sema3A，Sema3B，Sema3E，Sema4D，Sema6D，Sema7Aなどが骨代謝に関与する可能性が示されている．

分子構造

セマフォリンファミリーに属するタンパク質は，共通して細胞外領域に約500アミノ酸残基からなるSemaドメインとよばれる領域をもつが，Semaドメインに続くC末端領域の構造上の違いにより8つのサブクラスに分類される．脊椎動物に発現するセマフォリンはクラス3〜7であり，それらのうち，クラス3セマフォリンは分泌型，クラス5，6は膜1回貫通型，クラス7はGPIアンカー型として発現する．クラス4セマフォリンも膜型で発現するが，免疫応答に伴い膜表面でタンパク質分解により切断されて可溶性タンパク質としても機能することが知られている．

機能・役割

これまでセマフォリンシグナルにかかわるさまざまな分子の骨組織での機能が報告されている（図）．そのなかでも特に重要な役割を担っているのがSema3AとSema4Dである．

Sema3A

Sema3Aは骨芽細胞系列の細胞によって恒常的に産生され，破骨細胞前駆細胞上に存在する受容体Nrp1（neuropilin-1）とA型Plexinを介して破骨細胞分化を抑制する[2]．さらに，Sema3Aは骨芽細胞自身にも作用し，古典的Wnt経路（⇒第2部2章Keyword 9）の活性化を介して骨芽細胞分化促進能を有することから，骨吸収を抑制しつつ骨形成を促進することで，骨芽細胞が骨形成を遂行するためにSema3Aを分泌していると考えられる．

また，近年の報告では，神経細胞に発現するSema3Aが感覚神経の骨への発生を制御することで骨の恒常性維持にかかわっていることも報告されている[3]．

Sema4D

Sema4DはRANKL刺激によって破骨前駆細胞および破骨細胞から産生され，骨芽細胞上に存在する受容体Plexin-B1によって認識され，骨芽細胞の運動能を制御するとともに骨形成能を抑制する[4]．Sema4d欠損マウスの骨組織では，野生型と比べて破骨細胞近傍に多数の骨芽細胞が存在して骨形成が亢進していることから，破骨細胞が骨吸収を十分に行うためにSema4Dを発現して，骨吸収部位近傍への骨芽細胞の侵入や骨形成を抑制すると考えられる．

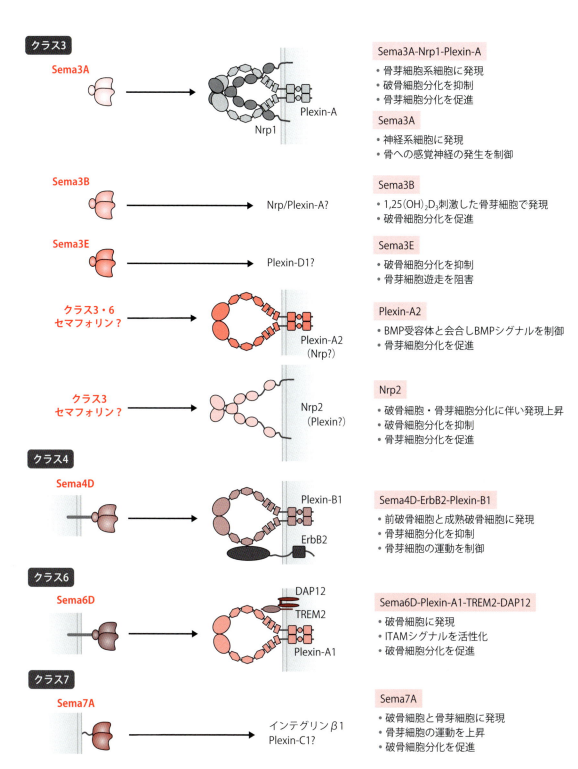

図　骨代謝制御におけるセマフォリン
多様なセマフォリンファミリーとそれらの受容体が骨代謝制御において破骨細胞や骨芽細胞に作用することで重要な役割を担っている．

疾患との関連性

　Sema3Aリコンビナントタンパク質をマウスに投与すると、破骨細胞分化抑制活性と骨芽細胞分化促進活性を同時に発揮し、カップリング作用の影響を受けにくい骨形成促進剤となりうることが期待されている[2]. また、ヒトではクラス3セマフォリン受容体の1つであるPLXNA2の多型が閉経後女性における骨塩量や骨折リスクと相関していることも報告されている。

　一方、Sema4Dに関しては卵巣摘出術によるマウス閉経後骨粗鬆症モデルに抗Sema4D抗体を投与すると、エストロゲン低下による骨量減少（⇒第2部6章 Keyword 2）が予防できるだけでなく、一度減少した骨量を回復させる効果が得られている[4]. また、最近の報告では、骨組織特異的にsiRNAをデリバリーするシステムを使用して、Sema4Dに対するsiRNAを投与する方法も示されている[5]. 現在、米国で関節リウマチや進行性固形がんなどに対する抗Sema4D抗体の臨床試験が進行しており、免疫系やがんなどでの機能もあわせて炎症性骨破壊やがん骨転移などに対する新規治療法となる可能性がある。今後、セマフォリンシグナルを標的とした、さらなる治療戦略の研究が期待される。

　　　　　　　　　　　　　　　　　　（林　幹人）

文献

1) Worzfeld T & Offermanns S：Nat Rev Drug Discov, 13：603-621, 2014
2) Hayashi M, et al：Nature, 485：69-74, 2012
3) Fukuda T, et al：Nature, 497：490-493, 2013
4) Negishi-Koga T, et al：Nat Med, 17：1473-1480, 2011
5) Zhang Y, et al：J Bone Miner Res, 30：286-296, 2015

第2部 キーワード解説　骨・軟骨の機能と制御

6章　骨を制御するホルモン，サイトカイン，細胞間因子

Keyword 9　Cthrc1

フルスペリング：collagen triple helix repeat containing 1

発見と研究の経緯

　Cthrc1は，血管が障害されると発現誘導する遺伝子として同定され，細胞の移動を刺激する分泌性糖タンパク質であることが報告された[1]．また，マウス胚の発生過程において脊索と内耳で特異的に発現する遺伝子としてもCthrc1が同定され，WntおよびWnt共受容体であるRor2とFrizzledに結合しWnt-PCP経路（⇒第2部4章Keyword 9）を活性化することがわかった[2]．

　われわれは，破骨細胞が骨吸収時に特異的に発現上昇する遺伝子としてCthrc1を同定した．そして骨芽細胞に働き，骨形成を促進することで，骨リモデリング（⇒第1部5）において骨吸収から骨形成へのカップリング（共役）機構を制御するカップリング因子として機能することを実証した[3]（図）．

分子構造

　Cthrc1タンパク質は，N末端にシグナル配列をもち，合成されたペプチドが糖鎖の付加を受けたのち細胞外へ分泌される．ヒトとマウスともに213個のアミノ酸からなる約28 kDaの分泌性糖タンパク質であり，中央よりN末端側にGly-X-Yの12回の繰り返し構造からなるコラーゲン様領域をもつが，全体としては他に相同性のあるタンパク質は存在しない．C末端はアディポネクチンと構造的類似性を示し，補体のC1qファミリーに属することが知られている．Cthrc1は，内部に10個のシステイン残基，およびコラーゲン様領域をもつことから，アディポネクチンと同様に二量体，三量体，および多量体を形成する[1][3]．

発現特異性

　線維芽細胞株であるNIH3T3細胞をTGF-βやBMP4で処理するとCthrc1遺伝子の発現が上昇する[1]．また，軟骨前駆細胞株であるATDC5細胞をBMP2で処理すると発現上昇し，骨芽細胞株であるMC3T3-E1細胞では恒常的にCthrc1遺伝子を発現する[4]．

　マウス胎生期においては，中脳，耳嚢，脊索や内耳の有毛細胞で発現が認められ[2]，生後は脳と成長軟骨で発現するが[3][4]，成体期には軟骨での発現は減少し，骨吸収する破骨細胞で発現するようになる[3]．破骨細胞におけるCthrc1の発現は骨吸収に依存し，象牙片スライスやハイドロキシアパタイト上で破骨細胞を培養したときにのみCthrc1の発現が強く誘導され，その発現はアレンドロネートやカルシトニンなどの骨吸収抑制剤で低下する[3]．また，破骨細胞にカルシウムを添加してもその発現は上昇する[3]．

機能・役割

　Cthrc1のグローバルノックアウト（gKO）マウスは骨芽細胞数が減少し低骨量を発症し，Ⅰ型コラーゲンプロモーターを用いて骨芽細胞でCthrc1を過剰発現するトランスジェニックマウスは高骨量を呈することが報告された[4]．われわれは，カテプシンK-creマウスを用いて破骨細胞特異的にCthrc1をKOしたコンディショナルノックアウト（cKO）マウスおよびgKOマウスを作製し，両方のマウスが低骨量を呈することを示した[3]．Cthrc1 KOマウスのそれ以外の表現型はほぼ正常と思われるが，筋肉と肝臓内のグリコーゲン量と脂肪が増加するという報告がある[5]．Cthrc1はWnt-PCP経路を活性化することから，平面

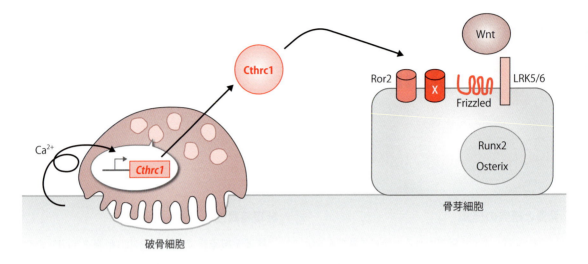

図　Cthrc1は活性化破骨細胞が産生し骨芽細胞分化を促進する
破骨細胞が活性化され骨吸収すると，骨基質中のカルシウムが遊離し，破骨細胞に働きCthrc1遺伝子の転写活性を促進する．分泌されたCthrc1は骨芽細胞上の未同定受容体（X）に作用し，Wntの共受容体からのシグナルとともに骨芽細胞分化を刺激することで骨形成を促進する[3]．Cthrc1はWntおよびその共受容体であるRor2やFrizzledと結合することが知られている[2]．

内極性に関与する遺伝子である*Vangle2*のヘテロ変異体と*Cthrc1* gKOマウスを掛けあわせると，中脳で神経管閉鎖不全が起き内耳蝸牛管内の有毛細胞の配向パターンの乱れが観察された[2]．

また，破骨細胞特異的*Cthrc1* cKOマウスに骨吸収因子であるRANKLを投与すると，一過的な骨吸収後にみられる骨形成に障害があり，野生型コントロールマウスにみられるRANKL投与2カ月後の骨量の回復がcKOマウスでは遅延することから，Cthrc1が骨吸収から骨形成のリレーに働くカップリング因子であるとわれわれは結論づけた[3]．

Cthrc1の特異的な受容体は今のところ同定されてないが，Wntの共受容体と結合することや，細胞の遊走活性においてWntリガンドとの相乗効果が認められることなどから，Wntシグナル伝達経路とのクロストークが予想される[2,3]．

これまでの研究報告を総合すると，Cthrc1は細胞が障害を受けたり再構築をする際に発現誘導され，近傍の細胞に働き遊走活性を高めたり，細胞分化を促進することによって組織の恒常性を維持する働きがあると考えられる．

疾患との関連性

成体マウスにおいて*Cthrc1*の遺伝子発現は脳と骨に限局し，骨においては骨芽細胞ではなく破骨細胞が主な産生細胞である[3]．Cthrc1の骨での発現は加齢とともに低下し，Cthrc1を過剰に発現するトランスジェニックマウスでは加齢に伴う骨量低下が抑制される[3,4]．しかしながら，骨粗鬆症など代謝性骨疾患におけるCthrc1の機能についてはわかっていない．また，Cthrc1は多くの腫瘍組織や筋ジストロフィー患者の筋肉で高発現することが報告されているが，これらの疾患とCthrc1の作用機序に関しても詳しいことはわかっていない．さらに，Cthrc1の特異的抗体を用いた実験から腫瘍細胞そのものには発現が認められず，腫瘍組織の内部やまわりに存在するストローマ細胞がCthrc1を高発現することが報告された[5]．

なお，正常ヒト血清中のCthrc1量は検出限界以下であり，糖尿病，炎症や感染などにより上昇するとの報告があるが[5]，それらの疾患とCthrc1との関連性も今のところ不明である．

〔竹下　淳〕

文献

1) Pyagay P, et al：Circ Res, 96：261-268, 2005
2) Yamamoto S, et al：Dev Cell, 15：23-36, 2008
3) Takeshita S, et al：J Clin Invest, 123：3914-3924, 2013
4) Kimura H, et al：PLoS One, 3：e3174, 2008
5) Duarte CW, et al：PLoS One, 9：e100449, 2014

第2部 キーワード解説　骨・軟骨の機能と制御

6章　骨を制御するホルモン，サイトカイン，細胞間因子

Keyword 10

TGF-β

フルスペリング：transforming growth factor β
和文表記：トランスフォーミング増殖因子β

発見と研究の経緯

　TGF-βはもともと，正常線維芽細胞を形質転換させる活性を有する因子として同定されたものであるが，現在では増殖，分化，機能制御など非常に多機能な因子として知られている．哺乳類ではTGF-β1，TGF-β2，TGF-β3の3つが存在する．TGF-βは骨基質中に豊富に存在するサイトカインとして知られ，骨吸収の際に骨基質から放出される古典的なカップリング因子で，骨芽細胞分化や骨の発生に重要であると考えられている[1]．

分子構造

　TGF-βはアクチビンやBMP（bone morphogenetic protein⇒第2部2章Keyword 6）などとTGF-βファミリーを構成している．3つのTGF-βは非常に似通った一次構造をもち，巨大な前駆体として合成される．この前駆体はシグナルペプチドとN末端側のLAP（latency-associated protein），C末端側の成熟TGF-βからなり，ゴルジ体でプロテアーゼによって切断されることでLAP二量体とTGF-β二量体が形成され，その後，互いに非共有結合し，潜在型TGF-β複合体を形成する．この潜在型複合体はそのまま分泌されるか，もしくはLTBP（latent-TGF-β-binding protein）とさらに結合して分泌される．LTBPとの結合は，TGF-βの細胞外マトリックスへの局在に重要であると考えられている．

　TGF-βは潜在型のままではTGF-β受容体に結合できず，LAPやLTBPから活性化型TGF-βが遊離されることが必要である．骨では主に骨芽細胞がTGF-βを産生して骨基質に埋め込まれ，破骨細胞による骨吸収の際に放出・活性化されると考えられている[1]．

　TGF-βはTGFβRⅡに結合してTGFβRⅠとの四量体形成を促進し，TGFβRⅡがTGFβRⅠの細胞内領域をリン酸化することでTGFβRⅠがSmadをリン酸化できるようになり，細胞内にシグナルを伝える．

機能・役割

　骨において，TGF-βは発生期と成体のどちらにおいても重要な役割を担っている．

骨形成への関与

　*Tgfb2*と*Tgfb3*の二重欠損マウスは肋骨の欠損から胎生早期に致死となる[2]．また，*Tgfbr1*のDermo1-Creによるコンディショナル欠損マウスや*Tgfbr2*のPrrx1-Creによるコンディショナル欠損マウスの解析から，骨芽前駆細胞から骨芽細胞への分化や増殖に重要であり，これらのマウスでは正中線の癒合障害や長管骨，頭蓋骨や関節の形成異常がみられることが示された[2]．すなわち，TGF-βは膜性骨化，軟骨内骨化のどちらにも重要な役割を果たしていると考えられる．

カップリングへの関与

　一方，TGF-βは骨リモデリング過程においても重要な役割を果たしており，破骨細胞による骨吸収で放出・活性化されたTGF-βが，骨髄間葉系幹細胞の骨吸収部位への遊走と骨芽細胞系列へのコミットメントに重要な役割を果たす古典的なカップリング因子であることが明らかにされている[1]（図）．

　*Tgfb1*の欠損マウスでみられる重篤な自己免疫疾患を回避するために作製された*Tgfb1*と*Rag2*のダブルノックアウトマウスでは，骨吸収部位への間葉系幹細胞の動員と骨芽細胞分化が減少しており，その結

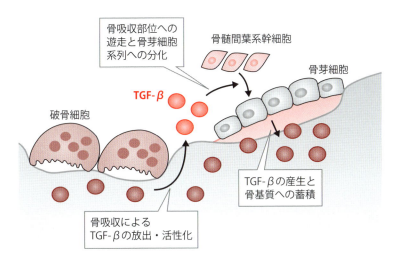

図　TGF-βによる骨リモデリング制御機構

果，骨量低下に至っていることが示された．また，TGFβRⅡが副甲状腺ホルモン（PTH）の受容体であるPTH1RとPTH依存性に結合し，PTH1R細胞内領域のリン酸化によりTGFβRⅡとPTH1Rを細胞内在化させることで両シグナルを調節していることも示されている[3]．

疾患との関連性

TGF-βはがん化，転移，免疫系，代謝性疾患，動脈硬化，腎疾患，線維症など非常にさまざまな病態にかかわることが知られている．骨系統疾患では，CED（Camurati-Engelmann disease）とよばれる長管骨や頭蓋骨の過剰な膜性骨化を主徴とするまれな疾患の責任遺伝子座が，TGFB1のコード領域を含む第19番染色体上にあることが示された[4][5]．これらの報告での変異解析から，TGF-β1のシグナルペプチド内とLAPドメイン中の複数の変異が見つかっている．これらの変異TGF-β1は正常型に比べて成熟型TGF-β1がLAPから遊離しやすく，骨微小環境中の活性化型TGF-β1の量が高いことがこの病態の一因であると考えられている．さらに，線維性結合組織の異常により発生するマルファン症候群やそれと類似した病態を示す一部患者では，TGFβR中に変異が見つかっている．また，最近，過剰なTGF-βシグナルがⅠ型コラーゲンの変異などで発症する骨形成不全症においてもみられることが報告され，TGF-βをターゲットとした治療応用が期待されている[6]．

現在，TGF-βシグナルをターゲットとした創薬としては，非常に多くのモノクローナル抗体やアンチセンスオリゴヌクレオチド，低分子化合物などが開発されており，線維症やがんなどへの治療応用が検討されている[7]．TGF-βは非常に多機能であることから，副作用を慎重に見極めることが治療法の確立に重要であると考えられる．

〈林　幹人〉

文献

1) Tang Y, et al：Nat Med, 15：757-765, 2009
2) Chen G, et al：Int J Biol Sci, 8：272-288, 2012
3) Qiu T, et al：Nat Cell Biol, 12：224-234, 2010
4) Janssens K, et al：Nat Genet, 26：273-275, 2000
5) Kinoshita A, et al：Nat Genet, 26：19-20, 2000
6) Grafe I, et al：Nat Med, 20：670-675, 2014
7) Akhurst RJ & Hata A：Nat Rev Drug Discov, 11：790-811, 2012

第2部 キーワード解説　骨・軟骨の機能と制御

6章　骨を制御するホルモン，サイトカイン，細胞間因子

Keyword 11 IGF

フルスペル：insulin-like growth factor
和文表記：インスリン様成長因子

発見と研究の経緯

IGF（インスリン様成長因子）はインスリンと配列が高度に類似したポリペプチドであり，IGF-1とIGF-2の2種が知られている．

IGF-1は成長ホルモン（GH）による刺激の結果，主に肝臓で分泌され，ソマトメジンCともよばれる．人体のほとんどの細胞，特に筋肉，肝臓，腎臓，神経，皮膚，肺，そして骨の細胞はIGF-1の影響を受ける．IGF-1は血糖値を低下させるといったインスリン様効果に加え，細胞成長と発達，そして細胞のDNA合成を調節する．

機能・役割

IGFは，インスリン受容体，IGF-1受容体，IGF-2受容体，インスリン関連受容体に結合する．また，他の受容体にも結合することが示唆されている．IGF-1とIGF-2は，IGF-1受容体に強力に結合してこれを活性化させることに加え，インスリン受容体とも弱く結合する．

IGF-1とIGF-2は，IGF結合タンパク質（IGFBP）として知られる遺伝子ファミリーにより調節を受ける．これらのタンパク質は，IGFの受容体への結合を助け，IGFの半減期を伸ばすことでIGF作用の促進に働く一方，IGF-1受容体への結合を妨害する複合体となってIGFの抑制にも働き，作用の調節を行っている．また，IGFを媒介しない，IGF結合タンパク質自身の機能も提唱されている．近年までに，6つのIGF結合タンパク質（IGFBP1〜6）が知られている．

最近，IGFが加齢に重要な役割を果たしていることが注目されている．加えて，がんや糖尿病のような

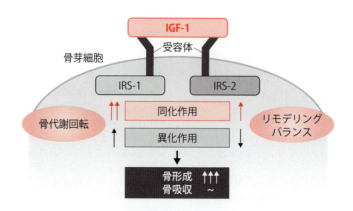

図　IRS-1とIRS-2の異なった骨代謝調節機構
IRS-1が骨形成と骨吸収をともに上昇させることで骨代謝回転の維持に重要なシグナルであるのに対し，IRS-2はこの両者のバランスを骨形成優位の状態に保持するために重要なシグナルである．両シグナルの総和として，IGF-1による強力な骨形成促進作用が実現される．

疾患で重要な役割をもつことが明らかにされ始めている.

疾患との関連性

　骨組織においては，IGF-2よりもIGF-1の方が強力な骨代謝調節因子として重要である．IGF-1は骨芽細胞によって産生され，骨基質中に多量に蓄積されている成長因子で，軟骨細胞，骨芽細胞の増殖，分化および基質合成を促進する．IGF-1の発現は種々の全身因子・ホルモンによって調節される．IGF-1が生理作用を示すためには，標的細胞表面のIGF受容体に直接結合しなければならない．受容体に結合したIGF-1は，その下流のアダプター分子であるインスリン受容体基質-1および-2（IRS-1および-2）をリン酸化することによってシグナルを伝達する.

　われわれはIRS-1および-2のノックアウトマウスの骨組織の検討を行った．IRS-1ノックアウトマウスでは骨形成，骨吸収ともに著明に抑制されており低骨代謝回転を呈したことより，IRS-1を介するシグナルは骨代謝回転の維持に必須であることが明らかとなった[1]．一方，IRS-2ノックアウトマウスでは骨形成の低下の他に骨吸収の亢進（アンカップリング）がみられ，IRS-2シグナルは骨吸収の抑制にも働いていることが示された[2]．これらより，IRS-1および-2作用の総和として，IGF-1は骨吸収を変えないで骨形成を促進するシグナルであることが明らかとなった（図）.

（川口　浩）

文献
1) Ogata N, et al：J Clin Invest, 105：935-943, 2000
2) Akune T, et al：J Cell Biol, 159：147-156, 2002

第2部 キーワード解説
骨・軟骨の機能と制御
6章　骨を制御するホルモン，サイトカイン，細胞間因子

Keyword 12 FGF

フルスペル：fibroblast growth factor
和文表記：線維芽細胞増殖因子

発見と研究の経緯

FGF（線維芽細胞増殖因子）は，ヒトでは22種類（ヒトFGF-15のマウス相同分子種であるFGF-19を別種とすれば，23種類）が同定されており，そのすべてが構造類似性をもつシグナリング分子として知られている．FGF-1～10は，すべてFGF受容体と結合する[1]．FGF受容体はFGFR1～4の4種が知られている．

機能・役割

脊椎動物と無脊椎動物の両方においてFGFの機能はきわめて重要であり，発生の過程でFGFの機能に何らかの問題があると，発達障害にまで影響が及ぶ．また，血管の成長促進に働く他，創傷の治癒においても重要な役割を果たす．FGF-1とFGF-2は血管形成と線維芽細胞の増殖作用を刺激し，創傷治癒の初期段階で傷の空間を埋める肉芽組織をつくる．

疾患との関連性

FGFの骨格における重要性は，Pfeiffer，Apert，Crouzon，Jackson-Weiss症候群などの骨格形成に異常をきたす骨系統疾患の多くがFGF受容体（FGFR）の遺伝子変異によることからも明らかである．なかでも特に注目に値するのは，成長軟骨の障害により小人症をきたす代表的な疾患である軟骨無形成症（achondroplasia）および致死性異骨栄養症（thanatophoric dysplasia）のⅡ型が，FGFR3の変異に起因していることである．以上の事実より，FGFシグナルが発生段階および成長期における骨軟骨形成の制御に重要な役割を果たしていることがわかる．

FGF-2の骨形成作用：動物モデル

FGF-2は骨基質中に豊富に存在する．さまざまな動物モデルにおいて，移植脱灰骨基質，自家骨，人工骨の内部および周囲への骨誘導がリコンビナントヒトFGF-2（rhFGF-2）の局所投与によって促進されることが，現在までに複数の施設から報告されてきた．われわれも，rhFGF-2の骨折治癒促進作用および海綿骨内骨形成促進作用についての検討を行ってきた．rhFGF-2の骨折部への単回局所投与は，正常および骨折治癒遷延モデルであるストレプトゾトシン誘発糖尿病ラットの腓骨，およびウサギの脛骨の骨折治癒を促進した[2]．またわれわれは，rhFGF-2の骨折治癒促進効果が霊長類でも強力に認められることを報告している．対照群の10例ではそのうちの4例が偽関節になったが，ゼラチンゲルを担体としたrhFGF-2（0.2 mg）投与群10例では全例に骨癒合がみられた[3]．rhFGF-2の骨形成促進作用は海綿骨投与の場合にも強力にみられ，投与後4週で正常および卵巣摘出による骨粗鬆症ラットおよびウサギの腸骨，大腿骨遠位部における骨量を増加させることを報告した．卵巣摘出動物において，rhFGF-2は投与後3日以内に骨梁表面の細胞を増殖させ，2週以内に類骨形成を促進し，8週以内に偽手術動物よりも有意に多くの石灰化骨を形成した．その後，正常のリモデリング過程をたどり，24週後においても偽手術動物と同程度の骨量を維持した．また，rhFGF-2は，局所投与のみならず全身投与した場合でも特に骨内膜側の骨量を増やすことが報告されている．

FGF-2による骨形成作用のメカニズム

FGF-2は骨，特に骨芽細胞系の細胞によって合成されることが知られており，前述のような*in vivo*で

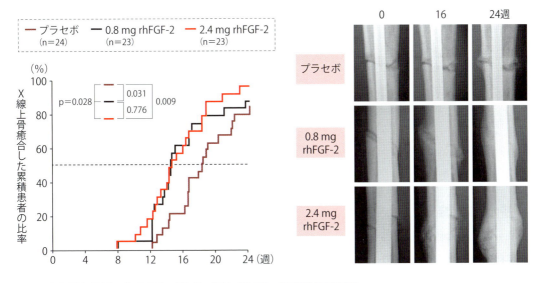

図　脛骨骨幹部骨折におけるランダム化プラセボ対照二重盲検比較試験
左のグラフは，術後のX線での骨癒合患者率の時間経過を示す（Kaplan-Meierカーブ）．rhFGF-2含有の2群では骨癒合した患者の割合はプラセボ群よりも有意に高かった（低用量群 p = 0.031 および高用量群 p = 0.009 vs. プラセボ群）．骨癒合するまでの期間（中間値，点線）は，プラセボ群では18.3週であったが，低用量群および高用量群ではともに14.4週であった．低用量群と高用量群の間に有意差はなかった（p = 0.776）．右は，代表症例のX線像を示す．rhFGF-2含有の2群では16週で仮骨形成がみられ24週で骨癒合が完成しているが，プラセボ群では24週でも骨が癒合していない．（文献4より転載）

みられるFGF-2の骨形成促進作用のメカニズムについて，骨芽細胞系細胞の増殖，分化，基質合成の観点からいくつかの*in vitro*の検討がなされている．われわれは，FGF-2がとりわけ未分化な骨芽細胞前駆細胞，骨髄間質細胞に対して強力な細胞増殖促進作用を呈することを示した．一方，FGF-2の骨芽細胞系細胞の分化・基質合成，特にコラーゲン合成に対する効果については抑制ということで一致をみているようである．以上より，FGF-2の骨折治癒過程における役割は，初期の段階における未分化な間葉系細胞に対する増殖促進作用が大きく，その後の細胞分化や基質合成は他の，例えばTGF-βやBMPsなどを含む，ある連続性をもつサイトカインカスケードを介して促進されているものと推測される．

臨床応用

前述の複数の動物モデルにおけるrhFGF-2の骨形成作用に基づいて，われわれはrhFGF-2ゼラチン製剤の骨折に対する効果をランダム化プラセボ対照二重盲検比較試験によって検討した（図）．主要アウトカムであるX線上骨癒合した症例の割合は，rhFGF-2含有の2群でプラセボ群よりも有意に高かった．低用量群と高用量群の間に有意差はなかった．rhFGF-2含有の2群では，骨癒合に要する日数（中間値）をプラセボ群に対して約4週間短縮した[4]．以上より，rhFGF-2ゼラチン製剤局所投与の脛骨骨幹部骨折に対する有効性および安全性が示された．

本検討により，rhFGF-2の骨形成促進作用が安全かつ有効に臨床応用可能であることが世界に先駆けて明らかとなった．骨折治癒促進以外にも，骨粗鬆症患者の骨折予防のための海綿骨内局所投与，骨欠損部への骨充填剤などへの臨床応用に向けての発展が期待される．

（川口　浩）

文献

1) Thomas KA：FASEB J, 1：434-440, 1996
2) Kawaguchi H, et al：Endocrinology, 135：774-781, 1994
3) Kawaguchi H, et al：J Clin Endocrinol Metab, 86：875-880, 2001
4) Kawaguchi H, et al：J Bone Miner Res, 25：2735-2743, 2010

第2部 キーワード解説　骨・軟骨の機能と制御

6章　骨を制御するホルモン，サイトカイン，細胞間因子

Keyword 13 インテグリン

欧文表記：integrin

本分子の研究の経緯

インテグリンは細胞表面に発現する細胞−細胞間あるいは細胞−細胞外基質（ECM）間の接着過程を司る分子である．1984年にPierschbacherとRuoslahtiは，ECMタンパク質の1つであるフィブロネクチンにRGD（Arg-Gly-Asp）という3つ組のアミノ酸配列が存在し，この配列が細胞接着に重要であることを明らかにし，それを認識する細胞表面の接着分子としてインテグリンを同定した[1]．

インテグリンを介する情報伝達系は，胎発生，リンパ球の集簇と活性化，血小板の凝集と止血機構，骨吸収，メカニカルストレスへの応答，細胞のアポトーシス，腫瘍細胞の増殖・転移といったさまざまな細胞機能，生命現象に関与している．

機能・役割

インテグリンは分子量130〜160 kDのα鎖と90〜140 kDのβ鎖の2つの異なるサブユニットからなる膜貫通型の糖タンパク質で，ECMタンパク質と結合する大きな細胞外領域と1回の膜貫通領域および非常に短い細胞内領域からなっている．この小さな細胞内領域にはリン酸化酵素活性（キナーゼ活性）はなく，その点がセリン・スレオニンキナーゼ活性を有するTGF-β受容体（⇒第2部6章 Keyword 10）やチロシンキナーゼ活性を有するM-CSF受容体（c-Fms）（⇒第2部4章 Keyword 4）などと特徴を異にしている．

しかしインテグリンを介して細胞がひとたびECMに接着すると，細胞内カルシウムの上昇，イノシトールリン脂質代謝の亢進，チロシンリン酸化といった細胞内シグナル伝達系が惹起され，それとともにタリン（talin），パキシリン（paxillin），ビンキュリン（vinculin），テンシン（tensin）といったタンパク質が集簇・会合し，細胞骨格のダイナミックな再構成，細胞伸展，遊走，生存といった現象が生じる（図）[2]．

分子構造

これまで18のαサブユニットと8のβサブユニットが見出されているが，それぞれのαサブユニットはすべてのβサブユニットと二量体を形成できるわけではなく，ペアを組めるβサブユニットは限定されている．例えばα_vサブユニットはβ_1，β_3，β_5，β_6，β_8と，またβ_1はα_v，α_1，α_2，α_3，α_4，α_5，α_6，α_7，α_8，α_9と二量体を形成する．18のαサブユニットと8のβサブユニットが存在するにもかかわらず，インテグリンとしては24種類にとどまっているのはそのためである[3]．

さらにαとβの組み合わせによって，どのECMタンパク質と結合できるのかというリガンド特異性も規定されている．例えば$\alpha_v\beta_3$インテグリンはビトロネクチン，オステオポンチン，骨シアロ酸含有タンパク質と結合できる一方で，$\alpha_v\beta_1$はビトロネクチン，フィブロネクチンと結合する．

インテグリンとECMタンパク質との結合様式の基本はRGD配列をインテグリンが認識するものである．その一方でRGD配列に依存しない結合や，またβ_2インテグリンではα_L，α_M，α_Xなどとペアを組み，ICAM（intercellular adhesion molecule）のような他の細胞接着分子と結合し細胞−細胞間の相互作用にも関与している．

骨疾患における機能・役割

破骨細胞の機能発現における$\alpha_v\beta_3$インテグリンの

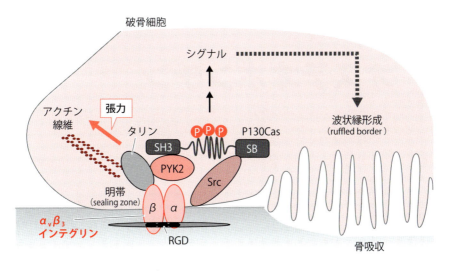

図　破骨細胞のシグナル伝達[2]
破骨細胞が$α_vβ_3$インテグリンを介して骨を認識すると，チロシンリン酸化酵素であるc-SrcやPYK2の活性化，アダプター分子であるp130Casのチロシンリン酸化が生じる．さらにタリン，パキシリン，ビンキュリン，テンシンといったタンパク質が集簇・会合し，細胞骨格のダイナミックな再構成を経て波状縁の形成・骨吸収に至る．

重要性が初めて明らかにされたのは1989年である．Hortonらのグループは，破骨細胞に対するモノクローナル抗体（13C2）が破骨細胞の骨吸収を*in vitro*で抑制することを報告したのであるが，後にこの抗体の抗原が$α_vβ_3$インテグリンであることが明らかになったのである．その後，RGD配列を含んだペプチドや$α_vβ_3$に対する中和抗体が*in vitro*, *in vivo*で骨吸収を抑制するという報告が続き，彼らの知見が確認された．さらに$β_3$インテグリン欠損マウスにおいて破骨細胞機能が低下し，遅発性の大理石骨病を呈することが報告されたことで，骨吸収における$α_vβ_3$インテグリンの関与が決定的となった[4]．

破骨細胞が$α_vβ_3$インテグリンを介して骨を認識した後，細胞内ではさまざまなシグナル伝達系が惹起されるが，なかでもチロシンリン酸化経路の関与は重要である．細胞接着を契機にチロシンリン酸化酵素であるc-SrcやPYK2の活性化，さらにはアダプター分子であるp130Casのチロシンリン酸化が生じる（図）．これらの分子をそれぞれ欠損させたマウスでは，症状の重症度は異なるものの破骨細胞の機能不全による大理石骨病が発症することから，チロシンリン酸化の破骨細胞機能への関与が決定的となった[2]．

疾患との関連性

このように$α_vβ_3$インテグリンが破骨細胞による骨吸収において重要な役割を果たしていることに異論はない．そのため$α_vβ_3$は骨吸収抑制剤開発の標的分子として注目を集めており，実際，抗体製剤やペプチド製剤の他に非ペプチド性の$α_vβ_3$経口阻害薬も開発され，その閉経後骨粗鬆症に対する治療効果が確認されている[5]．さらに$α_vβ_3$阻害剤が腫瘍増殖に伴う血管新生を阻害することも明らかになっており，今後$α_vβ_3$が骨粗鬆症のみならず，悪性腫瘍の増殖・転移への標的分子にもなりうることが期待されている．

（仲村一郎）

文献

1) Pierschbacher MD & Ruoslahti E：Nature, 309：30-33, 1984
2) Nakamura I, et al：Mod Rheumatol, 22：167-177, 2012
3) Hynes RO：Cell, 110：673-687, 2002
4) McHugh KP, et al：J Clin Invest, 105：433-440, 2000
5) Murphy MG, et al：J Clin Endocrinol Metab, 90：2022-2028, 2005

第2部 キーワード解説　骨・軟骨の機能と制御

6章　骨を制御するホルモン，サイトカイン，細胞間因子

Keyword 14 オステオポンチン

フルスペリング：osteopontin (OPN)
別名：BSP1 (bone sialoprotein 1) / ETA1 (early T-cell activation 1) / SPP1 (secreted phosphoprotein 1)

本分子の研究の経緯

　オステオポンチン（OPN）は発見された経緯により，骨特異的に存在するシアロタンパク質BSP1，活性化T細胞で発現するETA1，分泌型リン酸化タンパク質SPP1などの名称が付けられている．Heinegardらは OPN の遺伝子をクローニングし，このなかに含まれる RGD（Arg-Gly-Asp）配列によりインテグリンと結合して細胞接着にかかわることを発見し，フランス語の橋を表わす pont と骨を表す osteo とを結合してオステオポンチンと名付けた．多くの名称があることからもわかるとおり，OPN はさまざまな組織・細胞に発現し，多面的な分子としての活性をもつ．本稿においては，その骨における役割を中核として概観する．

分子構造

　OPN は骨における非コラーゲン性タンパク質の一種である．非コラーゲン性タンパク質は骨のタンパク質の約1割を構成するが，OPN はさらにその約1割を成し，骨基質において比較的大量に存在するタンパク質である．

　OPN の遺伝子は，ヒトでは第4染色体，マウスでは第5染色体に存在し，同じく RGD 配列をもつ他の類似遺伝子群と同じ染色体領域に存在する．これらの分子は，SIBLING（small integrin binding-N-linked glycoprotein）といわれる分子グループを形成している．

　OPN は RGD 配列を中核とした構造をもち，翻訳後の多様な修飾が知られている．セリン・スレオニンのリン酸化や糖鎖による修飾，さらにはチロシンの硫酸化が知られ，これにより 41 kDa〜75 kDa の分子サイズが生じる．これらの修飾は機能的にも分子の性質を変え，例えば，硫酸化レベルの低い OPN は血管平滑筋細胞の石灰化を促進する一方，硫酸化した分子は石灰化の抑制を起こす．C末端が硫酸化した OPN は $\alpha_v\beta_3$ インテグリンに対する細胞接着に対して抑制的に働く．また，翻訳後に酵素による切断が起こり，これによって異なる機能を獲得する．例えば，トロンビンによる切断により，新しい細胞接着配列として SVVYDLR モチーフが活性化されるようになる（図）．

機能

骨におけるメカニカルストレス応答性と OPN

　OPN は，細胞接着と骨のカルシウムに対する接着の両方の機能をもつことから，骨におけるメカニカルストレスへの応答性が推察された．そこで，尾部懸垂によるマウス後肢の荷重減少実験を用いて廃用性骨萎縮現象に対する意義を検討したところ，野生型では骨量減少，破骨細胞の増加，骨形成の低下が起こるのに対し，OPN 欠失マウスではこのような現象がみられなかった．このことは，OPN がヒトの廃用性骨萎縮，例えば寝たきりや宇宙旅行などで起こるようなメカニカルストレスの低下状態において生じる骨量減少に関与することを示している．

骨における交感神経作用と OPN

　前述したメカニカルストレスの低下による骨量減少，破骨細胞の増加による骨吸収亢進，骨芽細胞による骨形成の低下は，いずれも交感神経系のブロックによって緩和されることが知られている．一方，交感神経系を刺激するイソプロテレノールを投与したマウスでは，骨吸収の亢進，骨形成の低下が起こり，

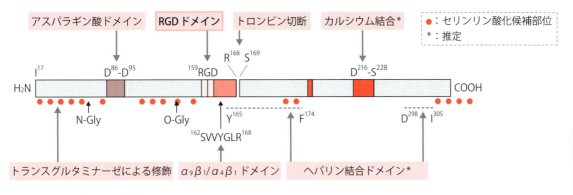

図　オステオポンチンの構造

骨量が低下する．しかし尾部懸垂をしたマウスにイソプロテレノールを投与しても，メカニカルストレス低下作用との相乗効果はみられない．これらのことからOPNと交感神経系作用の関与が推察され，OPNノックアウトマウスに対するイソプロテレノールの作用の検討が行われた．その結果，OPN欠失状態では交感神経系による骨量低下が起こらず，交感神経系の亢進に基づく骨吸収の亢進や骨形成の低下のいずれもが生じなかった．

また，血中のOPN値は交感神経シグナルによって増加するとともに，抗OPN抗体によってその作用が中和される．この中和作用が部分的であることから細胞内でのOPN作用が推察され，細胞のシグナルとして，交感神経系の受容体であるβ_2アドレナリン受容体の下流でGsタンパク質と細胞内OPNとが結合することが明らかになった．

以上の結果，OPNは骨の細胞内および細胞外の少なくとも2つの場で，メカニカルストレスのない廃用性骨萎縮状態における交感神経系亢進の作用を担う分子と考えられる．

骨におけるPTH作用とOPN

OPNは，全身性の骨形成の臨床的な治療薬として用いられている副甲状腺ホルモン（PTH）の作用を修飾する．構成的活性化型PTH受容体をもつ骨芽細胞を発現させたマウスを用いてOPNの作用を調べたところ，通常でも増加していた骨量が，OPNが存在しない場合にはさらに亢進していた．細胞レベルにおいては骨髄内の造血系細胞が減少し，造骨性の間葉系細胞が多く骨髄内に存在するようになる．siRNAを用いてOPNレベルを低下させると，構成的活性化型PTH受容体の活性が上昇する．以上のことから，PTHはマトリックスタンパク質であるOPNを中心とした局所的なフィードバックシステムをもつことが明らかとなった．

またOPNは，SIBLINGファミリーのいくつかのタンパク質とともに，骨においてリンによる修飾を行う．マウスに高リン食を投与すると，高リン血症により骨密度が減少し骨量の低下が起こるが，OPN欠失状態ではこのような骨量の減少が抑制される．一方，高リン食によって亢進する骨吸収は，OPNノックアウトマウスにおいて全く観察されない．細胞レベルでは，高リン食を与えたマウスの骨髄培養細胞では多数の破骨細胞形成を示すが，OPN欠失マウスにおいてはみられない．以上のことからOPNはリンによって制御される骨量の変化のうち，骨吸収に特異的な作用をもつと考えられる．

骨における炎症とOPN

T細胞におけるOPNの発見から，炎症への関与も予想される．実際，OPNはTh1サイトカインとして炎症を促進する作用がある．一方で，OPNには抗酸化作用があり，活性酸素を抑制し，iNOS（誘導型NO合成酵素）やNADPHオキシターゼ複合体に対する抑制活性をもつ．この抗酸化作用は，自身のもつ炎症の抑止作用に対するホメオスタシスの可能性がある．

さらに，II型コラーゲンに対する抗体やLPS（リポ多糖）によって関節リウマチを誘導したマウスでは，滑膜ならびに軟骨においてOPNの発現が亢進し，関

節の腫脹，関節軟骨表面の粗造化が生じるが，OPN欠失マウスではこのような関節の腫れや軟骨の破壊がみられなくなる．さらに，炎症部位では血管の形成と軟骨のアポトーシスを起こすが，これらはいずれもOPNの欠失によって抑制される．以上のことは，OPNが，関節リウマチの少なくともこのモデルにおいて，炎症における重要な役割をもつことを示している．

OPNは炎症にかかわる分子としての機能をもつが，閉経後の骨粗鬆症における骨量低下が炎症による側面をもつことや，エストロゲンがOPNの発現にかかわることから，閉経後の骨粗鬆症における役割も推察される．実際，卵巣摘除による閉経後骨粗鬆症モデルにおいて，野生型では骨塩量，骨量ともに減少するのに対し，OPN欠失条件ではこれらの減少が緩和されることがわかっている．

■ がんの骨転移とOPN

転移性がん患者の血液中では，OPNが高値となる．また，転移性の腫瘍に罹患した患者の血中OPN量は，予後と相関する．また，骨は腫瘍が多発する組織であることから，腫瘍の骨転移とOPNのかかわりが推察される．悪性黒色腫は骨への転移が多い腫瘍の1つであるが，この腫瘍の転移に際しては，細胞外マトリックスとしてのOPNの関与が推測される．

野生型とOPN欠失マウスの両者に対し，転移を好発する悪性黒色腫細胞であるB16を心室に注入してその転移率をみると，野生型に比べ，OPN欠失マウスでは骨への転移が減少した．B16細胞にはOPNの受容体であるインテグリンやCG44が発現していることから，OPNが腫瘍細胞における発現のみならず，転移先の細胞外マトリックスにおいても腫瘍の転移にかかわっていることが推察される．

今後の展望

OPNは炎症や細胞接着，細胞増殖，さらには細胞内シグナルにかかわる分子であり，骨においては主要な非コラーゲンタンパク質として存在すること，また廃用性骨委縮や閉経後骨粗鬆症，関節リウマチにおける意義が推察されることから，この分子の疾患状態における意義が解明され，新しい診断，治療に寄与する知見が得られることが期待される．

（野田政樹，江面陽一）

文献

1) Noda M & Denhardt DT：『Principles of Bone Biology Vol.1』（Bilezikian JP, et al/eds），pp239-250, Academic Press, 2002
2) Denhardt DT, et al：J Clin Invest, 107：1055-1061, 2001
3) Nagao M, et al：Proc Natl Acad Sci U S A, 108：17767-17772, 2011
4) Ishijima M, et al：J Exp Med, 193：399-404, 2001
5) Rittling SR, et al：J Bone Miner Res, 13：1101-1111, 1998
6) Noda M, et al：Proc Natl Acad Sci U S A, 87：9995-9999, 1990
7) Morinobu M, et al：J Bone Miner Res, 18：1706-1715, 2003
8) Kato N, et al：J Endocrinol, 193：171-182, 2007
9) Chung CJ, et al：J Cell Physiol, 214：614-620, 2008
10) Ono N, et al：J Biol Chem, 283：19400-19409, 2008
11) Koyama Y, et al：Endocrinology, 147：3040-3049, 2006
12) Kitahara K, et al：Endocrinology, 144：2132-2140, 2003
13) Noda M & Rodan GA：J Cell Biol, 108：713-718, 1989
14) Ihara H, et al：J Biol Chem, 276：13065-13071, 2001
15) Yumoto K, et al：Proc Natl Acad Sci U S A, 99：4556-4561, 2002
16) Noda M, et al：J Biol Chem, 263：13916-13921, 1988
17) Matsumoto HN, et al：Endocrinology, 136：4084-4091, 1995
18) Asou Y, et al：Endocrinology, 142：1325-1332, 2001
19) Yoshitake H, et al：Proc Natl Acad Sci U S A, 96：8156-8160, 1999
20) Ohyama Y, et al：J Bone Miner Res, 19：1706-1711, 2004
21) Nemoto H, et al：J Bone Miner Res, 16：652-659, 2001
22) Hayashi C, et al：J Cell Biochem, 101：979-986, 2007

第2部 キーワード解説　骨・軟骨の機能と制御

6章　骨を制御するホルモン，サイトカイン，細胞間因子

Keyword 15 インターフェロン

欧文表記：interferon (IFN)

本分子の研究の経緯

インターフェロン（IFN）はウイルス抑制活性をもつサイトカインの一種である．IFNはⅠ型，Ⅱ型，Ⅲ型に分類され，Ⅰ型に属するIFN-α，βとⅡ型に属するIFN-γが広く研究，臨床応用されている．

IFNは1957年にIsaacsとLindenmannがインフルエンザウイルスを用いた実験により発見し，ウイルス干渉（interference）因子という意味で命名された[1]．1980年に長田らによりIFN-αが，1981年に谷口らによりIFN-βが，1982年にFiersらによりIFN-γが遺伝子クローニングされた．

分子構造

Ⅰ型IFNは，13種類のサブタイプからなるIFN-αとIFN-β，κ，ω，ε，δ，τが存在し，α鎖（IFNAR1鎖）とβ鎖（IFNAR2鎖）から構成されるⅠ型受容体に結合する．Ⅱ型IFNはIFN-γのみが存在し，α鎖（IFNGR1鎖）とβ鎖（IFNGR2鎖）から構成されるⅡ型受容体に結合する．Ⅲ型IFNはIFN-λ1，IFN-λ2，IFN-λ3（それぞれIL-29，IL-28A，IL-28B）が存在し，IFNLR1とIL-10R2から構成されるⅢ型受容体に結合する．IFN-α，β，γは約20 kDaの分子量をもつ糖タンパク質である[2]．

Ⅰ型IFNやⅢ型IFNの受容体への結合によって受容体が二量体を形成し，TYK2（tyrosine kinase 2）とJAK1（Jak kinase 1）によって転写因子STAT（signal transducer and activators of transcription）1およびSTAT2がリン酸化される．リン酸化されたSTAT1とSTAT2はIRF9とともに転写因子複合体（ISGF3）を形成，細胞質から核内へ移行し，プロモーター領域にISRE（IFN-stimulated response elements）配列をもつ遺伝子群の転写を誘導する．一方でⅡ型IFNが受容体へ結合すると，JAK1によってリン酸化されたSTAT1がホモ二量体（GAF）を形成して，プロモーター領域にGAS（γ-interferon activation site）配列をもつ遺伝子群の転写を誘導する．このようにしてIFNによりさまざまな種類の遺伝子の転写が誘導される（図）[2]．

機能・役割

IFNは，種々の免疫制御機能により宿主防御に重要な役割を果たす．IFN-α，βはウイルス感染を引き金として感染細胞やpDC（plasmacytoid dendritic cell：形質細胞様樹状細胞）などにより産生され初期防御に，IFN-γは主に細胞傷害性CD8陽性T細胞やCD4陽性T細胞のサブセットであるTh1（T helper 1）細胞やNK（natural killer）細胞により産生され，適応免疫が始まってからの比較的後期における宿主防御に関与する[2]．

IFN-α，βは，ウイルスの増殖抑制やウイルス感染細胞のアポトーシスを誘導し，抗ウイルス活性を発揮する．また，ウイルス感染細胞を傷害するNK細胞を活性化し，さまざまな細胞のMHCクラスⅠ分子の発現を増強する．IFN-γはマクロファージを活性化し，活性酸素や抗菌ペプチドの産生を促進する．また，MHCクラスⅡ分子の発現を増強してT細胞免疫の活性化を促進する．

IFNの骨における機能として，RANKL（receptor activator of nuclear factor κ-B ligand）によって破骨細胞前駆細胞に発現誘導されたIFN-βは，破骨細胞分化を促進するc-Fosを阻害することで破骨細胞の分化を抑制する[3]．また，IFN-γは，破骨細胞の分

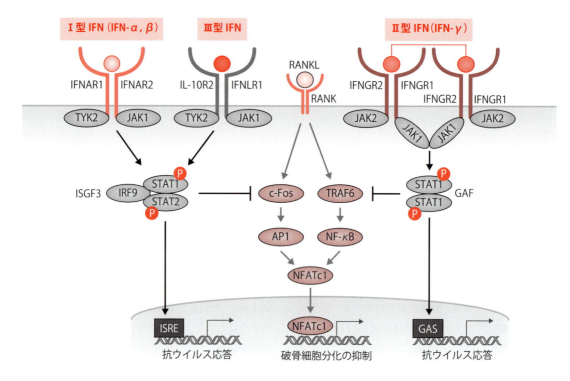

図 インターフェロン（IFN）の細胞シグナル伝達（文献2をもとに作成）

化を促進するTRAF6の分解を介して破骨細胞分化を抑制する[4]．生理学的な骨リモデリングではIFN-βにより，炎症性骨疾患においてはT細胞が産生するIFN-γにより破骨細胞の分化が抑制される．

また，IFNシグナルの下流に位置するStat1は骨芽細胞においてRunx2（⇒第2部2章 Keyword 3）の活性を抑制することで骨芽細胞の分化を抑制するため，*Stat1*遺伝子欠損マウスが骨量の増加を呈するのは，主に骨芽細胞の分化の促進によるものと考えられる[5]．

疾患との関連性

IFNは，抗ウイルス作用のみならず抗腫瘍作用などさまざまな生物活性を有する．IFN-α，βはB型およびC型肝炎ウイルスの治療に用いられる他，IFN-αは腎がん・多発性骨髄腫・慢性骨髄性白血病に，IFN-βは悪性黒色腫・多発性硬化症に用いられている．IFN-γは腎がん，大理石骨病，慢性肉芽腫症に使用されている．IFN-γは破骨細胞の分化を抑制するため[3]，IFN-γの大理石骨病の治療効果は破骨細胞以外に対する作用に起因すると考えられる．

〈小松紀子，高柳　広〉

文献

1) Isaacs A & Lindenmann J：Proc R Soc Lond B Biol Sci, 147：258-269, 1957
2) Sadler AJ & Williams BR：Nat Rev Immunol, 8：559-568, 2008
3) Takayanagi H, et al：Nature, 408：600-605, 2000
4) Takayanagi H, et al：Nature, 416：744-749, 2002
5) Kim S, et al：Genes Dev, 17：1979-1991, 2003

第2部 キーワード解説　骨・軟骨の機能と制御

6章　骨を制御するホルモン，サイトカイン，細胞間因子

Keyword 16　TNF

フルスペリング：tumor necrosis factor
和文表記：腫瘍壊死因子

発見と研究の経緯

　TNFは腫瘍に対して出血性の壊死を誘発させる腫瘍壊死因子として単離された．その後，TNFは炎症や免疫に重要なサイトカインであり，生体防御機構に広く関係していることが明らかにされてきた．

　このTNFは，マクロファージから産生されるTNF-αとT細胞から産生されるTNF-βおよびリンフォトキシンBがあり，一般的にはTNF-αがよく知られている．また，TNF-αの受容体は，多くの細胞に存在することから多岐にわたった作用がある．特に炎症の場では，マクロファージから産生されたTNF-αが好中球などに働き，炎症の初期からの増強をもたらし，その際，集まった細胞にアポトーシスを誘導する．続いて線維芽細胞などが欠損組織の修復に働き，炎症は，終息から修復に向かっていくことが知られている．

　このような外部からの刺激を受けるとTNF-αが最も初期に産生され，引き続いてさまざまな炎症性サイトカインが産生され，生体防御に重要な働きをしている．一方，過剰な産生，持続的な産生，不適切な作用部位などによって，逆に組織障害や疾病の原因や増悪になる場合もある．関節リウマチなどがその例である．TNF-αはこのような炎症性骨疾患にも重要な役割をしており，骨に関連する細胞にも影響を与えている．特に破骨細胞形成に関与していることが多く報告されている．このことにより，近年，TNF-αは，炎症性骨疾患による骨破壊を抑制できるターゲットの1つとなっている．

分子構造

　TNF-αは，膜結合型TNF-α（分子量25 kDa）と可溶性TNF-α（分子量17 kDa）があり，主にマクロファージより産生される．膜結合型TNF-αがTACE（TNF-α converting enzyme）により切断され，可溶性TNF-αになる．膜結合型と可溶性のいずれも活性を有している．血中では，三量体を形成して循環している．TNF-αに対する受容体は2種類あり，さまざまな細胞に存在している．分子量が55 kDaの受容体はTNFR1（TNF receptor 1）あるいはp55とよばれ，一方，分子量75 kDaの受容体はTNFR2（TNF receptor 2）あるいはp75とよばれている．

機能・役割

　TNF-αは破骨細胞形成に関与していることが知られている．破骨細胞形成に関しては，1998年，複数の研究グループから破骨細胞分化に必須のサイトカインであるRANKL（receptor activator of NF-κB ligand）が同定された．TNF-αに関しては，いくつかのグループによって破骨細胞前駆細胞に直接作用してRANKLとは非依存的に破骨細胞分化を誘導していると報告された[1]．しかしながら，TNF-αの存在下において低濃度のRANKLで破骨細胞が誘導され，RANKLの非存在下では，破骨細胞分化が起こらないとの報告があった[2]．これにより，TNF-αの作用は，RANKLシグナルの増強作用であると考えられた．さらに，hTNFtgマウス×RANKL欠損マウスが作製され，TNF-α存在下でもRANKL欠損があると破骨細胞形成がみられなかったことから，RANKL非依存性にTNF-αで破骨細胞形成ができるという考えは否定的になった[3]．しかしながら，その後，M-CSFにより骨髄細胞から前駆細胞を誘導させる際

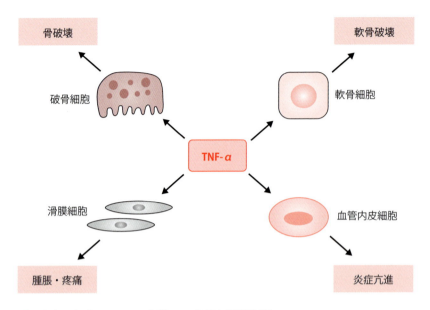

図　疾患におけるTNF-αの細胞への作用と組織破壊
TNF-αは，さまざまな炎症の場において産生され，関節リウマチをはじめとする炎症性骨疾患において重要な働きをしている．TNF-αは破骨細胞を誘導して骨破壊を起こす．軟骨細胞に作用しコラゲナーゼやプロテアーゼを誘導し軟骨破壊を誘発する．また，滑膜細胞に作用して，関節の場での増殖と活性化を起こし炎症性サイトカインの産生亢進をする．血管内皮細胞に作用し透過性亢進などにより炎症を亢進するなどが知られている．

にTGF-βを存在させると，TNF-α単独でも破骨細胞が形成される可能性があることが報告された．また，破骨細胞欠損モデルマウスであるRANKL欠損，RANK欠損およびTRAF6（TNF receptor-associated factor 6）欠損マウスの骨髄細胞からも，TGF-βで処理するとTNF-α単独で破骨細胞が誘導できると報告された[4]．しかしながら，生体内におけるTNF-αの破骨細胞への直接的な作用は，いまだ明確になっていないのが現状である．

骨芽細胞は間葉系幹細胞より分化する細胞であり，TNF-αは骨芽細胞分化のさまざまな段階で抑制的に働くことが報告されている．分化の初期段階である骨芽細胞前駆細胞にTNF-αが作用すると，骨芽細胞前駆細胞の増加に働くIGF-1（insulin-like growth factor 1）の産生を抑制する．さらに，前骨芽細胞に作用すると，骨芽細胞分化のマスター転写因子であるRUNX2（runt-related transcription factor 2）を転写抑制するなどの報告がある[5]．また，TNF-αがMAPKを介してOSX（osterix）の発現とプロモーター活性を抑制することも報告されている．また，TNF-αが骨芽細胞に作用してFasの発現を増加し，アポトーシスを誘導することが報告されている．TNF-αは骨芽細胞には分化抑制的に働き，生存にも抑制的に働くと考えられている．

疾患との関連性

　TNF-αは，さまざまな炎症の場において産生され，関節リウマチ（⇒第3部1章Keyword 2）をはじめとする炎症性骨疾患において重要な働きをしている．関節リウマチでは，関節組織内の細胞から産生されたTNF-αが滑膜細胞の増殖と活性化，炎症性サイトカインの産生亢進，血管内皮細胞の透過性亢進などにより炎症を惹起することがわかっている．さらに，TNF-αは破骨細胞を誘導して骨破壊を起こす他，軟骨細胞に作用しコラゲナーゼやプロテアーゼを誘導し軟骨破壊を誘発する（図）．また，慢性の感染性炎症である歯周病においても局所でTNF-αが産生され，炎症の惹起と破骨細胞誘導による歯槽骨の吸収

が起こる．TNF-αは炎症性の骨破壊を伴う疾患に関与しており，TNF-αをターゲットとした治療も行われ効果をあげている（⇒第3部2章 Keyword 10）．

（北浦英樹）

文献

1) Kobayashi K, et al：J Exp Med, 191：275-285, 2000
2) Lam J, et al：J Clin Invest, 106：1481-1488, 2000
3) Li P, et al：J Bone Miner Res, 19：207-213, 2004
4) Kim N, et al.：J Exp Med, 202：589-595, 2005
5) Gilbert L, et al.：Endocrinol, 141：3956-3964, 2000

第2部 キーワード解説 骨・軟骨の機能と制御

6章 骨を制御するホルモン，サイトカイン，細胞間因子

Keyword 17 IL-1ファミリー

和文表記：インターロイキン-1ファミリー
欧文表記：interleukin-1 family

発見と研究の経緯

IL-1は，単球・マクロファージが産生する分泌性因子で，リンパ球を活性化する可溶性因子として，Dinarelloらにより同定された[1]．T細胞・B細胞・線維芽細胞の増殖，プロスタグランジンE_2（PGE_2）や急性期タンパク質の産生を誘導するなど免疫反応におけるさまざまな作用を果たしている．

IL-1受容体はI型（IL-1RI）とII型（IL-1RII）の2種類存在するが，IL-1RIがシグナルを伝達する．IL-1RIの細胞内ドメインは，TLR（Toll-like receptor）ファミリーメンバーと相同性の高い領域であるTIR領域（Toll/IL-1 receptor領域）があり，MyD88をシグナル分子として利用し細胞内にシグナルを伝える．

IL-1ファミリーサイトカインとしては，IL-1α，IL-1β，IL-1Raの他，IL-18, 33, 36, 37, 38の8種類が存在する．また，IL-1阻害薬として，IL-1受容体アンタゴニスト（IL-1Ra）であるアナキンラ（anakinra）が関節リウマチ治療薬として欧米において臨床応用されている．

分子構造

IL-1αとIL-1βはおのおの異なる遺伝子にコードされているが，ともに約270アミノ酸の前駆体として合成される．IL-1α前駆体はカルパインによってアミノ酸159個のIL-1αに，IL-1β前駆体はIL-1β変換酵素（ICE，別名 カスパーゼ）により153個のIL-1βにプロセシングされる．IL-1αは膜結合型が主体で，IL-1βが主に細胞外に分泌されることから，IL-1αは局所で炎症に関与していると考えられている．IL-1Raは，IL-1αとIL-1βと比較してそれぞれ19％と26％のホモロジーを有し，IL-1の作用と拮抗する．

IL-1受容体は，前述のとおりIL-1RIとIL-1RIIがある．IL-1RIの細胞内ドメインはアミノ酸215個からなるが，IL-1RIIの細胞内ドメインはアミノ酸29個しかない．そのため，IL-1RIがシグナル伝達に関与し，IL-1RIIはIL-1の作用を抑制するデコイ受容体であると考えられる．

機能・役割

IL-1（IL-1α，IL-1β）

IL-1は，骨芽細胞に作用してRANKLの発現を誘導し破骨細胞の分化と活性化を促進するため，重要な骨吸収促進因子でもある（図）．また，IL-1は，RANKLを介さず，破骨細胞に直接作用して破骨細胞の延命と骨吸収機能を亢進する[2]．さらに，IL-1は，線維芽細胞や滑膜細胞におけるPGE_2やコラゲナーゼの産生を促進することにより，歯周病や関節リウマチなどの炎症性骨吸収に重要な役割を果たすサイトカインである．

IL-1がIL-1RIに結合すると，TIR領域を介してIL-1RAcP, MyD88, IRAKの複合体が形成される．活性化されたIRAKは複合体から離脱し，TRAF6, TAB2/3, TAK1およびTAB1の複合体へとシグナルを伝える．TAK1複合体は，MAPKカスケードやNF-κBを活性化してIL-1作用を発現する．

歯周病などの炎症性骨吸収において，グラム陰性菌の細胞壁成分であるリポ多糖（lipopolysaccharide：LPS）は骨芽細胞を介して破骨細胞の分化を促進するとともに，直接破骨細胞に作用して骨吸収の活性化を誘導する．LPSは，IL-1の下流シグナルであるMyD88を介してRANKL発現を促進することにより，

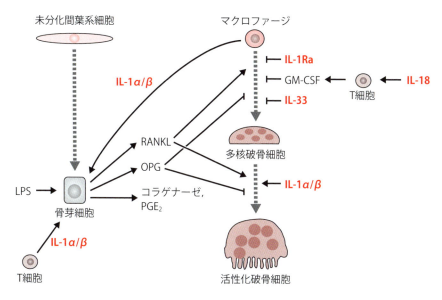

図　IL-1ファミリーサイトカインの破骨細胞分化制御機構

骨吸収促進に作用する．

その他のIL-1ファミリー分子

IL-1ファミリーであるIL-18は，マクロファージや骨芽細胞が産生するサイトカインであり，T細胞に作用してGM-CSFの産生を促す．GM-CSFは，破骨細胞前駆細胞に作用して，破骨細胞分化を阻害する[3]．しかしながら，現在のところ，IL-18のヒト骨代謝疾患における関与を示すエビデンスは報告されていない．

骨芽細胞が産生するIL-33は，細胞培養系においてIL-18と同様に破骨細胞分化を阻害する．

疾患との関連性

IL-1は，自己免疫性疾患モデルマウスにおける実験により，関節リウマチをはじめとする各種疾患の発症に重要な役割を果たすことが示された．IL-1阻害薬は関節リウマチ治療薬として使用されているが，TNF阻害薬ほどの有効性が認められない．一方，自己抗体や自己反応性T細胞の関与しない遺伝性疾患である自己免疫性症候群におけるIL-1過剰産生に対して，IL-1阻害療法は著明な効果を示す．また，関節リウマチ発症に関与するIL-17産生T細胞（Th17細胞）の誘導制御にIL-1が促進作用を示す．閉経後骨粗鬆症における骨吸収の亢進には，IL-1産生亢進が関与していると考えられている．これを裏付ける臨床成績として，閉経後や卵巣摘出後に末梢血単球からIL-1が過剰に産生されること，これらの女性患者にホルモン補充療法（HRT）を行うことにより，IL-1産生や骨吸収亢進が抑制されることがある[4]．

IL-1RI遺伝子欠損マウスでは卵巣摘出後の骨量減少が起きない．一方，IL-1Raは，IL-1受容体に結合し，IL-1αやIL-1βのIL-1受容体への結合を阻害することによりIL-1の活性を抑制するリガンドであり，卵巣摘出マウスにおける骨量増加作用を有する．また，IL-1Ra遺伝子欠損マウスは，関節炎を発症するとともに歯周炎の進行が著しいこと[5]から，IL-1シグナルの歯周病発症における重要性が示されている．

〔宇田川信之〕

文献

1) March CJ, et al：Nature, 315：641-647, 1985
2) Jimi E, et al：Exp Cell Res, 247：84-93, 1999
3) Udagawa N, et al：J Exp Med, 185：1005-1012, 1997
4) Pacifici R：Endocrinology, 139：2659-2661, 1998
5) Izawa A, et al：Infect Immun, 82：1904-1913, 2014

第2部 キーワード解説　骨・軟骨の機能と制御

6章　骨を制御するホルモン，サイトカイン，細胞間因子

Keyword 18　IL-6ファミリー

和文表記：インターロイキン-6ファミリー
欧文表記：interleukin-6 family

発見と研究の経緯

IL-6は，結核患者の胸水中に存在し，B細胞に抗体産生を誘導する可溶性因子として，平野・岸本らにより同定された[1]．その後の研究により，IL-6は，リンパ球・マクロファージ・線維芽細胞・血管内皮細胞・平滑筋細胞・アストロサイトなどさまざまな細胞から産生され，その生理活性は免疫系，造血系，神経系，そして骨代謝系など多岐にわたることが明らかとなった．

IL-6受容体には，細胞膜結合型の他に，分泌型の可溶性IL-6受容体（soluble IL-6 receptor）が存在し，IL-6に同等の親和性を示す．これらの受容体は単独ではシグナル伝達を担う構造がないため，シグナル伝達鎖の探索が行われ，gp130が発見された[2]．gp130は，IL-11，OSM（oncostatin M），LIF（leukemia inhibitory factor），CNTF（ciliary neurotrophic factor），CT-1（cardiotrophin-1），CLC（cardiotrophin-like cytokine），IL-27，IL-31の受容体にも共通するシグナル伝達鎖であることが判明した．gp130を利用するこれらのサイトカインは，IL-6サイトカインファミリーとよばれている．

骨芽細胞において，gp130を介するIL-6ファミリーはRANKL（⇒第2部4章Keyword 2）を誘導し，破骨細胞分化を促進する．造血にかかわる因子として発見されたIL-11は，骨芽細胞前駆細胞の脂肪細胞への分化を抑制し，骨芽細胞への分化を促進する．また，IL-6と受容体との結合を阻害するヒト化抗IL-6受容体モノクローナル抗体（トシリズマブ：tocilizumab）は，関節リウマチやキャッスルマン病の治療薬として臨床応用され，その有効性が注目されている．

分子構造

ヒトIL-6は，212アミノ酸残基からなる前駆体ポリペプチドとして合成されるが，N末端のシグナルペプチドが分解され184アミノ酸残基の分泌型IL-6となる．一方，gp130はIL-6やIL-11の受容体と複合体を形成する分子量130 kDaの糖タンパク質である．

IL-6が受容体に結合すると，gp130との会合を誘導し，gp130のホモ二量体化を経て細胞内にシグナルが伝達される（図）．gp130の細胞内ドメインにはキナーゼドメインはないが，JAKファミリーに属するチロシンキナーゼが結合しており，リガンドの受容体への結合によりJAKが活性化される．次いで，転写因子STAT3がリン酸化され核移行し，標的遺伝子の転写を促進する．また，gp130は，Ras/MAPK系も活性化することが示された．IL-6受容体の活性化は，SOCS3を誘導することによりネガティブフィードバック的に作用する．

機能・役割

IL-6の多彩な作用は，形質細胞からの抗体産生促進の他，肝細胞からの急性期タンパク質産生促進，腎臓細胞に作用し腎炎の惹起，神経軸索突起促進，血小板増加作用などがあげられる．マウス骨芽細胞と脾細胞の共存培養系において，IL-11，OSM，LIFなどには破骨細胞形成促進作用が認められるが，IL-6単独ではその作用は認められない．骨芽細胞はIL-6受容体を発現していないためである．一方，膜貫通部分が欠如した可溶性IL-6受容体はIL-6と結合するとgp130にシグナルを伝達する．共存培養系にIL-6とともに可溶性IL-6受容体を同時に添加すると，破骨細胞は誘導される[3]．関節リウマチ患者関節液中に

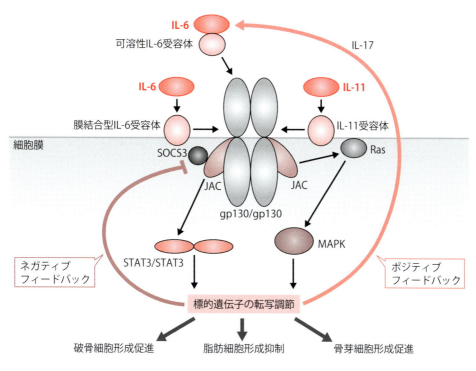

図　IL-6ファミリーサイトカインの骨代謝における作用

は，破骨細胞を誘導するのに十分な可溶性IL-6受容体が存在するため，IL-6は強力な骨吸収因子と考えられる．

一方，IL-11は骨芽細胞と脂肪細胞の共通の前駆細胞である未分化間葉系細胞の脂肪細胞への分化を抑制し，骨芽細胞への分化を促進することで骨形成を誘導する[4]．以上のように，IL-6ファミリーサイトカインは多機能性であり，しかもお互いの機能に重複性を示すことが明らかにされている．

疾患との関連性

多くの自己免疫疾患患者の血清中や関節リウマチ患者の関節液中には，IL-6や可溶性IL-6受容体が高濃度存在する．ヒト化抗IL-6受容体モノクローナル抗体は，TNF阻害薬が効果を発揮できない関節リウマチ患者に対して有効性を発揮する生物学的製剤である．また，Th1およびTh2細胞に続くTh17細胞が，多くの自己免疫疾患や炎症性疾患に関与することが明らかにされてきた．IL-6はTh17細胞の分化誘導を促進する．Th17細胞が産生するIL-17はIL-6産生を促進させる（IL-6ポジティブフィードバックループ）[5]．

さらに，IL-6は閉経後骨粗鬆症の病態に深く関与していると考えられている．閉経後女性において，血清中のIL-6，可溶性IL-6受容体，TNF-α濃度が上昇し，これらはエストロゲンのホルモン療法により改善されることが報告されている．つまり，エストロゲン欠乏により血清中のIL-6などの炎症性サイトカインが上昇し，RANKLを介して破骨細胞性骨吸収が亢進している可能性である．しかしながら，最近，骨芽細胞特異的gp130遺伝子欠損マウスを作製し解析した結果から，骨芽細胞におけるgp130の主要な機能は，破骨細胞形成を促進するよりも，骨形成や骨強度の維持であることを示す実験結果も報告されている．

（宇田川信之）

文献

1) Hirano T, et al：Nature, 324：73-76, 1986
2) Hibi M, et al：Cell, 63：1149-1157, 1990
3) Udagawa N, et al：J Exp Med, 182：1461-1468, 1995
4) Takeuchi Y, et al：J Biol Chem, 277：49011-49018, 2002
5) Ogura H, et al：Immunity, 29：628-636, 2008

第2部 キーワード解説　骨・軟骨の機能と制御

6章　骨を制御するホルモン，サイトカイン，細胞間因子

Keyword

19　IL-17

フルスペリング：interleukin-17
和文表記：インターロイキン17
別名：IL-17A，CTLA8 (cytotoxic T-lymphocyte-associated antigen 8)

発見と研究の経緯

　IL-17は，1993年にマウス細胞傷害性T細胞ハイブリドーマからCTLA8として単離された分子で[1]，受容体の同定や作用の解析を経て，1995年に新規のサイトカインIL-17と命名された．その後，IL-17と相同性の高いIL-17ファミリー分子が発見された．これに伴いIL-17には改めてIL-17Aという分子名が付けられ，他のファミリー分子はIL-17B～IL-17Fと命名された．現在では，IL-17はIL-17Aのみを指す場合と，IL-17ファミリー分子すべてを指す場合とがある．本稿においては，IL-17はIL-17Aを指すものとする．

　IL-17の作用として，線維芽細胞に作用してNF-κB (nuclear factor-κB) を活性化し，IL-6の分泌を促進することが報告され，以降，多くの種類の細胞に作用し，さまざまな生理活性を示すことが明らかになった．1999年にはIL-17が関節リウマチ（RA）患者の滑液中に多く含まれること，およびin vitroでIL-17が骨芽細胞におけるRANKL (receptor activator of nuclear factor-κB ligand) の発現を誘導し破骨細胞分化を促進することが見出され，骨代謝制御への関与も示された[2]．2005年，IL-17を産生する新規のヘルパーT（Th）細胞サブセットが報告され，Th17細胞とよばれるようになった．現在ではTh17細胞以外にNKT細胞，γδT細胞などもIL-17を産生することが知られている．マウスを用いた疾患モデルの解析からIL-17は生体防御やアレルギー，自己免疫疾患の発症に関与することが判明しており[3]，治療標的として有望視されている．

分子構造/シグナル伝達機構

　IL-17はヒトの場合155アミノ酸，マウスの場合147アミノ酸からなる糖タンパク質で，IL-17同士またはIL-17とIL-17Fがジスルフィド結合した二量体として分泌される．

　IL-17ファミリーの受容体分子にはIL-17RA～REが存在し，IL-17二量体はIL-17RAとIL-17RCからなる受容体に結合する．IL-17RAとIL-17RCは多くの種類の細胞で発現が認められている．IL-17受容体の細胞質ドメインにはアダプター分子Act1 (NF-κB activator 1) が会合し，TRAF6 (TNF receptor associated factor 6) やNF-κBを介して標的遺伝子の発現を誘導する．

機能・役割

　IL-17は血球系，上皮系，間葉系のさまざまな細胞に作用し，増殖，分化，機能を制御する．特に，サイトカインやケモカイン，ケミカルメディエーター産生を促進し，組織に炎症を惹起する．また，上皮細胞による抗菌ペプチド産生を介して生体保護作用を示す一方，MMP (matrix metalloproteinase) などの産生を促進することにより組織破壊を引き起こす．さらに，間葉系細胞の脂肪細胞などへの分化の制御も行う．前述のとおり，IL-17は間葉系細胞のRANKL発現誘導を介して破骨細胞分化を促進する他（図），間葉系細胞に作用することで骨形成も制御することがわかっている．しかしながら，細胞種によって骨形成への効果は異なっており，一定の見解が得られていない．

疾患との関連性

　これまでに，IL-17が細菌や真菌による感染症，多発性硬化症，乾癬，RA，脊椎関節症，喘息，炎症性

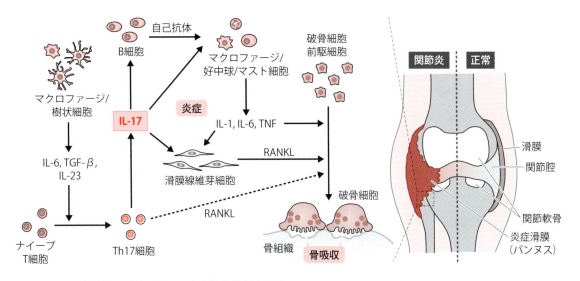

図　IL-17は炎症性骨破壊において中心的な役割を有する
炎症性関節破壊の病巣では，Th17細胞がIL-17を産生する．ナイーブT細胞からTh17細胞への分化にはIL-6とTGF-βが，Th17細胞の増殖にはIL-23が必要である．IL-17は，関節局所における自己抗体産生，IL-1，IL-6，TNFなどのサイトカイン産生，RANKL発現を促進する．これにより関節炎と骨吸収が誘導される．また，Th17細胞自身もRANKLを発現する．炎症により増殖/肥厚した滑膜はパンヌスとよばれる．破骨細胞により関節組織が破壊され，変形し，可動性が低下する．

腸疾患（IBD）など，さまざまな炎症性疾患に関与することが明らかにされている．IL-17はこれらの炎症性疾患において組織破壊を引き起こす．

RAや歯周炎にみられる骨吸収は，IL-17が関与する組織破壊の好例である．前者は自己免疫応答により誘導されたTh17細胞が，IL-17を産生し関節炎と骨破壊を起こす疾患であり（図）[4]，後者は細菌感染によりIL-17が感染巣に誘導され，炎症と歯槽骨の吸収を引き起こす疾患である．両疾患はIL-17のかかわる骨吸収という特徴を共有するが，IL-17シグナルを欠損するマウスの表現型は対照的である．IL-17欠損マウスではRAモデルによる骨破壊が軽減するのに対し[3]，IL-17受容体欠損マウスでは，歯周炎による骨吸収が重篤化する[5]．歯周炎ではIL-17が骨吸収だけでなく好中球を介した感染防御にも寄与するため，IL-17受容体欠損マウスでは感染が重症化し，骨吸収が重度になるとされている．

以上のようにIL-17は炎症性疾患の発症と組織破壊に重要な役割を果たしているため，有望な治療標的である．最近，IL-17に対するヒトモノクローナル抗体セクキヌマブ（secukinumab）が，第Ⅲ相臨床試験の結果，乾癬および強直性脊椎炎の症状改善に有効であることが報告された．意外にもRAへの効果は限定的であったが，今後さらなる詳細な研究を通じて多くの疾患治療法や予防法の創出につながることが期待される．

（小野岳人，高柳　広）

文献
1) Rouvier E, et al：J Immunol, 150：5445-5456, 1993
2) Kotake S, et al：J Clin Invest, 103：1345-1352, 1999
3) Ishigame H, et al：Immunity, 30：108-119, 2009
4) Sato K, et al：J Exp Med, 203：2673-2682, 2006
5) Yu JJ, et al：Blood, 109：3794-3802, 2007

第2部 キーワード解説　骨・軟骨の機能と制御
6章　骨を制御するホルモン，サイトカイン，細胞間因子

Keyword 20 G-CSF

フルスペリング：granulocyte colony-stimulating factor
和文表記：顆粒球コロニー刺激因子

本分子の研究の経緯

　G-CSFは，エンドトキシンを投与されたマウスの肺組織から，骨髄球系細胞株 WEHI-3B を分化させる因子として発見された[1]．また，ヒトにおけるこの因子のクローニング[2]の後，好中球増殖因子として非常に速いスピードで臨床現場に応用された．今では，好中球減少症やがん化学療法の副作用である骨髄抑制などに対して臨床上なくてはならない薬剤である．本稿では，骨代謝研究におけるG-CSFの関与も含め概説する．

分子構造とシグナル伝達経路

　G-CSFは，I型ヘリカルサイトカインのファミリーに属しており，4本のαヘリックスが束になった構造をとっている．感染や炎症刺激を受けたマクロファージ，線維芽細胞，血管内皮細胞などが産生することが知られているが，ごく最近，骨組織に埋もれた骨細胞からも産生される可能性が報告されている[3]．G-CSF受容体は，好中球とその前駆細胞に主に強く発現している．
　G-CSFに限らず，特に多くの造血系サイトカインシグナル伝達には，JAK（Janus kinase）/ STAT（signal transducers and activators of transcription）シグナル伝達系が必須である．G-CSFによる刺激では，これらのうちJAK1，JAK2，Tyk2とSTAT1，STAT3，STAT5が活性化するとされており，リン酸化された転写因子STATが細胞質から核へ移行すると，標的遺伝子の転写が開始される．

機能・役割

　G-CSFないしはG-CSF受容体の遺伝子欠損マウスでは，好中球数が著減する．すなわち，定常状態の好中球造血にG-CSFシグナルは重要である．また，細菌感染時などにはこれに対抗するため，内因性G-CSFの増加により好中球数が定常状態よりも増加する．このように，個体の状況に応じて好中球数を骨髄で必要数産生させる必須の調整因子である．

臨床的意義

好中球増殖因子として

　DNAダメージを目的とする抗がん剤を用いた治療の避けられない副作用として，骨髄抑制がある．これらの薬剤ではがん細胞だけを選択的に傷害することは難しく，造血系も同様に傷害されるため，貧血による全身倦怠，血小板減少による出血リスクの増加，好中球減少による感染リスクの増加はいずれも避けられない場合が多い．貧血と血小板減少は輸血で対応可能であるが，好中球は基本的には輸血はできず，好中球減少期間が長いことは抗がん剤使用法を決める1つの制限要因であった．しかし，G-CSF製剤が使われるようになり好中球減少期間の明らかな短縮が得られ，より安全な抗がん剤治療が行われるようになった．現在，その多くが入院ではなく外来治療となっている．
　また，再生不良性貧血など血液疾患としての骨髄不全や，薬剤性好中球減少症などに対しても必須の薬剤である．

末梢血幹細胞移植への応用

　さらに，難治性造血器疾患に対する根治治療として骨髄移植があるが，これは，患者の腫瘍と免疫システムを同時に大量の抗がん剤でほぼ消滅させ，その後，健常人ドナーの骨髄を移植することで骨髄を

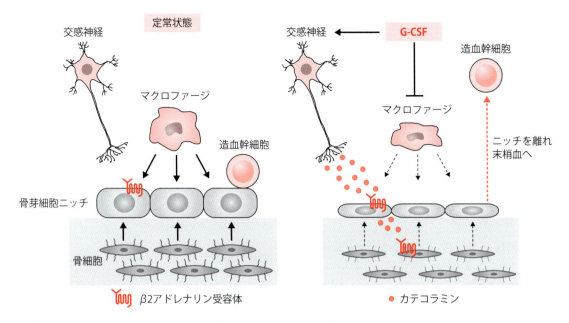

図　G-CSFによる造血幹細胞の骨髄から末梢血への動員メカニズム
G-CSF投与により，直接か間接かはいまだ不明であるが，骨髄内交感神経系が強く刺激され，放出されたカテコラミンがβ2アドレナリン受容体を介して造血幹細胞ニッチ（居場所）の1つである骨芽細胞を直接抑制する．同時にこのカテコラミンにより骨組織内骨細胞も抑制されることにより，骨細胞から骨芽細胞へのサポートが減少する．さらにG-CSFの直接作用ないしは骨組織内骨細胞からのサポートが減少することにより骨組織周辺マクロファージが減少し，ここからの骨芽細胞へのサポートも減少する．すなわち，G-CSF刺激を起点として造血幹細胞ニッチは3通りの抑制を受け，造血幹細胞をニッチから遊離させ，その一部は末梢血に流れ出るという理論である[4)5)]．

再構築し，同時に新しい免疫力によって残存腫瘍を駆逐することを主眼とした治療である．近年，ドナーにG-CSFを投与することで骨髄に存在する造血幹細胞を末梢血に流出（動員とよばれる現象）させ，これを末梢血から採取して骨髄の代わりに移植する末梢血幹細胞移植が，次第に骨髄移植を症例数で凌駕しつつある．このG-CSFによる動員メカニズムが，図のように骨代謝と深くかかわっている[4)5)]．

（片山義雄）

文献
1) Nicola NA, et al：J Biol Chem, 258：9017-9023, 1983
2) Nagata S, et al：Nature, 319：415-418, 1986
3) Fulzele K, et al：Blood, 121：930-939, 2013
4) Asada N, et al：Cell Stem Cell, 12：737-747, 2013
5) Katayama Y, et al：Cell, 124：407-421, 2006

第2部 キーワード解説　骨・軟骨の機能と制御

6章　骨を制御するホルモン，サイトカイン，細胞間因子

Keyword 21 ケモカイン

欧文表記：chemokine

発見と研究の経緯

免疫細胞は，血管やリンパ管を通じて体内を循環・パトロールし，異物の侵入や組織の損傷にいつでも対応できるようにしている．ケモカインは，組織損傷部位や炎症部位で発現が誘導され，その部位に白血球を集積させる，すなわち，白血球走化作用（chemotaxis）を有するサイトカイン（cytokine）の一群として同定された．

分子構造

ケモカイン

ケモカインは，92〜99個のアミノ酸からなる分子量8〜14 kDa前後の塩基性およびヘパリン結合性の低分子量サイトカインで，約50種が同定されている．分子内ジスルフィド結合を担うN末端のシステイン残基の配列により，C，CC，CXC，CX3Cのサブファミリーに分類されている（図A）[1]．

ケモカイン受容体

ケモカイン受容体は約20種類が同定されており，リガンドの分類に対応する形で，XCR，CCR，CXCR，CX3CRに分類される．これらの受容体はいずれも，Gタンパク質共役型受容体（G protein-coupled receptor：GPCR）である．

ケモカイン受容体は，細胞内ループにみられるDRY（Asp-Arg-Tyr）モチーフを介してGタンパク質サブユニットであるGαi，Gβ/γと共役している．受容体が活性化されると，これらのサブユニットを介して，アデニル酸シクラーゼの抑制，PLCβ経路，PI3キナーゼ経路MAPキナーゼ経路，小分子GTPase活性化などを促す．これらの経路を通じて，細胞骨格の再構成，細胞接着，細胞生存刺激，遺伝子発現などを調節していると考えられる．

機能・役割

*in vitro*の実験系ではケモカインの濃度依存的な遊走活性がよく観察されているが，生体内においては，血管内でのリンパ球の遊走，内皮細胞上でのローリング・接着・細胞浸潤といったプロセスにおいて重要な機能をしていると考えられる（図B）．白血球走化作用をもつものを「炎症性ケモカイン」，胸腺や甲状腺でのリンパ球の出入りを調節するケモカインを「恒常性ケモカイン」と総称する場合もある．

疾患との関連性

ケモカインの機能は多岐にわたり，炎症・免疫反応における白血球遊走および組織への浸潤にかかわるのみならず，造血・発生，がんの浸潤・転移，HIV感染など，生体の恒常性維持や病態において重要な役割をしていることが報告されている．また，いくつかのケモカインは，病的骨吸収に関与することが報告されている．CCL3/MIP-1αやCCL9/MIP-1γおよびその受容体であるCCR1は，主な炎症性ケモカインの1つであるが，リウマチを含む炎症性骨吸収にかかわり，破骨細胞の分化刺激をすることが知られている．また，CCL3は骨髄腫で発現が亢進しており，骨髄腫関連骨吸収にかかわる．

いくつかのケモカイン受容体のノックアウトマウスの骨の表現型解析などから，骨代謝におけるケモカインの役割が報告されている．

CCR2

CCR2ノックアウト（CCR2-KO）マウスは破骨細胞の数および機能が減じており，骨量が増加する[2]．

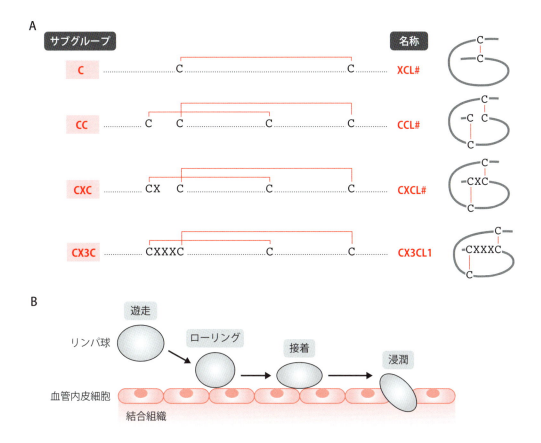

図 ケモカインの一次構造による分類（A）と，生体内での予想される役割（B）
（A：文献6をもとに作成）

リガンドであるCCL2によって，NF-κB（⇒ 第2部4章 Keyword 6）およびERK1/2シグナルが活性化され，RANK（⇒ 第2部4章 Keyword 2）の発現が亢進する．さらに，卵巣摘出による骨粗鬆症モデル実験において，CCR2-KOマウスは野生型よりも骨吸収が抑制されることから，閉経後骨粗鬆症におけるCCL2-CCR2の重要性が示され，これらケモカインのリガンド・受容体を介したシグナルは，骨粗鬆症治療の薬剤標的になりうることが示唆されている．

CCR1

また，CCR1ノックアウト（CCR1-KO）マウスは，骨形成も骨吸収も抑制された低回転型の骨減少症の表現型を示すことが報告されている[3]．CCR1-KOマウス由来の培養骨芽細胞は石灰化能が障害されており，同様に破骨細胞は前駆細胞から多核の破骨細胞への分化が顕著に阻害されている．CCR1-KOマウス由来の培養骨芽細胞および破骨細胞では，RANKLおよびRANKの発現が，それぞれで著しく減少する．

また，CCR1のリガンドとしてCCL5とCCL9が重要であり，CCR1およびこれらのリガンドは，骨芽細胞および破骨細胞の両系譜で発現しており，オートクライン的に機能する可能性と両系譜間のコミュニケーションの両方にかかわることが示唆されている．

CX3CR1

CX3CR1は，細胞膜結合型のリガンドであるCX3CL1と結合して細胞内シグナルを伝える．このケモカイン・ケモカイン受容体シグナルが骨芽細胞・破骨細胞間コミュニケーションに重要であることが，Koizumiらによって示されている[4]．骨芽細胞にCX3CL1が発現し，CX3CR1が破骨細胞系譜に発現すること，さらにはCX3CL1が破骨細胞前駆細胞の遊走能および分化誘導を刺激することが明らかになった．

また，*CX3CR1*ノックアウト（*CX3CR1*-KO）マウスは，若干の骨量増加が認められることが報告されている[5]．*CX3CR1*-KO骨芽細胞は石灰化期の分化が抑制されていること，さらには，野生型培養骨芽細胞による機能解析や，組織や細胞におけるCX3CL1-CX3CR1の発現から，このケモカインシグナルは，cis-相互作用を介して骨芽細胞分化の比較的初期に重要であることが示されている．培養破骨細胞の実験から，CX3CR1を介したシグナルが破骨細胞前駆細胞の維持に重要であることも示されている．

　これらの報告は，少なくとも前記ケモカイン受容体を介したシグナルが，骨芽細胞や破骨細胞の分化調節や両系譜間の相互作用を介して，骨の恒常性維持にかかわっていることを示唆している．

〈飯村忠浩〉

文献
1) Zlotnik A, et al：Genome Biol, 7：243, 2006
2) Binder NB, et al：Nat Med, 15：417-424, 2009
3) Hoshino A, et al：J Biol Chem, 285：28826-28837, 2010
4) Koizumi K, et al：J Immunol, 183：7825-7831, 2009
5) Hoshino A, et al：J Cell Sci, 126：1032-1045, 2013
6) Bachelerie F, et al：Pharmacol Rev, 66：1-79, 2013

第2部 キーワード解説　骨・軟骨の機能と制御

6章　骨を制御するホルモン，サイトカイン，細胞間因子

Keyword 22 miRNA

フルスペリング：micro RNA
和文表記：マイクロRNA

本分子の研究の経緯

miRNAは1993年に線虫の研究から発見された，タンパク質をコードしないncRNA（non-cording RNA）の一種である[1)2)]．miRNAは20～25塩基の1本鎖RNAで，ウイルスから高等動物まで広く保存されている．一般的によく知られたsiRNA（small interfering RNA）がウイルスなどの外来遺伝子に対する生体防御応答として機能するのに対し，miRNAはゲノム上にコードされており，細胞増殖や分化，発生，形態形成といった生命現象に深くかかわることが知られている．また，最近では種々の疾患とmiRNAの関連が明らかになりつつあり，病気の診断や治療への応用が期待されている．

miRNAの生合成

miRNAはゲノム上のイントロン内に存在しているが，エキソン内に存在するmiRNAも同定されている．

miRNAはmRNAと同様に，主としてRNAポリメラーゼIIの作用によりステムループ構造をもった数百～数千塩基のpri-miRNA（primary miRNA）として転写される．pri-miRNAは，RNase III型酵素の1つであるDroshaと2本鎖RNA結合タンパク質（DGCR8）を主な構成因子としたマイクロプロセッサー複合体により切断され，ヘアピン構造をもつ十数塩基のpre-miRNA（precursor RNA）となる．pre-miRNAは核外輸送タンパク質であるExportin 5により細胞質へと輸送され，RNase III酵素であるDicerによるプロセシングを受け，3'末端に2塩基の突出をもつ2本鎖miRNAと変換される．2本鎖miRNAはArgonauteを主体とするRISC（RNA-induced silencing complex）に取り込まれた後，一方のmiRNA鎖のみが選択的に残され，機能的RISCとなり機能を発揮する[3)]（図）．

miRNAの機能

miRNAの機能は主として遺伝子発現の抑制である．一般的には，3'非翻訳領域（3'-UTR）に部分的相補配列をもつ標的mRNAに結合し，タンパク質への翻訳を抑制する．また，標的mRNAの配列がほぼ完全に相補的である場合には，siRNAと同様に標的mRNAの分解が起こる．標的の決定に重要な役割を果たしているのは，miRNA全長の5'末端から数えて2～8番目の7塩基（シード配列）であることが示されている．さらに，DNAメチル化などのエピジェネティック変化に関与する酵素群もmiRNAの標的となりうることが示され，miRNAが間接的にDNAのエピジェネティック機構にも関与し，種々の機能を発揮している可能性が示唆されている．

一方，最近では細胞外分泌顆粒であるエクソソームにmiRNAが含まれることが明らかとなっている．これは特定のmiRNAが発現する細胞内だけでなく，エクソソームを介して周辺もしくは遠隔細胞においても機能する細胞間コミュニケーションツールとして機能する可能性を示唆しており，たいへん興味深い[5)]．

疾患との関連性

miRNAが生体内において種々の機能をもつ以上，miRNAの機能不全は疾患に結びつく．miRNAと疾患に関してはがん分野が最も研究が進んでいる領域である．miRNAマイクロアレイを用いたがんにおけるmiRNA発現プロファイリングにより，各種のがんにおいて発現が亢進もしくは減少するmiRNAが多数

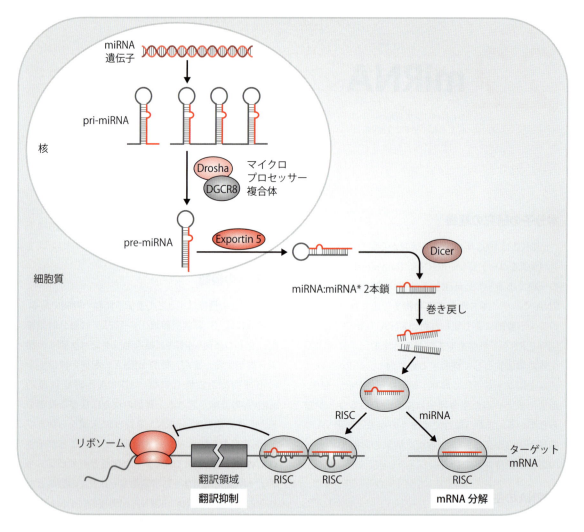

図　miRNAの生合成経路
ゲノム上にコードされたmiRNAは，ステムループ構造をもつpri-miRNAとして転写される．pri-miRNAはDroshaを主な構成因子とするマイクロプロセッサー複合体の作用により切断を受け，pre-miRNAとなる．細胞質内に運ばれたpre-miRNAはDicerにより約22塩基の2本鎖RNAとなり，その片方の鎖がRISCに取り込まれ，標的とするmRNAの翻訳抑制やmRNAの分解を行う．（文献4をもとに作成）

同定されている．がん以外にもウイルス性疾患や循環器，代謝性疾患など多くの領域でmiRNAと病態との関連が報告されている．また，膵島特異的に発現するmiRNAとしてmiR-375が同定され，インスリン分泌に必須であることが示されている．さらにmiR-143が脂肪細胞分化において重要な機能を有することが報告されている．

骨疾患とのかかわり

骨においてもmiRNAの発現が明らかとなり，miRNA研究の盛んな分野の1つとなっている．骨芽細胞では，分化とともに発現上昇するmiRNAとしてmiR-206[6]やmiR-133, 135などが同定されており，それぞれConnexin43（miR-206），Runx2（miR-133），Smad5（miR-135）を標的として骨芽細胞分化に関与することが示されている．ヒトにおける骨粗鬆症の発症にmiRNAが関与していることも報告されている．

一方，破骨細胞特異的Dicerノックアウトマウスの

解析により,破骨細胞数の低下による骨量増加が報告されており,破骨細胞においてもmiRNAによる分化制御機構の存在が示されている.

また,軟骨においてはmiR-140と関節炎の関連が指摘されている.軟骨細胞特異的にmiR-140を欠損させると軟骨細胞増殖の異常が観察され,軟骨の破壊が進み,関節炎が進行する.さらにmiR-140を軟骨で過剰発現させると,関節炎を誘導しても関節炎になりにくいことが示され,miR-140が関節炎の増悪分子であるAdamts-5(a disintegrin and metalloproteinase with thrombospondin-like repeat-5)を標的とし,関節炎の発症に寄与していることが明らかにされた.

(福田 亨)

文献

1) Lee RC, et al:Cell, 75:843-854, 1993
2) Wightman B, et al:Cell, 75:855-862, 1993
3) Hobert O:Science, 319:1785-1786, 2008
4) He L & Hannon GJ:Nat Rev Genet, 5:522-531, 2004
5) Valadi H, et al:Nat Cell Biol, 9:654-659, 2007
6) Inose H, et al:Proc Natl Acad Sci U S A, 106:20794-20799, 2009

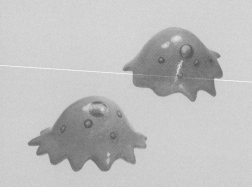

第3部
キーワード解説

骨疾患の病態と治療薬・診断法

第3部 キーワード解説　骨疾患の病態と治療薬・診断法

1章 骨の疾患

本章で解説する Keyword

1	骨折の修復機構	⇒p.229	10	ライフサイクルにおける骨の発育と老化　⇒p.252
2	関節リウマチ	⇒p.231	11	運動と骨　⇒p.254
3	変形性関節症	⇒p.234	12	CKD-MBD　⇒p.256
4	骨系統疾患	⇒p.236	13	多発性骨髄腫　⇒p.258
5	くる病・骨軟化症	⇒p.239	14	がんの骨転移　⇒p.260
6	FOP	⇒p.242	15	歯周病　⇒p.262
7	頭蓋顔面先天異常	⇒p.244	16	歯科矯正治療における骨代謝　⇒p.264
8	骨粗鬆症	⇒p.247	17	ONJ　⇒p.266
9	続発性骨粗鬆症	⇒p.249	18	運動器疾患の疫学　⇒p.269

第3部 キーワード解説　骨疾患の病態と治療薬・診断法

1章　骨の疾患

Keyword 1 骨折の修復機構

欧文表記：mechanism of fracture repair

病態

骨折とは

　骨の連続性が一部または全部断たれた状態を，骨折という．「ひび」のような不全骨折から転位の大きな完全骨折まで，重傷度はさまざまである[1]．特別な治療を要することなく自然に治癒してしまうものから出血性ショックにより死に至るものまで，重症度もさまざまである．高いエネルギーによって生じる「外傷性骨折」以外にも，何らかの疾患（骨腫瘍，骨感染症，骨粗鬆症など）による骨脆弱性が基礎にあって低いエネルギーによって生じる「病的骨折」，小外傷の繰り返しによって生じる「疲労骨折」がある．

骨の再生能力

　骨組織には優れた再生能力がある．骨折が生じても修復機転が働き，骨折部に仮骨（callus）が形成され，その後，骨リモデリングによりもとの状態あるいはもとに近い状態まで修復される．

　骨の癒合形態には，一次骨癒合（primary bone healing）と二次骨癒合（secondary bone healing）がある．前者は，骨折を正確に整復し強固に内固定した場合に，仮骨形成を伴うことなく骨癒合する現象である．接触した骨同士がハバース管による生理的骨リモデリングによる骨形成で癒合する．しかし，多くの場合は，後者の仮骨形成を伴う二次骨癒合で修復される．仮骨は軟骨内骨化を経て形成される．

修復メカニズム

　骨折の修復過程は，炎症期（inflammatory phase），修復期（reparative phase），リモデリング期（remodeling phase）の3段階に分けられる．

①炎症期

　骨折直後の時期であり，破綻した骨髄，皮質骨，骨膜，周辺の軟部組織に存在する血管から出血が生じる．血流量の増加と免疫細胞の活動によって骨折部の周囲は腫れて痛みを生じる．痛みは骨折後2～3日でピークを迎える．骨折部に血腫が形成され，骨折端の骨は壊死に陥る．壊死組織から放出される炎症性サイトカインの作用により，好中球，マクロファージ，線維芽細胞が遊走し凝血塊を形成する．局所で，VEGF（vascular endothelial growth factor），PDGF（platelet-derived growth factor），BMP（bone morphogenetic protein），TGF（transforming growth factor）-β，IGF（insulin-like growth factor）などの作用により，未分化間葉系細胞や前骨芽細胞の増殖が認められる[2]．骨膜は新生血管が増生し肥厚する．

②修復期

　骨折後，数日目から始まり数カ月まで続く．骨折部の凝血塊の中に毛細血管が侵入し，未分化間葉系細胞は軟骨細胞や骨芽細胞に分化する．凝血塊は肉芽組織となり器質化が進む．類骨が形成され，そこに骨塩が沈着して石灰化し，仮骨を形成する．仮骨は骨折部を橋渡しするように形成される．初期の仮骨は軟性仮骨（soft callus）といい，線維性骨（woven bone）である（図A）．骨化が進み硬性仮骨（hard callus）となる．

③リモデリング期

　リモデリング期は数カ月～数年続く．仮骨は最初血管に富み，次第に破骨細胞による骨吸収と骨芽細胞による骨形成が行われる．線維性骨はリモデリングにより層板骨（lamellar bone）に置換される（図

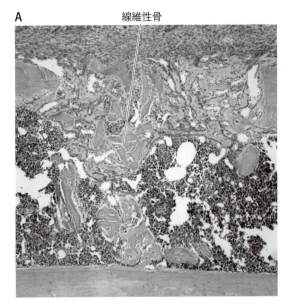 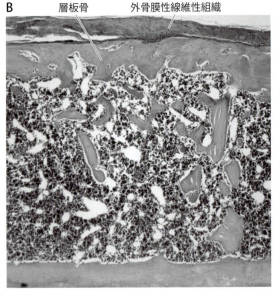

図　骨折の修復過程
マウスの大腿骨骨幹部にドリルで直径1 mmの穴を開けた後の組織像を示す．A）7日目，B）21日目，HE染色．直後は血腫が形成される．A）7日目，骨髄腔に線維性骨（woven bone）が出現する．B）21日目，皮質骨部の線維性骨はリモデリングにより層板骨に置換される．外骨膜性線維性組織が形成される．骨髄腔にできた線維性骨はやがて吸収され，もとの骨髄腔の状態となる．

B）．本来の生理的機能を有する皮質骨と海綿骨の構造をなし，骨癒合が完成する．

骨折によって生じた変形の凸側では骨吸収が進み，凹側では骨形成が起こる．このように，骨への荷重（歪み）による機械的刺激を受けて，骨は生物学的に適応し，形状や内部構造が強化される．このことをWolffの法則（1892年）[3]という．小児では，変形した長管骨であっても，このリモデリング期に，回旋変形を除いて解剖学的に正常な形態に自己矯正される．

治療

骨折を修復させるためには，細胞活性（viability）と安定性（stability）が必要である．細胞活性は，新鮮骨折では保たれているので問題にならないが，陳旧例や偽関節では問題になる．陳旧例や偽関節では，細胞活性を再獲得し骨新生を誘発させることを目的に骨移植を行うことがある．また，安定性を獲得するために，ギプスなどの外固定を行うか，外固定だけでは不安定であれば内固定（プレートとスクリュー，髄内釘など）を行う．

骨折の治癒に影響を及ぼす因子として，受傷の状態（軟部組織の損傷が大きいほど治癒は遅れる），基礎疾患，栄養状態，薬剤，年齢などが考えられる．パルス電磁場（pulsed electromagnetic field：PEMF）や低出力超音波パルス（low-intensity pulsed ultrasound：LIPUS）は骨折治癒を促進する[4]．ただし，新鮮骨折での使用は保険適応外であり，遷延治癒骨折や偽関節などの難治性骨折での使用に保険が適応されている．骨形成促進剤であるテリパラチド（⇒第3部2章 Keyword 2）が骨折治癒過程を促進することが報告されているが，適応は骨粗鬆症のみである[5]．

（酒井昭典）

文献

1) Sakai A, et al：J Hand Surg Am, 33：820-826, 2008
2) Uchida S, et al：Bone, 32：491-501, 2003
3) 『The Law of Bone Remodeling』（Wolff J），Springer, 1986
4) Hannemann PF, et al：Arch Orthop Trauma Surg, 134：1093-1106, 2014
5) Aspenberg P & Johansson T：Acta Orthop, 81：234-236, 2010

関節リウマチ

欧文表記：rheumatoid arthritis

関節リウマチの病態

関節リウマチ（RA）は増殖性滑膜炎と骨・関節破壊を主体とした炎症性疾患である．炎症関節・滑膜組織中にはインターロイキン（interleukin：IL）-1, 6, 17や腫瘍壊死因子（tumor necrosis factor：TNF）-α，マトリックスメタロプロテナーゼ，顆粒球単球コロニー刺激因子（granulocyte-macrophage colony-stimulating factor：GM-CSF）などの炎症性サイトカインが高発現しており，これらがRAの関節破壊，骨破壊の要因と考えられている[1]．

骨関節破壊のメカニズム

1980年代になってRAの関節破壊では破骨細胞がその主役を担っていることが明らかにされた．破骨細胞は造血幹細胞に由来し，単球・マクロファージ系細胞を前駆細胞とする多核巨細胞である（図）．RAでは骨髄，末梢血，滑膜中に存在する単球・マクロファージ系の破骨細胞前駆細胞が，滑膜線維芽細胞などの助けをかりて成熟破骨細胞となって骨破壊を起こす．

破骨細胞の分化には，M-CSF（macrophage-colony stimulating factor）とともに活性型T細胞上に発現するTNFファミリーの1つであるRANKL（receptor activator of NF-κ ligand⇒第2部4章 Keyword 2）が必須であることが明らかになった．実際にRA患者の滑膜中には，変形性関節症患者の滑膜に比較して多量のRANKLが存在することが知られている．RANKLの発現はIL-1, 6，TNF-α，PTH（parathyroid hormone：副甲状腺ホルモン），プロスタグランジンなどの作用により骨芽細胞や骨髄ストローマ細胞，滑膜線維芽細胞において誘導される．

生体におけるRANKL/RANK伝達路の重要性は，マウスの遺伝学的研究により明らかになった．RANKL, RANKノックアウトマウスでは骨組織に破骨細胞が全く存在せず，大理石病様の病態を呈する．またRANKLのデコイ受容体であるOPG（osteoprotegerin）を全身投与したラットやRANKLノックアウトマウスが関節炎による骨破壊に抵抗性であることから，RANKL/RANKシグナル経路が関節炎における骨破壊において重要な役割を果たすことが証明された．

関節リウマチ治療戦略のパラダイムシフト

RAの治療においては，関節滑膜炎とそれに伴う関節破壊をいかに制御し治療していくかが鍵となっている．2002年には，治療目標に従ってタイトに病勢をコントロールするT2T（Treat to Target）という治療指針が打ち出された．それに伴いACR/EULAR（米国リウマチ学会／ヨーロッパリウマチ学会）によるRAの分類基準，recommendationの策定および改訂，わが国でも2014年，RAの診療ガイドラインがつくられて，厳格な病勢評価とコントロール，生物学的製剤使用を含めた体系的な治療指針が打ち出された．RAの治療はこの10年で従来用いられてきたステロイド剤や抗リウマチ薬から分子標的治療薬，生物学的製剤を用いた積極的治療へとパラダイムシフトしてきた．

関節リウマチの治療

RA治療におけるanchor drugであるMTX（methotrexate：メトトレキサート）はわが国では1999年より使用が認められ，治療の要となる薬剤となってい

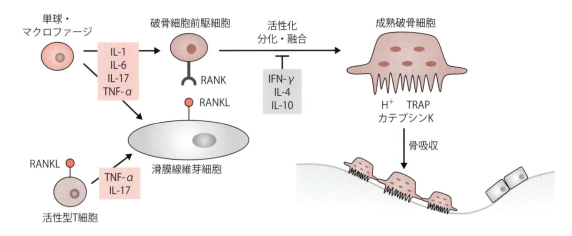

図 関節リウマチにおける関節破壊・骨吸収のメカニズム
骨髄，末梢血，滑膜組織中に存在する単球・マクロファージ系の破骨細胞前駆細胞が，滑膜線維芽細胞などの助けをかりてRANKL/RANKシグナル経路が活性化され刺激を受ける．これにより破骨細胞前駆細胞は分化・融合・成熟し，成熟破骨細胞となって酸を分泌して骨基質を溶解し，関節破壊を起こす．TRAP：酒石酸抵抗性酸性ホスファターゼ

る．現在はT2Tの概念・治療指針によって，生物学的製剤を用いた治療が積極的に行われるようになってきた．

TNF-α阻害薬

RA治療における生物学的製剤はRANKL/RANK系シグナルにかかわる因子を直接的に阻害して炎症や骨吸収作用を遮断する．わが国では抗TNF-αモノクローナル抗体であるインフリキシマブ（infliximab）が2003年7月より承認され，続いて2005年3月より発売されたエタネルセプト（etanercept）とともにTNF-αシグナルを遮断することでRAの炎症抑制と骨破壊の抑制効果をもたらし，大規模臨床試験でその効果が示された．近年，インフリキシマブ効果不十分例に対する増量試験が行われ，3 mg/kgで効果不十分例においても6 mg/kgあるいは10 mg/kgにより中等度以上の効果を示すことが確認された[2]．

2014年現在までにTNF-α阻害薬としてインフリキシマブ，エタネルセプトの他，ヒト化されたアダリムマブ（adalimumab），ゴリムマブ（golimumab）やPEG化されたセルトリズマブペゴル（certolizumab pegol）の計5剤が承認されている（⇒ 第3部2章 Keyword 10）．アダリムマブにおいては休薬時の効果持続について検討がされた．発症早期のRA患者1,032名に対する効果検討のOPTIMA試験において，低疾患活動性を維持した207名の患者において休薬群と継続群に分けて検討し，78週時疾患活動性においても画像上変化においてもほぼ同等の結果が示された[3]．

その他の生物学的製剤

その他，国内で開発され2008年から承認されたヒトIL-6受容体を標的とするトシリズマブ（tocilizumab），2010年より承認されたT細胞選択的共刺激調節薬であるアバタセプト（abatacept），低分子量抗リウマチ薬JAK阻害剤であるトファシチニブ（tofacitinib）が2013年より承認された．これらの薬剤においても同様に疾患活動性の制御や関節破壊抑制効果が示された．トシリズマブについては，2013年より皮下注射製剤が上市され，点滴製剤との比較試験MUSASHI試験ではその非劣性が確認され，治療方法の選択肢が広げられた[4]．

今後の展望

近年，生物学的製剤の台頭によりRA治療はドラスティックに変化してきた．MTX単剤による治療に比べて寛解に達する症例がより多くみられるようになってきたが，それでもなお病勢コントロールの不良例，薬剤無効例，感染症の発生，医療経済性，中止のタイミングなど解決すべき課題は多い．現在GM-CSF，JAK1/2，IL-17，Syk，BAFF，APRILなどを標的と

した新たな生物学的製剤が開発されつつある．こうした薬剤が上市されるようになれば治療の選択肢が広がって寛解への期待が高まる一方，将来的には症例ごとに適した治療薬剤の選択，投与量，投与間隔や投与形態など，個々の病態に則した治療体系の確立が求められている．

（小俣康徳，田中　栄）

文献

1) Tanaka S：Am J Nephrol, 27：466-478, 2007
2) Takeuchi T, et al：Mod Rheumatol, 19：478-487, 2009
3) Smolen JS, et al：Lancet, 383：321-332, 2014
4) Ogata A, et al：Arthritis Care Res, 66：344-354, 2014

第3部 キーワード解説　骨疾患の病態と治療薬・診断法

1章　骨の疾患

Keyword 3

変形性関節症

欧文表記：osteoarthritis

病態

　滑膜関節（synovial joint）は，身体の運動・支持のための器官である．関節裂隙という閉鎖腔を関節軟骨，滑膜，骨（骨端，軟骨下骨），半月板，靱帯（関節内・外），関節包などの多様な組織が取り巻いて構成される．変形性関節症（osteoarthritis）は，滑膜関節の機能の障害，構造の異常をきたす慢性，進行性の疾患である．その原因により，変形性関節症は一次性（特発性）と二次性（骨折，軟骨損傷，靱帯損傷などの外傷，代謝性疾患，骨系統疾患などに続発するもの）に分けられる．以下では，一次性変形性関節症について述べる．また，変形性関節症の病態，病像は部位により大きく異なる．以下では，臨床的に意義の大きい下肢の大関節（膝，股関節）の変形性関節症を念頭において述べる．

基本病態

　変形性関節症の基本的な病態は関節軟骨組織の変性，すなわち，軟骨基質の量と質（抗荷重能）の低下である．軟骨組織の変性の一次的原因は，老化，過重なメカニカルストレスなどによる関節軟骨細胞の数の減少，機能（基質産生能）の低下とする意見が多い．軟骨細胞の機能障害により，抗メカニカルストレスという特殊な機能を担う器官である軟骨が器官不全を生じる．一方，変形性関節症の初期病変として，滑膜の炎症，軟骨下骨の硬化の存在を指摘し，滑膜や骨など軟骨以外の組織の異常に起因するとする意見もある．

病期による変化

　初期の組織学的な特徴は，*PRG4*（*proteoglycan 4/lubricin*）[1]の存在で特徴づけられる軟骨表層（輝板：lamina condensa）の消失である．これに続いて，軟骨表面に亀裂（micro-crack）が起こり，これが，数，深達度を増すことで，病変が進行するとされる．各組織で，さまざまな異常がみられる（表）．そのほと

表　関節構成組織での変形性関節症の初期異常とその影響

組織	主な異常	病態への影響
関節軟骨	表層の欠損	メカニカルストレスの増加？
	軟骨基質の量の低下	メカニカルストレスの増加
	軟骨基質の質の低下 ・アグリカンの含水性の低下 ・II型コラーゲンの断裂	メカニカルストレスの増加
骨	軟骨下骨の硬化 骨端の形態異常	メカニカルストレスの増加 メカニカルストレスの増加
半月板	断裂，摩耗	メカニカルストレスの増加
靱帯	断裂，抗張力能の低下	メカニカルストレスの増加
滑膜	滑膜炎	炎症性サイトカインの誘導

んどが，関節へのメカニカルストレスを増加させ，悪循環のサイクルを生じる．

進行期には，荷重部では軟骨の減少が進行し，非荷重部では軟骨細胞の増殖と骨化が起こる．この軟骨の増殖と骨化は，軟骨内骨化の過程を再現しているとされる[2]．部位による病像の違いに対するよい説明はない．病変の進行に伴い滑膜の炎症も顕著になり，関節液の貯留（水腫）がみられるようになる．関節軟骨，滑膜から，IL-1やTNF-αなどの炎症性サイトカインが放出され，さまざまな軟骨基質の分解酵素が放出される．基質の分解酵素としては，関節軟骨の主要な構成成分のⅡ型コラーゲン，アグリカンの分解に中心的な役割を果たすMMP，ADAMTSの役割が重要である．

末期には，荷重部の軟骨は消失し，非荷重部では，過剰な骨（骨棘）が形成される．関節リウマチのような骨破壊は基本的に起こらない．

発症メカニズム

不詳．環境要因と遺伝的要因との相互作用により発症する多因子遺伝病（polygenic disease）と考えられている．発生部位により異なるが，双生児研究により約50％の遺伝性があると見積もられている．環境要因としては，労働，過重な体重などが報告されている．遺伝的要因としては，相関解析（association study）によりいくつかの疾患感受性遺伝子（disease-susceptibility gene）が報告されている．しかし，相関に明確な再現性があり，かつ機能解析の裏付けがあるのは，GDF5（growth and differentiation factor 5）[3]のみである．GDF5の疾患感受性多型（rs143383）は，遺伝子の5′非翻訳領域のプロモーター活性をもつ領域にあり，GDF5の発現量を減少させる．GDF5機能の低下で変形性関節症が起こることは，ヒトの骨系統疾患[4]やマウスの変異体[5]でも知られている．

治療

疼痛，機能障害の程度，年齢などを主な考慮点として，生活指導（適度な運動，ダイエット，杖など補助具の使用など），保存療法，薬物療法，手術療法が選択される．

保存療法としては，膝の変形性関節症に対しては大腿四頭筋の筋力強化が勧められている．薬物療法としては，非ステロイド系消炎鎮痛剤の内服，ヒアルロン酸の関節内注入などがある．手術療法には，骨切り術，人工関節置換術，軟骨移植などがある．治療の選択，有効性については，OARSI（OsteoArthritis Research Society International）のガイドラインなどを参照されたい．

〈池川志郎〉

文献

1) Ikegawa S, et al：Cytogenet Cell Genet, 90：291-297, 2000
2) Kawaguchi H：Mol Cells, 25：1-6, 2008
3) Miyamoto Y, et al：Nat Genet, 39：529-553, 2007
4) Polinkovsky A, et al：Nat Genet, 17：18-19, 1997
5) Masuya H, et al：Hum Mol Genet, 16：2366-2375, 2007

第3部 キーワード解説　骨疾患の病態と治療薬・診断法

1章　骨の疾患

Keyword 4 骨系統疾患

欧文表記：skeletal dysplasias

病態

　骨系統疾患とは，骨や軟骨の発生・成長・維持機構の異常により骨格の形態や構造に系統的な異常をきたす疾患の総称である．症状としては，身長の異常（低身長や過成長），四肢・体幹の変形やプロポーションの異常，関節機能の異常，易骨折性などが認められる．大部分はメンデル遺伝に従う単一遺伝子病であり，責任分子は骨格の形成や維持の過程で何らかの重要な機能を担っているため，その異常が骨格の形態や構造に影響を及ぼす．

　きわめて多くの疾患が含まれるため，整理と分類のためにInternational Skeletal Dysplasia Societyによる国際分類 "Nosology and Classification of Genetic Skeletal Disorders" が提唱されている[1]．現在用いられている国際分類は2010年に6度目の改訂がなされたもので，456の疾患が分子遺伝学的，生化学的，放射線学的観点から40のグループに分類されており（表）[1]，病態の理解に有用である．次世代シークエンサーを利用したエクソーム解析などの手法の導入により，同定された骨系統疾患責任遺伝子の数はさらに飛躍的に増加しつつある．

発症メカニズム

　骨系統疾患のなかには多くの疾患群が含まれ，発症メカニズムはそれぞれ異なる．表現型が類似した複数の疾患が同一遺伝子の変異に基づく場合はallelic diseaseとよばれる．代表的な例が，FGF受容体3（FGFR3）の機能獲得型変異に基づく軟骨無形成症（achondroplasia），軟骨低形成症（hypochondroplasia），タナトフォリック骨異形成症（thanatophoric dysplasia），およびSADDAN（severe achondroplasia with developmental delay and acanthosis nigricans）であり，FGFシグナルの増強により軟骨細胞の増殖や分化が障害され，四肢短縮型の低身長をきたす．

　骨脆弱性を特徴とする骨形成不全症（osteogenesis imperfecta）は，I型コラーゲンを構成するプロコラーゲンをコードする*COL1A1*や*COL1A2*の他，*CRTAP*, *LEPRE1*, *PP1B*, *FKBP10*, *SEEPINH1*などのコラーゲンの成熟にかかわる遺伝子群やWnt1，転写因子osterixをコードする*SP7*などさまざまな遺伝子の変異によって引き起こされ，前述の国際分類（表）では骨形成不全症と骨密度低下を示すグループ（osteogenesis imperfecta and decreased bone density group）と分類される[1,2]．Wntシグナルの共役受容体であるLRP5の機能喪失による骨形成低下に基づくOPPG（osteoporosis-pseudoglioma syndrome）も同じグループに分類されている．

　骨密度増加を特徴とする大理石骨病（osteopetrosis）は骨変形を伴わない骨硬化性疾患グループ〔increased bone density group（without modification of bone shape）〕に分類され，破骨細胞の形成や機能にかかわるさまざまな分子（空胞型プロトンポンプa3サブユニット，クロライドチャネル7，RANKL，RANKなど）の変異に基づく多くの病型を含み，骨吸収の障害により骨硬化を生じる．このグループにはLRP5の機能獲得型変異による遅発型大理石骨病1型（osteopetrosis, late-onset form type 1）も含まれるが，本症における骨硬化は骨形成の亢進に基づく．

　低ホスファターゼ症は組織非特異型アルカリホスファターゼ（TNSALP）の機能喪失変異に基づき，

表 2010年版骨系統疾患国際分類における疾患グループ（文献1をもとに作成）

1. FGFR3異常症グループ（FGFR3 chondrodysplasia group）
2. Ⅱ型コラーゲン異常症グループと類似疾患（Type 2 collagen group and similar disorders）
3. XI型コラーゲン異常症グループ（Type 11 collagen group）
4. 硫酸化障害グループ（sulfation disorders group）
5. perlecanグループ（perlecan group）
6. aggrecanグループ（aggrecan group）
7. filaminグループと関連疾患（filamin group and related disorders）
8. TRPV4グループ（TRPV4 group）
9. 短肋骨異形成症グループ（多指症を伴う，もしくは伴わない）〔short-ribs dysplasias（with or without polydactyly）group〕
10. 多発性骨端異形成症と偽性軟骨無形成症グループ（multiple epiphyseal dysplasia and pseudoachondroplasia group）
11. 骨幹端異形成症（metaphyseal dysplasias）
12. 脊椎・骨幹端異形成症〔spondylometaphyseal dysplasias（SMD）〕
13. 脊椎・骨端・（骨幹端）異形成症〔spondylo-epi-(meta)-physeal dysplasias〔SE(M)D〕〕
14. 重症脊椎異形成症（severe spondylodysplastic dysplasias）
15. 遠位肢異形成症（acromelic dysplasias）
16. 遠位中間肢異形成症（acromesomelic dysplasias）
17. 中間肢・近位肢型異形成症（mesomelic and rhizo-mesomelic dysplasias）
18. 弯曲骨異形成症（bent bones dysplasias）
19. 狭細骨異形成症グループ（slender bone dysplasia group）
20. 多発性脱臼を伴う骨異形成症（dysplasias with multiple joint dislocations）
21. 点状軟骨異形成症グループ〔chondrodysplasia punctata（CDP）group〕
22. 新生児骨硬化性異形成症（neonatal osteosclerotic dysplasias）
23. 骨変形を伴わない骨硬化性疾患グループ〔increased bone density group（without modification of bone shape）〕
24. 骨幹端・骨端罹患を伴う骨硬化性疾患グループ（increased bone density group with metaphyseal and/or diaphyseal involvement）
25. 骨形成不全症と骨密度低下を示すグループ（osteogenesis imperfecta and decreased bone density group）
26. 石灰化異常グループ（abnormal mineralization group）
27. 骨格病変を伴うリソソーム病（多発性異骨症グループ）〔lysosomal storage diseases with skeletal involvement（dysostosis multiplex group）〕
28. 骨溶解症グループ（osteolysis group）
29. 骨格成分の発生異常グループ（disorganized development of skeletal components group）
30. 骨格病変を伴う過成長症候群（overgrowth syndromes with skeletal involvement）
31. 遺伝性炎症性/リウマチ様骨関節症（genetic inflammatory/rheumatoid-like osteoarthropathies）
32. 鎖骨・頭蓋骨異形成症と単発型頭蓋骨骨化障害グループ（cleidocranial dysplasia and isolated cranial ossification defects group）
33. 頭蓋縫合早期癒合症（craniosynostosis syndromes）
34. 頭蓋顔面骨罹患を主とする異骨症（dysostoses with predominant craniofacial involvement）
35. 肋骨罹患を伴う/伴わない脊椎罹患を主とする異骨症（dysostoses with predominant vertebral with and without costal involvement）
36. 膝蓋骨異骨症（patellar dysostoses）
37. 短指症（骨外病変を伴う/伴わない）〔brachydactylies（with or without extraskeletal manifestations）〕
38. 四肢形成不全-欠損グループ（limb hypoplasia-reduction defects group）
39. 多指-合指-母指3指節症グループ（polydactyly-syndactyly-triphalangism group）
40. 関節形成不全および骨癒合症（defects in joint formation and synostoses）

種々の遺伝性くる病とともに石灰化異常グループ（abnormal mineralization group）に分類される．重症型では呼吸不全のため，周産期〜乳児期早期に致死的な経過をとる．TNSALPの機能喪失は基質の1つである石灰化抑制因子ピロリン酸の蓄積を招き，骨石灰化障害を引き起こす（⇒ 第2部2章 Keyword 2）.

治療

ほとんどの骨系統疾患には根本的な治療法がなく，対症的な治療がなされてきたが，近年，多くの疾患で責任遺伝子や分子病態が明らかになり，より病態に即した治療が開発されつつある．

軟骨無形成症における低身長に対しては，整形外科的な脚延長術の他，日本では成長ホルモン投与が行われているが，新たな治療の可能性として，C型ナトリウム利尿ペプチド（CNP）やスタチンが期待されている[3][4]．

骨形成不全症に対しては，ビスホスホネート投与が行われている．マウスモデルにおいては，抗スクレロスチン抗体の有効性も報告されている．

大理石骨病においては，破骨細胞前駆細胞に発現する分子の異常が原因である場合は，骨髄移植などの造血幹細胞移植が有効である．RANKLの異常に基づく場合は，リコンビナントRANKLの投与が有効である．

低ホスファターゼ症に対しては，高骨親和性リコンビナントアルカリホスファターゼを用いた酵素補充療法が開発され[5]，現在，国際治験が行われている．

（道上敏美）

文献

1) Warman ML, et al：Am J Med Genet A, 153：943-968, 2011
2) Laine CM, et al：N Engl J Med, 368：1809-1816, 2013
3) Yasoda A, et al：Nat Med, 10：80-86, 2004
4) Yamashita A, et al：Nature, 513：507-511, 2014
5) Whyte MP, et al：N Engl J Med, 366：904-913, 2012

第3部 キーワード解説　骨疾患の病態と治療薬・診断法

1章　骨の疾患

Keyword 5　くる病・骨軟化症

欧文表記：rickets / osteomalacia

病態

くる病は骨・軟骨の石灰化障害によって引き起こされる小児疾患で，成長軟骨帯の閉鎖以前の成長期に発症する．成人においては，骨石灰化の障害により類骨が増加した状態を骨軟化症とよぶ．

一方，骨粗鬆症は，石灰化骨と類骨の比率を維持しながら骨全体の量が低下した状態で，骨石灰化障害は病態の主体ではない．

原因

原因としては，カルシウム（Ca）・リンの両方が不足するビタミンD作用不足と，慢性的な低リン血症が主因である遺伝性低リン血症性くる病・骨軟化症，腫瘍性骨軟化症に大別される[1]．

このうちビタミンD欠乏症が最大の原因である．その他，ビタミンD依存症I型（1α位水酸化酵素異常症），ビタミンD依存症II型（ビタミンD受容体異常症⇒第2部6章 Keyword 3），薬剤（ジフェニルヒダントインなど）による代謝障害などが原因となる．腎尿細管機能異常による慢性のリン喪失も原因となる．FGF23関連低リン血症性くる病・骨軟化症には，X連鎖性低リン血症性くる病・骨軟化症，腫瘍性骨軟化症，含糖酸化鉄投与などが含まれる．

発症メカニズム

骨は，骨芽細胞によって産生されたI型コラーゲンを中心とした骨基質タンパク質に，Caとリンの結晶であるハイドロキシアパタイトが沈着することによって石灰化される（⇒第2部2章 Keyword 2）．成長軟骨帯においては，規則的に配列・分化した軟骨細胞が石灰化し，それが骨に置換される．この，軟骨あるいは骨における石灰化障害により発症する．

FGF23関連低リン血症性くる病・骨軟化症はFGF23（⇒第2部3章 Keyword 3）の過剰作用によって惹起される．FGF23は主に骨組織の骨細胞，骨芽細胞に発現し，ホルモンとして腎臓の尿細管に作用し，近位尿細管におけるIIa型，IIc型ナトリウム–リン共輸送担体の発現を抑制することにより，リンの再吸収を減少させる．さらに，FGF23は1α位水酸化酵素の発現を抑制し，不活性化酵素である24位水酸化酵素の発現を誘導することにより，血中1,25(OH)$_2$D値を低下させ，腸管でのリンの吸収を抑制する．FGF23関連低リン血症性くる病・骨軟化症では，FGF23が高値となり，慢性的に低リン血症となることで，発症する[2]．

診断

くる病

くる病の診断は，単純X線像，生化学所見，臨床症状によって行われる．X線検査では長管骨骨幹端の杯状陥凹，横径拡大，毛羽立ちが特徴的である（図）．臨床症状として成長障害，関節腫脹，O脚・X脚などの下肢変形，跛行，脊柱の弯曲，肋骨念珠，横隔膜付着部肋骨の陥凹，病的骨折などがある．

骨軟化症

骨軟化症の診断も，生化学所見，臨床症状，画像所見によってなされる．血中骨型アルカリホスファターゼ（ALP）血症，骨痛，筋力低下は特徴的で，一部の症例を除いて，慢性低リン血症を認める．胸郭の変形（鳩胸），脊柱の変形を認めることがある．骨密度の低下〔若年成人平均値（YAM）の80％未満〕，単純X線像でのLooser's zone（偽骨折），骨シンチグ

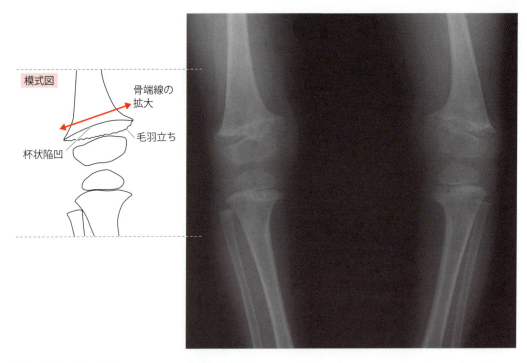

図　くる病の骨X線像
ビタミンD欠乏性くる病の患者の，膝関節周囲の骨X線写真．大腿骨遠位端，脛骨近位端，腓骨近位端などに，杯状陥凹（cupping），毛羽立ち（fraying），骨端線の不整，横径拡大（flaring），内側への彎曲など，くる病に特徴的な変化がみられる．

ラフィーでの肋軟骨などへの多発取り込みを認めることが多い．

骨軟化症の除外疾患として，がんの多発骨転移，腎性骨異栄養症，原発性副甲状腺機能亢進症がある．

原因診断

原因診断として，ビタミンD欠乏症は，低リン血症もしくは低Ca血症，または両方，高ALP血症，血中副甲状腺ホルモン（PTH）高値，血中25OHD低値を認める．

小児では，血中25OHD濃度が20 ng/mL未満でくる病をきたしうるが，15 ng/mL未満がより確実なビタミンD欠乏と考えられる〔日本小児内分泌学会：ビタミンD欠乏性くる病・低カルシウム血症の診断の手引き（http://jspe.umin.jp/medical/files/_vitaminD.pdf）〕[3]．ビタミンD欠乏が低リン血症性くる病などに共存する場合もあり，他の疾患を除外することにより，ビタミンD欠乏性くる病と確定診断できる．成人においては，血中PTH濃度が増加し始める30 ng/mL前後未満はビタミンDが不足しているとす

る報告もある[4]．

FGF23関連低リン血症性くる病・骨軟化症

FGF23関連低リン血症性くる病・骨軟化症は，慢性的な低リン血症にもかかわらず，血清FGF23が高値を示す病態で，FGF23は30 pg/mL以上と報告されている[5]．遺伝性のなかで最も頻度が高いのがX連鎖性低リン血症性くる病・骨軟化症（XLH）で，伴性優性遺伝形式をとるが孤発例も散見される．腫瘍性骨軟化症は腫瘍随伴症候群の1つで，腫瘍からFGF23が産生され，骨軟化症を引き起こす．

治療

ビタミンD欠乏性くる病・骨軟化症において，わが国ではアルファカルシドール（1αOHD）約0.1 μg/kg/日が使用され，血液検査の改善とともに減量する．成人のビタミンD欠乏症では0.5〜1.0 μg/日を投与する．海外では成人のビタミンD欠乏症に対して天然型ビタミンDが800〜2,000単位/日投与される．治療の際は，まず，PTHを正常化することを目

標とする．アルファカルシドールの過剰投与による高Ca血症や腎石灰沈着症のリスクとなる高Ca尿症をきたさないように注意しながら，投与量を調節する．また，Ca摂取が不足している場合はCaも投与する．

XLHは活性型ビタミンDと中性リン製剤で治療を行う．活性型ビタミンDはアルファカルシドール（1α OHD）0.05 μg/kg/日（1〜1.5 μg/日）で開始する．リンは1日4〜5回の分服が望ましく，リンとして20〜40 mg/kg/日（1 g/日）で開始する．二次性副甲状腺機能亢進症のリスクを考慮し，成人では活性型ビタミンDをリンより先行させる．

腫瘍性骨軟化症で腫瘍が同定できれば切除によって完治する．腫瘍が切除できない場合はXLHと同様に，中性リン製剤と活性型ビタミンD製剤を投与する．

（大薗恵一）

文献

1) Elder CJ & Bishop NJ：Lancet, 383：1665-1676, 2014
2) Fukumoto S：Curr Opin Nephrol Hypertens, 23：346-351, 2014
3) Wagner CL & Greer FR：Pediatrics, 122：1142-1152, 2008
4) Okazaki R, et al：J Bone Miner Metab, 29：103-110, 2011
5) Endo I, et al：Bone, 42：1235-1239, 2008

第3部 キーワード解説　骨疾患の病態と治療薬・診断法

1章　骨の疾患

Keyword 6　FOP

フルスペリング：fibrodysplasia ossificans progressiva
和名表記：進行性骨化性線維異形成症
別名：進行性骨化性筋炎（myositis ossificans progressiva）

病態

　FOPは，骨格筋組織を中心とした軟組織の中に，軟骨内骨化による異所性骨形成を生じる，常染色体優性遺伝を示す疾患である[1]．手足の指，頸椎の癒合，形成不全を認める例が多く，出生時から認められる左右対称性の外反母趾様の変形はFOPの特徴とされる[1]．骨格筋組織における異所性骨形成は，成長に伴い徐々に進行する．筋損傷・再生やインフルエンザなどのウイルス感染は，急性の異所性骨形成を誘発する[1]．

責任遺伝子の探索

　FOPの発症率はきわめて低く，人種，性別，地域にかかわらず，人口約200万人に1人と推定されている[1]．家族性FOP症例は世界的に十数例しか認められておらず，責任遺伝子の大規模な連鎖解析が困難であった．

　2006年，FOPの責任遺伝子として，BMP（bone morphogenetic protein⇒第2部2章 Keyword 6）のⅠ型受容体ALK2をコードするACVR1遺伝子が同定され，家族性FOP症例と弧発性FOP症例に共通のc.617G＞A変異が見出された[2]．この遺伝的変異は，ALK2のGSドメイン内に位置する206番目のアルギニン残基をヒスチジン残基に変異させる（p.R206H）（図）[2]．これまでに，典型的FOPのR206H変異以外に，異所性骨化の発症時期や指の形成不全の程度が異なる非典型的FOPから，10種類以上のALK2変異体が確認された（図）[1]．

発症メカニズム

　ALK2は，脊椎動物に広く保存されたBMPを結合するⅠ型受容体の1つで，膜貫通型セリン・スレオニンキナーゼとしてBMPシグナルを伝達する[1]．FOPから同定されたALK2のアミノ酸変異は，キナーゼドメインか，その活性制御領域として知られるGSドメインに局在する．FOPにおける変異は，ALK2のキナーゼ活性を亢進させ活性型BMP受容体として作用することから，機能獲得型変異と考えられている[3]．

　FOPのALK2変異体は，キナーゼ活性の抑制分子であるFKBP12との結合性を低下させ，受容体を活性化する可能性がある．FOPで見出されたALK2変異体は，BMPのⅡ型受容体によるリン酸化を受けやすいことが活性化の原因と考えられる[4]．各ALK2変異体のⅡ型受容体に対する感受性の違いが，臨床的な表現形質の多様性を生じる可能性がある[4]．Ⅱ型受容体による変異ALK2の活性化は，203番目のスレオニン残基によるALK2全体のリン酸化レベルの亢進によって起こる[4]．人為的に作製されたALK2の構成的活性型変異体（p.Q207D変異）は，FOP症例のALK2変異体と活性化の機序が一部異なる[4]．

診断・治療

遺伝子診断

　これまでにFOP症例から見出された変異は，すべてALK2の細胞内領域をコードするACVR1遺伝子に認められる（図）．これは，FOPが単一遺伝子の変異で起こる疾患であり，遺伝子診断がきわめて有効なことを示す．実際，今日では，異所性骨化の発症前でもFOPの遺伝子診断が可能となった[1]．

治療薬の開発

　また，FOPの異所性骨化の発症原因がALK2の機能獲得型変異であることが明らかとなり，ALK2のシ

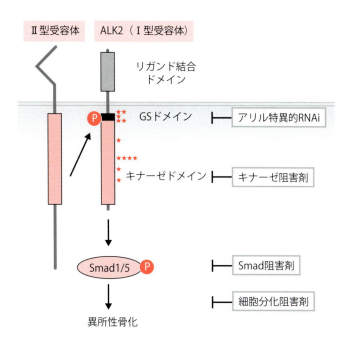

図　FOP症例から同定されたALK2の変異と，開発されているALK2阻害分子

FOP症例から同定された遺伝的変異（★印）は，すべてBMPのI型受容体ALK2のセリン・スレオニンキナーゼ領域か，その活性制御領域（GSドメイン）に位置する．これらの変異体は，BMPのII型受容体によるリン酸化を受けやすいため，BMPで刺激しなくてもBMP特異的な細胞内情報伝達系を活性化する機能獲得型変異である．これらの発見に基づき，FOPの治療薬として，さまざまなALK2の細胞内シグナル伝達阻害剤が開発されている．

グナル伝達を標的としたFOP治療薬が研究されている（図）[1]．特に，ALK2キナーゼの特異的低分子阻害薬が盛んに開発されており，他にも，ALK2による骨芽細胞分化阻害分子や変異ALK2特異的なRNAiなども報告されている（図）[1]．これらの一部は，*in vivo*でも異所性骨化を抑制することが確認された．レチノイン酸受容体γ（RARγ）のアゴニストは，BMPの下流の転写因子Smadを阻害して異所性骨化を抑制し，FOP治療薬として期待されている[1]．

モデルマウスの作出

FOPはヒトのみで認められる遺伝性疾患で，生検や手術が禁忌であり，異所性骨化の発症機序はいまだ不明な点が多い．そこで，FOPの病態モデルとして，ALK2のR206H変異ノックインマウスが樹立された[5]．このマウスは，FOPと類似した異所性骨化を生じるものの，出生直後に死亡したという．最近，Cre-LoxPシステムを用いて，変異ALK2の遺伝子発現を任意のタイミングで誘導できる遺伝子改変マウスが開発されて，FOP症例と類似した異所性骨化が確認されている．これらのFOP病態モデルは，*in vivo*での異所性骨化の詳細な解析や，治療薬候補化合物の評価に応用が期待される．

（片桐岳信）

文献

1) Katagiri, T：J Oral Biosci, 54：119-123, 2012
2) Shore EM, et al：Nat Genet, 38：535-537, 2006
3) Fukuda T, et al：J Biol Chem, 284：7149-7156, 2009
4) Fujimoto M, et al：Mol. Endocrinol, 29：140-152, 2015
5) Chakkalakal SA, et al：J Bone Miner Res, 27：1746-1756, 2012

第3部 キーワード解説　骨疾患の病態と治療薬・診断法

1章　骨の疾患

Keyword 7 頭蓋顔面先天異常

欧文表記：craniofacial anomalies

定義とその概要

　頭蓋顔面先天異常は，何らかの要因によって胎生期における頭蓋顔面領域の発生過程に異常をきたし，出生時もしくは出生後比較的早期に同領域の解剖学的形態に正常域からの逸脱が出現する病態を総称していう．この単独もしくは一連の身体的異常は，頭蓋顔面領域の臓器・器官に限局してみられることもあるが，全身的な症候群の一表現型として生じる場合も多い．全先天異常患者のなかで，頭蓋顔面領域に何らかの表現型を伴う患者は約30％に達するともいわれている．また，その重症度は，日常生活に全く支障のないレベルから患者のQOL（quality of life）を著しく低下させるものまで，実に多様性に富む．発症には，遺伝的要因，環境的要因，あるいはその両者が関与すると考えられている．

　頭蓋顔面領域は，中枢神経を包含する脳頭蓋と，視覚，聴覚，嗅覚，味覚などの感覚受容に加え，呼吸，消化，コミュニケーションといった人間が生きていくうえできわめて重要な機能を担う器官が集中する顔面頭蓋から構成される．頭蓋顔面先天異常は，形態的な問題だけにとどまらず，機能的あるいは心理社会的な障害を惹起し，患者やその家族にさまざまな面で大きな負担を強いる可能性がある[1) 2)]．

頭蓋顔面先天異常の代表例とその概要

唇顎口蓋裂（口唇裂・口蓋裂）
（cleft lip and/or palate）

病態

　日本人においては約500人に1人の割合で発症し，頭蓋顔面領域では最も高頻度でみられる先天異常であり，第一鰓弓に由来する諸隆起の癒合不全によって生じる．単独あるいは症候群の一表現型として発症する．口唇口蓋裂（口唇裂と口蓋裂の併発）は女性に比べて男性の方が約2倍の頻度で発症し，逆に口蓋裂単独では男性に比べて女性の方がその発症率は高い．

　哺乳障害，言語障害，滲出性中耳炎などを伴う場合が多い．また，上顎劣成長，上顎歯列弓・歯槽弓の狭窄，咬合の異常（前歯部および臼歯部交叉咬合），歯の形成および萌出の異常（先天欠如歯，過剰歯，形態異常，転位，捻転など），を伴う．

発症メカニズム

　唇顎口蓋裂は遺伝的要因に加えて，環境的要因がその発症に深くかかわると考えられている．妊娠中の母親の喫煙，アルコール摂取，風疹への罹患などが口唇裂・口蓋裂の発症リスクを上昇させ，逆に葉酸の摂取が発症リスクを低下させることが知られている．

　一方，近年の遺伝的要因の連鎖解析から，*MSX1*，*RAR*をはじめ，TGF-β3（⇒ 第2部6章 Keyword 10）やTGF-αシグナルの関連遺伝子群が唇顎口蓋裂の発症にかかわることが明らかとなってきている．

トリーチャー・コリンズ症候群（下顎顔面異常症）
（Treacher Collins syndrome / mandibulofacial dysostosis）

病態

　顎顔面の形成不全を伴う常染色体優性遺伝性疾患で，第一鰓弓由来の組織の低形成を伴う．下眼瞼外側1/3の欠損（coloboma），頬骨弓の低形成，小下顎症，小耳症，大口症，逆モンゴロイド型眼裂（内眼角に比べて外眼角が下がった状態），難聴，睡眠時無呼吸症候群などを伴う．また，歯科的症状としては

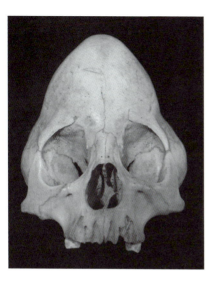 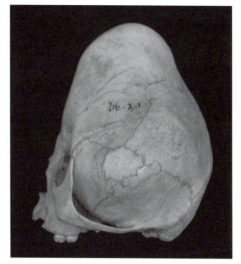

図 頭蓋縫合早期癒合症のヒト頭蓋骨標本（メキシコ共和国立人類学博物館 José Antonio Pompa y Padilla所長の厚意による）
冠状縫合の早期癒合により頭蓋冠の著しい変形（塔状頭蓋，短頭）がみられる．脳の圧迫により眼窩は浅くなり，眼窩間距離も増大している．

歯列弓狭窄，叢生，下顎後退症がみられる．

発症メカニズム

神経堤細胞の分化，遊走，増殖の障害によって生じる．発現頻度は約5万人に1人と報告されている．責任遺伝子として *TCOF1* が同定されている．

頭蓋縫合早期癒合症 (craniosynostosis)

病態

頭蓋縫合の早期癒合を主症状とする一連の疾患をいう．Crouzon症候群，Apert症候群，Pfeiffer症候群，Saethre-Chotzen症候群などがこれに含まれる．頭蓋冠の変形（塔状頭蓋，舟状頭蓋，三角頭蓋，斜頭蓋など）（図），両眼隔離，眼球突出，中顔面部の劣成長をはじめ，慢性的な頭蓋内圧亢進によって精神運動発達遅延を伴うこともある．口腔内症状としては，高口蓋（ビザンチン様口蓋），上顎歯列弓の狭窄，上顎の後方位に起因する反対咬合がみられ，口蓋裂を伴うこともある．

発症メカニズム

FGFR1，*FGFR2*，*FGFR3* などの変異が報告されている[3]（⇒第2部6章 Keyword 12）．

鎖骨頭蓋骨異形成症 (cleidocranial dysplasia：CCD)

病態

全身性の膜性骨化の遅延（鎖骨形成不全，頭蓋縫合閉鎖遅延などを含む），歯の発育障害を特徴とする先天性の骨系統疾患で，常染色体優性遺伝を示す（20〜40％は孤発例）．発現頻度は100万人に1〜5人であり，性差・人種差はほとんどみられない．

鎖骨欠損または低形成，大泉門の開存，短頭，鼻骨，涙骨，上顎骨の低形成，眼間解離，椎骨の異常（脊椎破裂や側弯），低身長，骨盤骨の異常（腸骨，仙骨，恥骨間の癒合不全），下顎角の開大，関節突起・筋突起の発育不全などを伴う．また口腔内の症状として，乳歯の晩期残存，永久歯の萌出遅延，埋伏過剰歯（上顎前歯部，下顎小臼歯部に多い），高口蓋（口蓋正中部に溝，口蓋裂を伴うこともある），歯根の形態異常，細胞性セメント質の欠損，エナメル質形成不全がみられる．

発症メカニズム

原因遺伝子は，runtドメイン遺伝子ファミリーに属する転写調節因子の1つである *Runx2*（⇒第2部2章 Keyword 3）であることが明らかにされている[4]．

頭蓋顔面先天異常の治療

　頭蓋顔面先天異常の病態は多種多様で，同じ疾患であっても個々の症例によりその表現型には大きなバリエーションが存在する．近年では，遺伝カウンセリングを受けながら妊娠に至るケースや，妊娠後の出生前診断において発症が確認されるケースもあり，障害をもつ児やその家族への対応は早期から開始されるようになってきている．

　出生直後から成人に至るまで，各専門家によるチームアプローチを前提とした治療が行われる．特に，産婦人科，小児科，形成外科，耳鼻咽喉科，眼科，脳神経外科，歯科（口腔外科，小児歯科，矯正歯科を含む）など，さまざまな診療科が治療チームに参画する．また，医師，歯科医師，看護師，言語聴覚士，歯科衛生士，臨床心理士などの多職種連携により，個々の症例について長期的な視野に立ち，さまざまな角度から最適な治療の時期・方法について検討を行いながら治療が進められる．

〈森山啓司〉

文献
1) Lisi A, et al：Am J Med Genet A, 134A：49-57, 2005
2) Cohen MM Jr & Kreiborg S：Acta Odontol Scand, 56：315-320, 1998
3) Wilkie AO, et al：Nat Genet, 9：165-172, 1995
4) Komori T, et al：Cell, 89：755-764, 1997

第3部 キーワード解説　骨疾患の病態と治療薬・診断法

1章　骨の疾患

Keyword 8

骨粗鬆症

欧文表記：osteoporosis

骨粗鬆症とは

骨の強度が低下し脆くなり，骨折の危険性が高まった病態が骨粗鬆症である．ここで，骨強度は主に骨密度と骨質の両者を反映し，骨質は構造特性と材質特性の大きく2つよりなる[1]．構造特性は，海綿骨の細小化，連続性の低下，すじかいの減少や，皮質骨の粗鬆化などにより劣化する．材質特性は，過度の二次石灰化や，糖尿病や加齢により高血糖・酸化ストレスが増大しコラーゲン架橋が終末糖化産物（advanced glycation endproduct：AGE）と置き換わることなどにより劣化する（⇒第2部2章 Keyword 1）．

骨粗鬆症の発症機序

健常成人の骨は，常に骨吸収と骨形成を繰り返すことにより再構築（リモデリング）を営む．この両過程間に共役関係（カップリング）が維持されることで，骨量および構造が維持される．20歳前後に最大骨量（peak bone mass）に達した後，しばらく定常状態が維持される．しかし，閉経や加齢，あるいは寝たきり，関節リウマチなどの炎症性疾患，ステロイド過剰などにより骨代謝平衡が陰性化すると，骨密度の減少とともに構造や材質も劣化し，骨強度が低下し骨粗鬆症となる．

骨粗鬆症の診断

骨粗鬆症の診断には，日本骨代謝学会と日本骨粗鬆症学会の合同委員会により策定された診断基準2012年度改訂版が用いられる．この診断基準では，低骨量をきたす骨粗鬆症以外の疾患または続発性骨粗鬆症を認めず，骨評価の結果が表の条件を満たす場合，原発性骨粗鬆症と診断する[2]．

骨粗鬆症の治療

骨粗鬆症治療の最大の目的は，骨折を防止し高齢者の健康寿命および生命予後を改善することにより，健全な長寿社会を実現することである．

骨粗鬆症を予防するうえで，適度な運動は骨強度および筋力維持に有効であり，全身状態に応じた運動の継続が重要である．また日光浴によるビタミンD不足の防止や乳製品などによるカルシウム摂取の促進も重要である．

前記の診断基準に加え，骨折リスクの高い患者をより的確に治療へと誘導するため骨粗鬆症の予防と治療のガイドラインが策定されており，2011年改訂版ではFRAX®とも組み合わせた薬物治療開始基準の改訂が行われた（図）[3]．FRAX®は，大規模な疫学検討に基づき骨折の絶対リスクを高める危険因子を抽出し，その組み合わせから将来10年間の骨折リスクを推定するツールとしてWHOにより開発された（http://www.shef.ac.uk/FRAX/?lang=jp）．

治療薬としては，週1回に加え月1回製剤も登場したビスホスホネート，SERM（selective estrogen receptor modulator），活性型ビタミンD_3誘導体として初めて骨折防止効果が大規模臨床試験で示されたエルデカルシトール，現在唯一の骨形成促進薬であるテリパラチドに加え，抗RANKL（receptor activator of NF-κB ligand）抗体で強力な骨吸収抑制作用を発揮するデノスマブ（denosumab）がある．さらに新たな治療薬として破骨細胞のコラーゲン分解酵素カテプシンKの阻害薬odanacatib（オダナカチブ）や[4]，古典的Wntシグナル抑制因子スクレロスチンに対する抗体で強力な骨形成促進作用を示すromosozumab（ロモソズマブ）およびblosozumab

表　原発性骨粗鬆症の診断基準（2012年度改訂版）（文献2より引用）

I　脆弱性骨折あり*1

①椎体*2または大腿骨近位部骨折あり
②その他の脆弱性骨折*3があり，骨密度*4がYAMの80％未満

II　脆弱性骨折なし

骨密度*4がYAMの70％または－2.5SD以下の場合

YAM：若年成人平均値（腰椎では20～44歳，大腿骨近位部では20～29歳）
*1：軽微な外力によって発生した非外傷性骨折．軽微な外力とは，立った姿勢からの転倒か，それ以下の外力を指す．
*2：形態椎体骨折のうち，3分の2は無症候性であることに留意するとともに，鑑別診断の観点からも脊椎X線像を確認することが望ましい．
*3その他の脆弱性骨折：軽微な外力によって発生した非外傷性骨折で，骨折部位は肋骨，骨盤（恥骨，坐骨，仙骨を含む），上腕骨近位部，橈骨遠位端，下腿骨．
*4：骨密度は原則として腰椎または大腿骨近位部骨密度とする．また，複数部位で測定した場合にはより低い値を採用することとする．腰椎においてはL1～L4またはL2～L4を基準値とする．ただし，高齢者において，脊椎変形などのために腰椎骨密度の測定が困難な場合には大腿骨近位部骨密度とする．大腿骨近位部骨密度には頸部またはtotal hip（total proximal femur）を用いる．これらの測定が困難な場合は橈骨，第二中手骨の骨密度とするが，この場合は％のみ使用する．
【付記】骨量減少（骨減少）〔low bone mass（osteopenia）〕：骨密度が－2.5SDより大きく－1.0SD未満の場合を骨量減少とする．

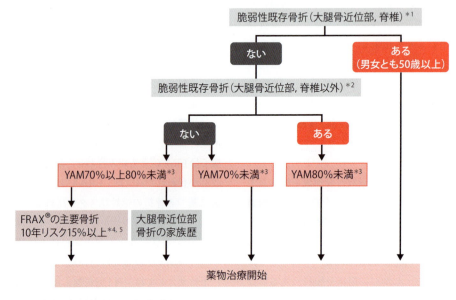

図　骨粗鬆症の薬物治療開始基準（文献3より引用）
*1：女性では閉経以降，男性では50歳以降に軽微な外力で生じた，大腿骨近位部骨折または椎体骨折．
*2：女性では閉経以降，男性では50歳以降に軽微な外力で生じた，前腕骨遠位端骨折，上腕骨近位部骨折，骨盤骨折，下腿骨折または肋骨骨折．
*3：測定部位によってはTスコアの併記が検討されている．
*4：75歳未満で適用する．
*5：糖質コルチコイド，関節リウマチ，続発性骨粗鬆症にあてはまる者には適用されない．

（ブロソズマブ）の臨床開発が進んでいる[5]．

（松本俊夫）

文献

1) NIH Consensus Development Panel on Osteoporosis Prevention, Diagnosis, and Therapy：JAMA, 285：785-795, 2001
2) Soen S, et al：J Bone Miner Metab, 31：247-257, 2013
3) Orimo H, et al：Arch Osteoporos, 7：3-20, 2012
4) Bone HG, et al.：Osteoporos Int, 26：699-712, 2015
5) McClung MR, et al：N Engl J Med, 370：412-420, 2014

第3部 キーワード解説　骨疾患の病態と治療薬・診断法

1章　骨の疾患

Keyword 9 続発性骨粗鬆症

欧文表記：secondary osteoporosis

病態

　骨粗鬆症の病態は，骨形成を凌駕する骨吸収が持続することによる骨量の減少（あるいは骨密度の低下）が主体であり，さらに，骨強度の低下につながる骨質の劣化をもたらす，何らかの障害が加わるものである．続発性骨粗鬆症は多彩な疾患や病態からなる骨代謝異常症である．その病態は，教科書的には，先に述べた骨吸収と骨形成の不均衡による骨量の減少をもたらすものとして理解される．しかしながら最近では，骨質劣化を主体とする病態を背景とする場合も，広い意味での続発性骨粗鬆症としてよいのではないかとする意見もある（図）．

　骨質劣化の病態までも含めて続発性骨粗鬆症とする考え方の背景には，「骨粗鬆症とは骨強度の低下により骨折リスクが高まった状態である」という疾患の定義があり，骨量の減少をきたす病態のみの評価では不十分であるという実態が存在する．広い意味での続発性骨粗鬆症の病態を考えるうえでは，「骨折に寄与する二次的因子の集合体」という概念は有用であるかもしれない．この概念は「骨折リスク因子」の集積という考え方に通じるものである．

発症メカニズム

発症メカニズムの分類

　発症メカニズムには，骨吸収亢進，骨形成低下および骨質劣化が考えられる．複数のメカニズムが併存することが多いが，続発性骨粗鬆症の原因ごとに，それぞれ主体となる発症機序に特徴がある（図）．

骨吸収亢進の原因

　原発性副甲状腺機能亢進症，甲状腺機能亢進症，性腺機能低下症（高プロラクチン血症を含む），胃切除後，関節リウマチ，アロマターゼ阻害薬，性腺刺激ホルモン放出ホルモンアナログなど．

骨形成低下の原因

　糖質コルチコイド過剰（クッシング症候群を含む），1型糖尿病，不動性，骨形成不全症，チアゾリジンなど．

骨質劣化の原因

　2型糖尿病，慢性腎臓病，慢性閉塞性肺疾患，喫煙など．

代表的な原因とその発症機序

原発性副甲状腺機能亢進症

　副甲状腺ホルモン（PTH ⇒ 第2部6章 Keyword 1）の持続的過剰により，骨芽細胞を介して破骨細胞形成が促進され，骨吸収が亢進する．一方，骨形成の指標も同時に亢進するため，骨代謝は著しく活性化される．PTHシグナルが持続的に過剰である場合には，海綿骨に比して皮質骨への影響が顕著に認められるという点が特徴とされる．その結果，皮質骨の骨密度は対象者に比べて有意な低値を示すが，海綿骨については対象者と変わらないことが多い．PTH過剰の影響が，骨の部位により乖離する機序は不明である．

甲状腺機能亢進症

　甲状腺ホルモンの持続的過剰により骨吸収が促進される．原発性副甲状腺機能亢進症と同様に，皮質骨優位の骨密度低下を認めることが特徴である．一方，甲状腺ホルモンの過剰では，海綿骨の骨密度も対象者と比べて低下することが多い点が，原発性副甲状腺機能亢進症とは異なる．

性腺機能低下症

　病態としては閉経後骨粗鬆症と同様であり，骨吸

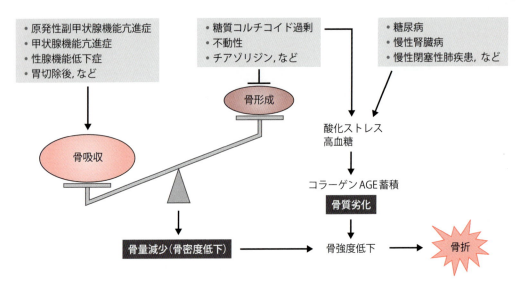

図 続発性骨粗鬆症の病態
AGE：advanced glycation end product（終末糖化産物）

収亢進が主体となる．男性ではテストステロン血中濃度の低下により，女性と同様に骨吸収亢進がもたらされる．これは，男性ホルモンの減少が，アロマターゼを介するエストロゲンの減少をもたらすためと考えられている．高プロラクチン血症では，中枢性の性腺刺激ホルモン抑制作用を介して性腺機能低下症が生じる．また，アロマターゼ阻害薬や性腺刺激ホルモン放出ホルモンアナログによっても性腺機能低下症が惹起される．

胃切除後

胃切除によりビタミンDおよびカルシウム吸収が阻害されるため，続発性副甲状腺機能亢進症が生じて骨吸収が促進される．

糖質コルチコイド過剰

大量の糖質コルチコイド投与により骨形成の抑制や骨細胞のアポトーシスが誘導されるのみならず，一過性に骨吸収の亢進が生じる．一方，慢性的な糖質コルチコイド投与は骨形成の抑制をもたらす．

不動性

いわゆる寝たきりの状態になると，最初の2週間程度は骨吸収の亢進が認められる．その後，骨吸収は定常状態に復するものの，骨形成の低下が持続する．

チアゾリジン

糖尿病治療薬のチアゾリジンは，PPARγに結合し，その標的遺伝子の転写を高める薬剤である．チアゾリジンは骨髄内では間葉系細胞の脂肪細胞への分化を促進する一方で，骨芽細胞への分化を抑制することにより骨形成を阻害する（⇒第2部2章 Keyword 8）．

糖尿病

1型糖尿病に代表されるインスリン欠乏を主体とする病態では骨形成の低下が認められる．一方，2型糖尿病のようにインスリン抵抗性を主体とし，必ずしもインスリンが欠乏しない場合でも，酸化ストレスの亢進や高血糖状態が持続することによりⅠ型コラーゲンへの終末糖化産物（AGE⇒第2部2章 Keyword 1）の蓄積が進行し，骨の脆弱性が高まるとされている．

治療

多くの続発性骨粗鬆症の病態は可逆的であるため，その治療の原則は，原因疾患の治療および原因の除去である．しかしながら，原因が除去できない場合には，骨粗鬆症に対する治療が必要となる．

医原性の糖質コルチコイド過剰状態であるステロイド性骨粗鬆症についてはガイドライン[1]が策定されている．その他の続発性骨粗鬆症については，原

因に特異的な治療指針は存在していない．糖尿病に代表されるように，続発性骨粗鬆症では，原発性骨粗鬆症に比べて骨折リスクが高いことが知られている病態があるため，骨密度にとらわれることなく積極的に骨粗鬆症対策を行うことが勧められる．しかしながら，現時点では具体的な治療指針が確立していないため，少なくとも原発性骨粗鬆症に準じた治療（⇒第3部1章 Keyword 8）を積極的に行っていくことが基本方針となる．

（竹内靖博）

文献
1) 『ステロイド性骨粗鬆症の管理と治療ガイドライン 2014年改訂版』（日本骨代謝学会 ステロイド性骨粗鬆症の管理と治療ガイドライン改訂委員会／編），大阪大学出版会，2014

第3部 キーワード解説　骨疾患の病態と治療薬・診断法

1章　骨の疾患

Keyword 10　ライフサイクルにおける骨の発育と老化

欧文表記：development and aging of bone in life cycle

ライフサイクルと骨

わが国における生命寿命は直近の報告で男女ともに世界で3番目に80歳を迎え，特に女性においては人生90年時代に迫る生命寿命となった．そこで人生90年時代を間近に，ライフサイクルにそった骨の発育と老化について解説する．

ライフサイクルとは

ライフサイクルとは人生の経過を円環で描いて説明するもので，人生を乳児期，幼児期初期，幼児期後期，学童期，青年期，成人期初期，成人期後期，老年期の8段階に分ける．人生前半の成長と後半の老化を説明するもので，ライフスパンにあたる．一方，ライフステージも人間の一生におけるおのおのの段階を指し，幼年期，児童期，青年期，壮年期，老年期などに分け，ライフサイクルとほぼ同義である．

なお，医学的に女性の一生は第二次性徴や妊孕能からの分類が強調され，幼女期，少女期，思春期，性成熟期（生殖期），更年期，老年期（非生殖期）とステージを分けている．

骨の発育と若年成人平均値

骨発育のスパートは，1～4歳の幼児期と，女性では思春期である12.5歳を頂点に前後2年間，10.5～14.5歳の計4年間で，成人の骨量の26％を獲得するといわれている．一方，男性のピーク年齢は女性よりも1.6年遅く，14.1歳といわれている．その後，Mackelvieによって骨量獲得のピークは12歳直前であることが再確認されている．われわれの研究[1]でも骨量獲得の最も大きい時期は12～14歳であり，これには運動強度が関係し[2]，18歳まで増加することが示されている．その後，大腿骨近位部では29歳まで，腰椎では44歳までを若年成人平均値という．

骨の老化──骨量の低下と骨質の劣化

40歳代半ばまでは男女の骨量はほとんど同じであるが，閉経時期である50歳の前から女性は男性に比べて明らかに骨量が低くなる．わが国における平均的女性は45歳から腰椎骨量が低下し，60歳で骨量減少，70歳で骨粗鬆症に罹患することが判明している．

骨量低下の要因

直近の骨粗鬆症有病率においても，女性においては40歳代から骨粗鬆症の罹患が認められている．われわれの検討[3]でも40歳代の月経正順者と不順者の腰椎骨量の年間変化率の比較により，月経正順者は0.9±3.2％であったのに比し，不順者では−2.2±3.9％と有意な（$p<0.05$）低下を認めている．ただしその低下には個体差があり，不順者でも増加する人もいるため，骨量の低下要因はE2（estradiol：エストラジオール）の低下だけではない可能性がある．すなわち，E2値と骨量変化率との間には相関がないが，血清FSH（卵胞刺激ホルモン）値と腰椎骨量変化率との間には有意な負相関（$r=−0.238$, $p=0.008$）を認め，FSH値が高いと骨量の減少が認められている．

閉経と骨量低下

わが国の閉経年齢は，1995年の日本産科婦人科学会の調査により，その50％タイル値（中央値）は50.54歳とされていたが，最近の日本女性医学学会のJapan Nurses Health Study[4]によると，52.1歳となり延長が認められている．前述のごとく，女性は閉経前から骨量の低下を認め，閉経後10年間で15～20％低下する[5]ことが判明しており，その骨量の低

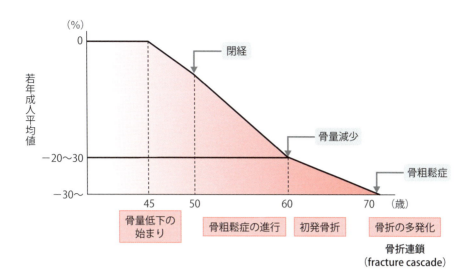

図　女性のライフステージと骨粗鬆症の発症および骨折の進行

下は閉経後2年間が最も著しい．女性のライフサイクル後半における45歳からの骨量の低下による骨粗鬆症の発症と骨折の進行を図に示す．このことにより，女性のライフサイクルでは閉経周辺期から始まる骨量の低下と骨質の劣化（微細構造，骨代謝回転，石灰化の異常，微小骨折など）を抑制することが重要となる．

加齢による骨量低下と多孔化

近年，HR-pQCT（high resolution peripheral quantitative computed tomography）により，橈骨遠位端における皮質骨と海綿骨の加齢による骨量低下が把握できるようになった．Zebazeらによると，50～64歳までの両者のハイドロキシアパタイトの低下は大差がないが，65～79歳では海綿骨が−32.6 mg，皮質骨が−57.5 mgと，皮質骨の低下が著しいという．さらに80歳以上となると海綿骨は−34.3 mgと大きな変動がないが，皮質骨では−72.1 mgとさらに低下するという．

加えて大腿骨頸部皮質骨検体をCTで形態計測を行ったBoussonらの報告から，皮質骨の多孔化は40歳代で第一の加速があり，70歳代で第二の加速があるという．すなわち，加齢によって皮質骨の多孔化は進行することが判明している．骨折の有無による大腿骨頸部皮質骨の多孔化の違いを検討した骨生検による形態計測結果があり，大腿骨頸部骨折者の頸部皮質骨の多孔化は有意に進行していることも把握されている．

以上より，85歳以上の超高齢者においては大腿骨頸部などの皮質骨の多い部位における易骨折性を示す．また，寝たきりに最も直結する大腿骨近位部骨折は女性が80％を占め，75歳以降頻発する．直近のデータでは，80歳までの男女における大腿骨近位部骨折は減少傾向を認めるが，90歳以降の，特に女性において増加を認めている．

今後の課題

生命長寿により，骨においても耐用年数を過ぎて老化をきたし，易骨折性となり，寝たきりを招く．早期からの長期的な継続管理の必要性が示唆される．

（太田博明）

文献

1) Orito S, et al：J Bone Miner Metab, 27：698-704, 2009
2) Kuroda T, et al：J Bone Miner Metab, 27：379-385, 2009
3) Komukai S, et al：Horm Res, 59：79-84, 2003
4) Yasui T, et al：Maturitas, 72：249-255, 2012
5) 太田博明, 野澤志朗：医学のあゆみ, 175：131-135, 1995

第3部 キーワード解説　骨疾患の病態と治療薬・診断法

1章　骨の疾患

Keyword 11　運動と骨

欧文表記：exercise and bone

運動と骨量変化

　運動による骨への適切な荷重負荷は骨量を維持させるが，不活動は骨量を減少させ，過度な運動は骨折のリスクを高める．若年女性では強い衝撃（high-impact）で低頻度（low repetition）なジャンプ運動（10回／日，3日／週，6カ月間）により，腰椎と大腿骨頸部の骨量は増加する[1]．学生時代のバレーボール，バスケットボール，陸上競技などジャンプが多いスポーツでは骨量は増加するが，水泳など浮力のため荷重の少ない運動では骨量増加は少ない．一方，女子長距離ランナーでは，アスリートの三主徴（摂食障害，無月経，骨粗鬆症）が重大な問題となり，疲労骨折を繰り返す場合もある．

　閉経期前後の女性では，ウォーキング，ランニング，エアロビクス，筋力トレーニングは，腰椎や大腿骨頸部の骨量維持に有効である．毎日3回の片足立ち運動「ダイナミックフラミンゴ療法」は，大腿骨頸部の骨量維持と転倒予防に効果がある[2]．

　長期臥床を行うベッドレスト研究は，宇宙飛行における骨や筋肉などに対する影響を地上で模擬し，対策法の効果を検証する研究である．JAXAが参加した90日間のベッドレスト研究では，大腿骨近位部の骨密度は臥床3カ月間で6％低下した（図A）[3]．歩行再開後，骨量回復には約1年間を要した．宇宙飛行士の骨量減少は荷重骨で著しく，大腿骨頸部の骨量減少率は約1.6％／月（DXA：二重エネルギーX線吸収測定法），骨強度減少率は約2.5％／月（QCT：定量的CT法）で，骨粗鬆症の約10倍の速さで低下する[4]（DXA，QCT⇒第3部3章 Keyword 5）．

骨量制御メカニズム

　荷重負荷が骨量を制御するしくみとして「骨への機械的刺激を受け，骨は生物学的に適応し，形状や内部構造が強化される」というWolffの法則が知られている．力学的負荷が骨に作用するメカニズムとして，圧電効果，細胞外液圧上昇，細胞膜や細胞骨格への作用などが考えられてきた．

　Frostは①適度な荷重では骨吸収と骨形成のリモデリング保存モードにより骨量は維持される，②荷重減少ではリモデリング廃用モードにより骨量は減少する，③荷重増加ではモデリングにより骨量は増加するという，力学的負荷による歪み刺激を受け，生物学的に骨量を制御するメカノスタット仮説を提唱した．日常生活で骨に生じる歪みは0.01～0.1％で，これがリモデリング保存モードとして生理的なメカニカルストレスであり，それより軽度の刺激はリモデリング廃用モードで骨量減少，より大きな負荷ではモデリングにより骨量増加となる．0.3％以上の歪みを受けると皮質骨の微細なクラック，2.5％の歪みで骨折が生じるとの報告がある．

　90日間のベッドレスト期間中，骨吸収マーカーの血清I型コラーゲン架橋C-テロペプチド（CTX-β）は臥床2週目より著しく亢進するが，骨形成マーカーの血清オステオカルシン（OC）の変化はわずかで，骨吸収が骨形成を上回るアンカップリングとなる（図B, C）．ベッドレスト終了後，歩行などの運動を開始すると，骨吸収マーカーは急速にベースラインに回復するが，骨形成マーカーは有意に亢進し，骨のリモデリングが機能する．

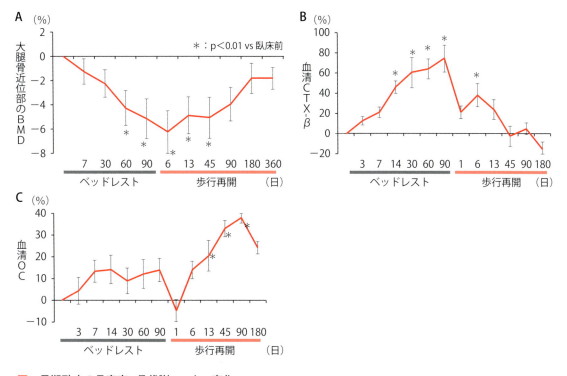

図　長期臥床の骨密度・骨代謝マーカー変化
A）大腿骨近位部の骨密度（BMD），B）骨吸収マーカー〔血清I型コラーゲン架橋C-テロペプチド（CTX-β）〕，C）骨形成マーカー〔血清OS（オステオカルシン）〕
90日間のベッドレスト研究では，大腿骨近位部の骨密度は臥床3カ月間で6％低下し，歩行再開後の骨量回復には約1年間を要した．骨吸収マーカーの血清CTX-βは，臥床2週目より著しく亢進し，歩行再開後急速にベースラインに回復した．一方，骨形成マーカーの血清OCは，臥床中やや増加するが血清CTX-βと比べて変化はわずかで，歩行再開後に有意に亢進した．（文献3をもとに作成）

運動による骨量減少対策

小児期や思春期（女子では特に初経前）では最大骨量（peak bone mass）を高めることが重要である．骨量増加には，十分なカルシウム摂取とともに，強い衝撃で低頻度なジャンプを中心とした運動（バレーボール，バスケットボール，陸上競技）を数年間継続することが最も効果的である．長距離ランナーでは，摂食障害，無月経，骨粗鬆症や疲労骨折のリスクが高まるので，利用可能エネルギー（エネルギー摂取量−エネルギー消費量）が低くならないように，運動や栄養のプログラムを適宜修正することが必要である．

閉経期前後女性の骨量を維持させるためには，十分なカルシウムやビタミンD・Kの摂取，日光浴に加えて，ウォーキング，ランニング，エアロビクスなどの荷重運動や筋力トレーニングなどの運動の習慣化が重要である．運動中止や不活動な時間が多いと骨量減少リスクは高まる．運動継続には，達成可能な目標を立てる，仲間と一緒に楽しく運動する，軌跡を確かめ自分に褒美を与えるなどの工夫が大切である．

〔大島　博〕

文献

1) Kato T, et al：J Appl Physiol, 100：839-843, 2006
2) Sakamoto K：Clin Calcium, 18：1594-1599, 2008
3) 『国際共同ベッドレスト実験 成果報告書（宇宙航空研究開発機構特別資料）』（宇宙基幹システム本部有人宇宙技術部宇宙医学グループ／著），宇宙航空研究開発機構，2006
4) LeBlanc AD, et al：J Musculoskelet Neuronal Interact, 7：33-47, 2007

第3部 キーワード解説　骨疾患の病態と治療薬・診断法

1章　骨の疾患

Keyword 12 CKD-MBD

和文表記：慢性腎臓病に伴う骨・ミネラル代謝異常
フルスペリング：chronic kidney disease-mineral and bone disorder

ミネラル代謝における腎臓の役割とその異常

腎臓は，ミネラル代謝に重要な臓器の1つである．腎臓は，副甲状腺ホルモン（PTH ⇒ 第2部6章 Keyword 1）などさまざまな因子の標的臓器であり，それによりカルシウム（Ca），リン（P）の生体バランスと細胞外液中濃度を一定範囲に維持している．一方，腎臓はビタミンD〔$1,25(OH)_2D$〕を活性化する主な臓器でもあり，この過程もさまざまな因子の制御を受けている[1]．

したがって，腎機能が低下すると，ほとんどの症例でミネラル代謝の異常を生ずることになる．尿毒症患者では，低Ca血症，高P血症を生じ，その結果，二次性副甲状腺機能亢進症が進行し，重篤な線維性骨炎をきたすことが昔から知られており，骨の病気として，半世紀以上前から腎性骨異栄養症（renal osteodystrophy：ROD）とよばれていた．この病態は，透析療法の進歩により末期腎不全患者の長期生存が可能になると，さらに病態が修飾されて複雑で幅広いものに変化してきたが，実際の臨床上行われていたのは，骨生検からではなく，主にPTHレベルをもとに骨回転を推測し，それを正常に保てるような範囲にPTHを維持するということであった．

RODからCKD-MBDへ：概念の変化

近年，腎障害が心血管系のイベント発生率や死亡率に関連していることが注目され，その観点から「慢性腎臓病（chronic kidney disease：CKD）」とよばれるようになった．その流れで，ミネラル代謝異常も，血管石灰化などを介してCKDの大きな要因になっていることが注目され，2005年にマドリッドで開かれたControversies Conferenceにおいて，全身疾患としての「慢性腎臓病に伴う骨・ミネラル代謝異常（CKD-MBD）」という新しい概念が提唱され[2]，それに基づく管理目標値を含む診療ガイドラインも内外で出版されている[3]．

CKD-MBDの臨床像とその管理

CKD-MBDは，検査値の異常，骨の異常，石灰化の異常で構成され（図），これらの異常を予防，治療することによって，心血管イベント，骨折を減らし，生命予後を改善しようというのがその趣旨であるが，それぞれに独自の問題がある．

検査値の異常

まず，検査値の異常では血清P，Ca，PTH濃度がルーチンに評価される．PTHが高値で，骨代謝マーカー（⇒ 第3部3章 Keyword 4）も上昇している症例では，静注活性型ビタミンD製剤やCa受容体作動薬（カルシミメティクス）が治療に使用される．

ビタミンD充足状態を知る$25(OH)D$の測定は，わが国ではいまのところCKD患者での保険適応がない．同様に保険適応はないが，最近注目されているのはFGF23（⇒ 第2部3章 Keyword 3）で，高P血症や高PTH血症が生じるはるか以前のCKDの早い段階から上昇する．FGF23は腎機能や生命予後とも強い関連性を示すことが知られており，最近ではこれを上げないような治療法の選択も模索されている[4]．

そのなかでも，最も安全で安価な方法は食事からの負荷軽減と考えられるが，これも従来からのCKDに対するタンパク質制限一本やりではなく，タンパク質の由来の違い（植物性タンパク質由来のPは動物性より吸収されにくい）や，食品添加物による無機P負荷の回避などが推奨されるようになっている．

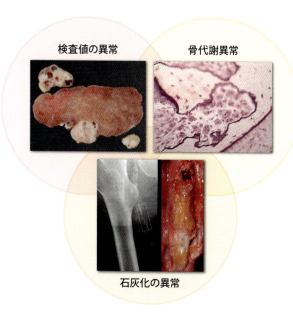

図　CKD-MBDの概念
CKD-MBDは検査値の異常，骨の異常，石灰化の異常で構成される（それぞれの詳細は本文参照）．これらの異常を予防，治療することによって，心血管イベント，骨折を減らし，生命予後を改善しようというというものである．最近は，これに加えて，腎機能，心病変もCKD-MBDによる異常として扱う方向にある．

骨の異常

　骨の異常としては，骨密度の低下だけでは説明できない骨折率の上昇がみられ，骨質の異常[5]や，皮質骨と緻密骨の変化の差が想定されている．また，尿毒症物質により骨のPTHに対する抵抗性を生じているため，PTHを基準値まで下げてしまうと無形成骨を生じ，微小骨折の修復が遅延したり，骨の緩衝能が下がって高Ca血症を生じやすくなるなど，高回転骨病変とは異なる病像を示すので，健常人とは違う配慮が必要となる．

石灰化の異常

　石灰化は，血管では狭窄部よりは中膜に強く生じ，骨化のような像を示すのが特徴であり，これの効果的治療法は確立していない．これを少しでも予防する観点から，以前とは180度変わって，P吸着薬も含めて極力Caを負荷しないという方針に変わりつつある．この意味で，PTHの抑制も，従来からの活性型ビタミンD製剤一本やりでなく，Ca受容体作動薬も広く使われている．

　血管の石灰化以外の，心血管イベントの発症機序としても，前述のFGF23の増加は注目されており，心筋細胞に対する直接作用や，ナトリウム貯留作用などがその機序として提唱されている．

将来の展望

　CKD-MBDの病態が明らかになるにつれて，CKDの初期からの安全な予防法の確立が重要である．一方，腎移植によっても改善が望めない異常も多く，長期透析療法中の管理も重要であることは再認識したい．いずれにせよ，血管中膜の石灰化の予防と治療法の開発が鍵になることは間違いない．

（深川雅史，風間順一郎）

文献

1) Fukagawa M, et al：J Bone Miner Metab, 24：434-438, 2006
2) Moe S, et al：Kidney Int, 69：1945-1953, 2006
3) Kidney Disease: Improving Global Outcomes（KDIGO）CKD-MBD Work Group：Kidney Int Suppl, 113：S1-S130, 2009
4) Komaba H & Fukagawa M：Nat Rev Nephrol, 8：484-490, 2012
5) Kazama JJ, et al：Kidney Int Supple, 3：29-33, 2013

第3部 キーワード解説　骨疾患の病態と治療薬・診断法

1章　骨の疾患

Keyword 13 多発性骨髄腫

欧文表記：multiple myeloma

病態

多発性骨髄腫は，単クローン性形質細胞の骨髄内集積を特徴とする難治性造血器腫瘍である．血清または尿中単クローン性免疫グロブリン（Mタンパク質）と，骨髄中の形質細胞のクローナルな増加（10%以上）あるいは形質細胞腫があれば診断される．わが国では人口の高齢化に伴い増加傾向にある．

発症初期には臓器病変はないが，骨髄微小環境と相互作用をしながら進行し，進行とともに貧血を主とする造血障害，骨破壊性病変，高カルシウム血症，腎障害や感染症などの多彩な臨床症状を呈するようになる．溶骨性病変は病期の進行とともに拡大し，コントロール不良となった末期にはほとんどの症例で広範な骨破壊性病変がみられる．骨痛は，初診時，約半数の患者に認められる．高カルシウム血症（C），腎機能障害（R），貧血（A）や骨病変（B）はCRABとよばれ，治療対象である症候性骨髄腫の診断に重要である．

発症メカニズム

骨髄腫は，骨髄腫細胞内で起こるゲノム不安定性や遺伝子プロモーターのメチル化などのエピジェネティックな異常制御により，特定のがん遺伝子が活性化あるいは不活性化し，多段階の発がんステップにより進行する．多発性骨髄腫では破骨細胞による骨吸収の亢進とともに骨形成が抑制されており，進行性の骨破壊病変が惹起される．

骨髄腫細胞由来のMIP（macrophage inflammatory protein）-1αおよびMIP-1βなどの液性因子やVLA-4を介する骨髄腫細胞と骨髄間質細胞の接着により，骨髄間質細胞に破骨細胞分化誘導因子RANKL（receptor activator of nuclear factor-κB ligand）の発現が誘導され，RANKL依存性に破骨細胞形成と骨吸収が亢進する．その一方で，骨髄腫骨病変部では骨髄腫細胞が産生するDKK-1，sFRP-2やsFRP-3などの可溶性Wnt阻害因子や，骨吸収に伴い骨組織から動員されるTGF-βおよび骨髄微小環境内の骨髄間質細胞などで産生が亢進しているactivin AやDKK-1などにより，骨髄間質細胞からの骨芽細胞分化が強力に抑制されている．さらに最近，骨形成阻害因子であるsclerostinが骨髄腫で過剰に産生されていることが示されている．

このように骨髄腫では，骨病変部で産生が亢進している複数の因子により骨芽細胞分化が抑制され，骨吸収の亢進と相まって急速な骨喪失がもたらされるものと考えられる[1]（図）．

治療

ボルテゾミブ（bortezomib）などのプロテアソーム阻害薬や，サリドマイドやレナリドミドなどの免疫調節薬（IMiDs）などの新規抗骨髄腫薬の登場により，骨髄腫は治療成績が大幅に向上し生存期間が延長しているため，骨病変を管理し患者QOL（quality of life）を低下させないことが重要になっている．腫瘍の進展のコントロールとともに，骨破壊病変に対しビスホスホネート製剤のゾレドロン酸（⇒第3部2章 Keyword 1）あるいは抗RANKL抗体（デノスマブ：denosumab⇒第3部2章 Keyword 7）を投与し，骨病変局所の疼痛対策を行う．

骨吸収抑制薬の効果

新規発症多発性骨髄腫患者に対する英国での大規模臨床試験（MRC Myeloma IX trial）にて，ゾレド

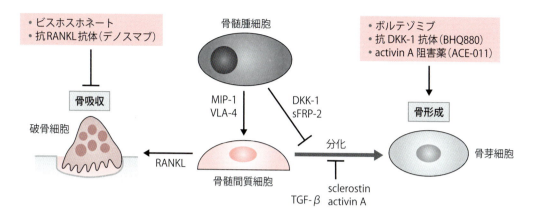

図 骨髄腫骨病変の形成機序と骨病変に対する治療薬
骨髄腫細胞は，MIP-1の産生やVLA-4を介する骨髄間質細胞との接着により，RANKL依存性に破骨細胞の形成・機能を促進する．また，骨髄腫細胞が産生するDKK-1やsFRP-2などの可溶性Wnt阻害因子や，骨吸収に伴い骨組織から動員されるTGF-βおよび骨髄微小環境で産生が亢進しているactivin Aやsclerostinなどにより，骨髄腫では骨髄間質細胞からの骨芽細胞分化が抑制されており，骨吸収の亢進と相まって急速な骨喪失が起こる．骨吸収抑制薬としてビスホスホネートと抗RANKL抗体（デノスマブ）が臨床応用されている．プロテアソーム阻害薬であるボルテゾミブは，抗腫瘍作用に加え骨芽細胞分化誘導活性が注目されている．現在，骨芽細胞分化の抑制因子を標的とした骨形成誘導薬である抗DKK-1抗体（BHQ880）やactivin A阻害薬（ACE-011）が臨床試験中である．

ロン酸の反復継続投与は骨病変の発生や進行防止効果だけでなく生命予後の改善効果が報告され注目されている[2]．この結果を受け，初回化学療法を受ける症候性多発性骨髄腫患者すべてにゾレドロン酸を点滴静注することが推奨され，投与期間に関しての制限がなくなっている．

デノスマブは，RANKLに特異的に結合しその活性を阻害する完全ヒト型モノクローナルIgG_2抗体である．デノスマブは，成熟破骨細胞の抑制が中心のビスホスホネートと異なり，成熟破骨細胞だけでなく初期分化段階の破骨細胞も抑制する．デノスマブは即効性があり，その血中濃度と骨吸収抑制の持続期間は用量依存的である．

骨病変を有する骨髄腫患者に対するデノスマブとゾレドロン酸の骨関連事象の発現抑制効果や忍容性は同等であると現時点ではみなされている[3]．ゾレドロン酸に比べ即効性があり腎機能にも影響を与えにくいという利点を有するため，腎障害などによりゾレドロン酸の投与が困難な患者や緊急性のある高カルシウム血症の治療には有用と思われる．

プロテアソーム阻害薬の効果

また，新規抗骨髄腫薬であるプロテアソーム阻害剤のボルテゾミブが奏効した患者において，骨病変部に骨形成が誘導されることが注目されている．ボルテゾミブにより骨病変が改善する主な機序として，抗腫瘍効果による骨髄腫細胞由来の骨病変形成因子の産生を抑制することに加え，直接的に骨芽細胞の活性化や分化誘導をもたらすことが考えられている．

その他の薬剤

新規治療薬として，骨病変形成の原因因子に対する分子標的薬が開発され，DKK-1に対するヒト化モノクローナル抗体（BHQ880）やヒトのIgG_1のFc部分とactivin receptor type ⅡAの細胞外ドメインを融合させたactivin-A阻害薬（sotatercept；ACE-011）の臨床試験が開始されている（図）．

（安倍正博）

文献
1) Abe M：Int J Hematol, 94：334-343, 2011
2) Morgan GJ, et al：Blood, 119：5374-5383, 2012
3) Henry DH, et al：J Clin Oncol, 29：1125-1132, 2011

第3部 キーワード解説　骨疾患の病態と治療薬・診断法

1章　骨の疾患

Keyword 14 がんの骨転移

欧文表記：bone metastasis

病態

　骨は肥沃な環境を有しているため，がん細胞が播種，定着，増殖しやすく，さらに骨に転移したがん細胞は骨を起点として二次性に多発性転移を示す．がんが骨に転移すると骨が破壊され，その結果，病的骨折，高カルシウム血症，手術や放射線治療の追加などの，SRE（skeletal-related events：骨関連事象）を引き起こす．また骨には豊富に痛覚神経が分布しており，がんの増殖は痛覚神経を刺激し，耐えがたい骨痛を誘発する．このように，がんの骨転移は患者のQOL（quality of life）を低下させるのみならず，二次性に死亡率を高める原因になっている[1]．

骨転移をきたすがんの種類

　高頻度に骨転移をきたすがんとしては乳がん，前立腺がんおよび肺がんが知られており，わが国のさまざまな施設の骨転移データベースにおいてもこれらがんの骨転移の割合が上位を占めている[2]．がん別骨転移率については，森脇の報告によると，乳がんでは79.0％，前立腺がんでは76.7％，肺がんでは52.7％の症例に骨転移が発生したとしている[3]．これらがん以外でも，腎がん，甲状腺がん，黒色腫，そして小児の神経芽細胞腫などもしばしば骨に転移する．留意しなければいけない点として，近年の抗がん療法の進歩によるがん患者の生存期間の延長，あるいは乳がん，前立腺がんおよび肺がん患者数の増加に伴って，骨転移はさらに増加することは確実で，がん患者の骨転移のマネージメントが今後の重要な課題の1つとなると予測される．

骨転移の病理

　骨転移は病理組織学的には4つのタイプに分類でき，溶骨性，造骨性，造骨性と溶骨性が混在した混合型，そして骨病変を伴わない骨梁間型がある[3]．造骨性転移は骨形成の亢進により骨をつくるタイプの転移で，骨折が少なく画像診断が容易であることが特徴としてあげられる．造骨性骨転移は前立腺がんや胃未分化がんで比較的多くみられる．一方，乳がん，腎がん，肺がんが骨に転移すると，溶骨性および混合型骨転移を呈する．また選択的に骨髄で増殖する多発性骨髄腫（⇒第3部1章 Keyword 13）は溶骨性病変を示す．

発症メカニズム

　骨転移の成立過程においては，骨に侵入したがん細胞が自己の増殖に有利になるような関係を骨微小環境と構築できるかが重要である．この考えはPagetががん細胞を種子（seed），転移臓器を土壌（soil）として提唱したseed and soil説に合致する．

　骨に転移したがん細胞による骨吸収促進メカニズムの1つとして，副甲状腺ホルモン関連タンパク質（parathyroid hormone-related protein：PTHrP）の産生亢進があげられる．これには骨微小環境において骨に豊富に存在するトランスフォーミング増殖因子β（transforming growth factor-β：TGF-β）が重要であることが明らかにされている．骨は生体の中で最も多様な，かつ豊富に増殖因子を含む組織で，TGF-βの量は他の組織に比べて抜きんでて多い．これらの増殖因子は生理的状況下の骨リモデリングにおいて，破骨細胞による骨吸収によって常に骨髄内に放出されている．さらに，骨髄中に存在する血小板やミエロイド由来免疫抑制細胞（myeloid-derived suppressor cells：MDSC）もTGF-βを多量に産出している．したがって，骨微小環境は，がん

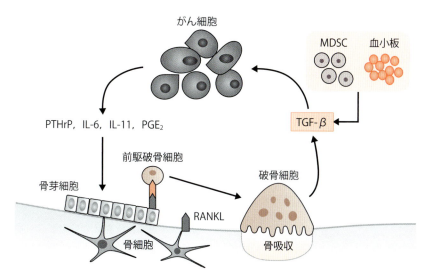

図　骨転移の分子メカニズム

破骨細胞による骨吸収によって骨から放出されるTGF-βは，がん細胞におけるPTHrP発現を促進する．がん細胞から分泌されたPTHrPは骨芽細胞上の受容体に結合してRANKL産生を促進し，破骨細胞分化を促進する．溶骨性骨転移においては，転移がん細胞と骨芽細胞ならびに破骨細胞との間にこのような悪循環が成立する．最近では，血小板やMDSCから産生されるTGF-βも重要であることが明らかとなっている．
PTHrP：副甲状腺ホルモン関連タンパク質，MDSC：ミエロイド由来免疫抑制細胞

細胞におけるTGF-β依存性のPTHrP産生を活発に促進する局所環境であるといえる．

　がん細胞から分泌されるPTHrPは骨芽細胞のPTH受容体に結合し，RANKL産生の促進を介して破骨細胞を活性化する．そして骨吸収をさらに増強することにより骨髄内へのTGF-β放出を増強するというような，悪循環をつくりあげる[4]（図）．実際，PTHrP中和抗体を用いてこの悪循環を断ち切ることにより，溶骨性骨転移が抑制されることが報告されている．また骨転移の治療に広く効果的に用いられているビスホスホネートおよびデノスマブ（後述）もこの悪循環を遮断する薬物である．PTHrP以外にも，がん細胞から分泌される骨吸収促進因子として，プロスタグランジンE_2（prostaglandin E_2：PGE_2），IL-6およびIL-11などが知られている[4]．

治療

　骨転移治療には，外科的手術，抗がん剤やホルモン療法とともに，破骨細胞活性を抑制する骨環境修飾薬（bone-modifying agent：BMA）が広く使用されている．2011年に米国臨床腫瘍学会（American Society of Clinical Oncology）が報告した骨転移治療ガイドラインでも，BMAは，臨床的に骨転移が認められた患者において推奨される唯一の治療法とされている[5]．骨転移治療に使用されているBMAとしては，ビスホスホネート製剤およびデノスマブの2種類があり，いずれの薬剤もSREの発生を抑制する．ただしBMAの使用にあたっては，顎骨壊死の発生に細心の注意を払う必要があり，発生を予防するためにBMA投与前に歯科治療を完結させておくこと，また投与中，投与後はすべての患者が口腔衛生状態を清潔に保つことが求められる（⇒第3部1章 Keyword 17）．

（波多賢二，米田俊之）

文献

1) 『がんの骨転移のバイオロジーとマネージメント』（米田俊之／編），医薬ジャーナル社，2012
2) 『癌と骨』（松本俊夫，米田俊之／編），メディカルレビュー社，2013
3) 『骨転移の病理―基礎と臨床のはざまで』（森脇昭介／著），杏林書院，2007
4) Weilbaecher KN, et al：Nat Rev Cancer, 11：411-425, 2011
5) Van Poznak CH, et al：J Clin Oncol, 29：1221-1227, 2011

第3部 キーワード解説　骨疾患の病態と治療薬・診断法

1章　骨の疾患

Keyword
15 歯周病

欧文表記：periodontal disease
別名：歯周疾患

病態

歯周病は、歯周疾患ともよばれ、歯と歯肉の境界部に存在するデンタルプラーク（歯周病細菌により形成された細菌バイオフィルム[1]）が原因となり、歯を支持する歯周組織（歯肉、歯根膜、セメント質、歯槽骨）に生じる炎症性疾患である[2]。

歯周病の進行

歯周病に罹患していない健康な状態では、歯と歯肉の接合部には深さ1～2 mmの歯肉溝が存在する。口腔清掃不良によりこの歯肉溝付近にデンタルプラークが付着した状態が持続すると、まず歯肉の発赤・腫脹が生じ、ポケット（病的に深くなった歯肉溝）が形成される。このような状態を、歯周病の初期段階である歯肉炎とよぶ。

歯肉炎が未治療のまま長期間放置されると、歯と歯肉の接合部が破壊されることでポケットが深くなり、歯根膜などの深部歯周組織にも炎症が波及し歯槽骨も吸収され、歯周炎とよばれる段階へと移行する。そして、歯周炎がさらに重症化し、歯槽骨の吸収が進行すると歯が動揺するようになり、最終的には歯が脱落することもある（図）。

発症メカニズム

歯周病は、歯周病細菌の持続的感染により歯周組織が障害され、発症・進行する。すなわち、ポケット近傍に存在する歯周病細菌の産生する酵素（コラゲナーゼなど）や起炎物質などが歯周組織に直接作用して障害を与える。

また、歯周病細菌に対する宿主の感染防御機構として免疫反応や炎症反応が生じ、その慢性的な生体応答が結果として歯周組織に障害的に働き、歯周組織破壊が生じる。例えば好中球は、ポケット上皮直下で、あるいはポケット内に遊走して歯周病細菌を貪食・融解し、リソソーム酵素を放出し歯周組織のコラーゲン線維の分解を亢進させ結合組織の脆弱化を招く。また、歯周病細菌を貪食・処理するために歯周組織に集積したマクロファージなどの食細胞は、貪食後、IL-1βなどのさまざまなサイトカインやプロスタグランジンE_2などの生理活性物質を放出し、サイトカインネットワークを形成し、線維芽細胞などの歯周組織構成細胞を傷害したり破骨細胞を活性化させ、歯槽骨吸収をはじめとする歯周組織破壊を惹起する。

一方、リポ多糖などの歯周病細菌由来の抗原を貪食・処理したマクロファージは、ヘルパーT細胞にその情報を伝え、B細胞を抗体産生細胞（形質細胞）へと分化させて、歯周病細菌の排除をはかる。しかしながら、歯周病では、その原因である歯周病細菌が生体の細菌排除機構に対するバリアとなる細菌バイオフィルムを形成していること、そしてそのバイオフィルムは生体外と考えられるポケット内あるいはその近傍に存在することから、歯周病細菌は生体の免疫系の働きにより十分に排除されない。そのため、歯周病は難治化し、この細菌プラークを除去しない限り自然治癒することはない。

治療

感染源の除去

歯周病の原因はデンタルプラークであることから、デンタルプラークを除去し、プラークが付着しにくい口腔環境をつくり出すこと（プラークコントロール）が歯周病の治療の基本となる[3]。プラークコントロー

図 歯周病の進行
歯周病の原因であるデンタルプラークが歯と歯肉の接合部に存在する歯肉溝付近に付着した状態が持続すると，歯肉の発赤・腫脹が生じ，歯肉溝が深くなりポケットが形成され（歯肉ポケット），歯周病の初期段階である歯肉炎が発症する．歯肉炎が長期間放置されると，歯根膜などの深部歯周組織にも炎症が波及し歯槽骨も吸収され，ポケットがさらに深くなり（歯周ポケット），歯周炎へと移行する．そして，歯周炎がさらに重症化すると歯が自然脱落することもある．（文献2をもとに作成）

ルには，患者自ら歯ブラシなどの清掃器具を用いてプラーク除去を行うセルフコントロールが不可欠である．そして，患者自身では除去できないポケット内などのプラークに対しては，歯科医師によるプロフェッショナルコントロールを受ける必要がある．すなわち，歯周病に罹患した歯の歯根面に付着したプラーク・歯石などの沈着物を除去するスケーリング（scaling）と，細菌により汚染された粗造なセメント質の除去を行うルートプレーニング（root planing）が，生体に為害性がなくプラークが付着しにくい滑沢な根面にするための処置として通常まず行われる．そして，これらの処置を行っても十分に病状が改善しない場合には，外科的にポケットの除去をはかる歯周外科処置が行われることもある．しかしながら，これら治療により歯周病の感染源を除去し，その進行をくい止めることができても，歯周組織が罹患前の健康な状態に回復することは通常期待できない．

再生療法
近年，人工膜を用いる歯周組織再生誘導法（GTR法）やエナメルマトリックスタンパク質を用いた歯周組織再生誘導材料（エムドゲイン®ゲル）を用いた歯周組織再生療法が開発され，歯周外科治療時にこれらの治療法を使用することにより，歯根膜，歯槽骨，セメント質などの歯周組織の部分的な再生が可能となっている．

その他
歯周病は口腔内の常在菌が原因であるため再発しやすい．そのため，再発防止のために定期的リコールを行い，プラークコントロールを中心とした歯周組織維持療法（SPT）を施すことが不可欠である．その他，徐放性を有する局所抗菌薬が，歯周膿瘍など歯周病が急性化したケースやSPTにおけるスケーリングなどによる機械的なプラーク除去が困難なケースに対して臨床応用されている．

（北村正博，村上伸也）

文献
1) Costerton JW, et al：Science, 284：1318-1322, 1999
2) 北村正博，村上伸也：THE BONE, 25：61-66, 2011
3) Lisa JA, et al.：Periodontology 2000, 62：218-231, 2013

Keyword 16 歯科矯正治療における骨代謝

欧文表記：bone metabolism during orthodontic treatment

歯科矯正治療とは

　歯は咀嚼や発音などの機能的に重要な役割を果たすだけではなく，審美的にも口元の印象などに影響を与える器官である．歯科矯正治療は咬み合わせに機能的な問題がある場合や，審美的にコンプレックスがある場合など，さまざまな問題に対して歯を動かすことによって改善していく治療である．

歯の構造と移動させるしくみ

　歯は歯槽骨といわれる骨の中に植立している．しかしながら，歯槽骨の中に直接結合しているわけではない．歯の周りには歯根膜が存在している．この歯根膜は歯の表面から歯槽骨面に向かって走る線維であり，歯と歯槽骨を間接的に結合させる役割を果たす．

　歯根膜の線維は平均0.2 mmで，主に基質としてコラーゲン線維が多く含まれ，その他に線維芽細胞，骨芽細胞，破骨細胞，セメント芽細胞，破セメント細胞，破線維細胞，マスト細胞（肥満細胞），マクロファージ，マラッセ上皮遺残などが細胞成分として存在している．また，その他，血管やリンパ管，神経などが存在しており，その代謝回転は歯肉や皮膚の5～15倍であるといわれている[1]．

　これら多種類の細胞などが存在していることにより，成長や加齢によって生理的にも歯は移動する．歯科矯正治療ではそのメカニズムを利用して，動かしたい方向へ力（矯正力）を負荷することにより歯を移動させて治療を行っていくのである．歯根膜は歯の移動には欠かせない組織であり，歯と骨とが直接癒着している歯は癒着歯とよばれ，矯正力を負荷しても歯の移動は起こらない．健常な歯根膜に囲まれた歯は一般的に，歯科矯正力が歯冠に負荷されると移動方向の歯根膜を圧迫し（圧迫側），反対側の歯根膜を牽引（牽引側）する（図）．

圧迫側での変化

　圧迫された領域では歯槽骨との距離が小さくなり，歯根膜に硝子様変性組織が出現する．硝子様変性部はマクロファージによる排除が起こる．

　Takano-Yamamotoらによると，それとともに矯正治療が負荷されて3日目には硝子様変性組織に隣接する歯根膜腔に多数の破骨細胞の出現がみられ，基質タンパク質であるオステオポンチンも産生され，活発な骨吸収が行われると報告されている[2]．その後5日目には骨形成期となり，歯根膜表面に骨芽細胞が現れ，骨形成が行われる．また，圧迫側の歯根膜は緩くたわんだ状態になっており，その弛緩によって骨吸収が進むのではないかと近年言われている．そのため，弛緩側とも表現できると考えられる．

牽引側での変化

　一方，牽引側では初期に歯根膜腔が拡大し，歯根膜線維の緊張が起こるようになる．さらに歯根膜の線維は歯槽骨からセメント質へ伸びているため，一部は断裂してしまう．牽引1日目より歯槽骨表面の緊張した歯根膜側に骨芽細胞，線維芽細胞が増殖し，オステオカルシンの産生が活発に行われ，5日目には骨表面での骨芽細胞の分化増殖が活発化し，骨形成を行う[2]．

　セメント質表面では，セメント芽細胞によるセメント質の肥厚が起こり，拡大した歯根膜を生理的幅や状態へ戻す機序を補助していると考えられている[1]．

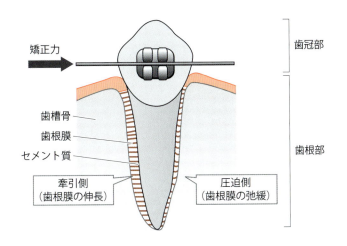

図 矯正力による歯根膜の変化

負荷される力の大きさと骨代謝

　歯科矯正治療においては，その負荷する力の大きさも重要な要素となる．力の大きさが大きければ歯が早く動き，治療期間が短縮されるかというとそうではない．圧迫側の歯根膜組織に出現する変性組織については，矯正力の大きさによってその様相が変化する．

　弱い力が負荷されると前述のとおり，破骨細胞が歯根膜腔に現れ，歯槽骨を吸収し，圧迫された歯根膜はもとの歯と歯槽骨の距離を保つように修復される．この吸収のしかたを直接性吸収とよんでいる．

　一方，強い力が負荷されると圧迫側の歯根膜が場所によって強く圧迫され，その部分の血流がなくなり一部の歯根膜は壊死してしまう．この場合，歯根膜内に破骨細胞が現れることができないため，歯槽骨内に破骨細胞が現れ，直接性吸収とは異なり，歯槽骨内部から骨吸収が起こり，壊死した領域に到達後，骨のリモデリング，歯根膜の再生などが起こる．この吸収のしかたを穿下性吸収とよんでおり，直接性吸収と区別される．穿下性吸収が起こると一般的に歯の移動は遅延し，疼痛も増加するといわれている．

歯科矯正治療と骨代謝

　こうして圧迫側では骨が吸収され，牽引側で骨が添加されることの繰り返しにより，矯正力を負荷された歯は歯槽骨の中を動いていく．歯科矯正治療では動かしたい方向へ力をかけ，歯を動かすことにより治療を行っていくのである．

（菅原康代，上岡　寛）

文献
1) 『歯の移動の臨床バイオメカニクス』（下野正基，他／編），医歯薬出版社，2006
2) Takano-Yamamoto T, et al：J Histochem Cytochem, 42：885-896, 1994

第3部 キーワード解説　骨疾患の病態と治療薬・診断法

1章　骨の疾患

Keyword 17 ONJ

フルスペリング：osteonecrosis of the jaw
和文表記：顎骨壊死
別名：薬剤投与関連顎骨壊死（medication-related ONJ：MRONJ）／
抗骨吸収薬物関連顎骨壊死（anti-resorptive agents-related ONJ：ARONJ）／
破骨細胞修飾薬剤関連顎骨壊死（osteoclast-modifiers-related ONJ：OMRONJ）

発見の経緯

2003年Marx[1]が，骨粗鬆症やがんの骨転移の治療のためにビスホスホネート（BP）の投与を受けている患者の顎骨特有に難治性の骨露出が発生することを見出し，BP関連顎骨壊死（bisphosphonate-related osteonecrosis of the jaw：BRONJ）として初めて報告した．以来BRONJはその予防，病態に対する認識，発生後の対応，治療法などにおいて，BP治療を受ける患者，BPを投与する医師，そしてONJの治療にあたる歯科医の三者が連携して取り組まなければならない代表的な疾患となった．

日本骨粗鬆学会，日本骨代謝学会，日本歯周病学会，日本歯科放射線学会および日本口腔外科学会の協力のもとにBP関連顎骨壊死検討委員会が立ち上げられ，BRONJの予防，診断，病態，ならびに治療に対する統一的見解を提唱するポジションペーパーが作成されている[2,3]．

破骨細胞をターゲットとする薬物がONJを発生させることから，近年BRONJという呼称をARONJ（anti-resorptive agents-related ONJ），あるいはOMRONJ（osteoclast-modifiers-related ONJ）とよび換えるようになってきている．さらに米国口腔外科学会は2014年度のポジションペーパー改訂で，血管新生抑制剤使用患者でもONJがしばしば発生することからMRONJ（medication-related ONJ）という新しい名称を提唱している[4]．

病態

診断

以下の3点を満たした場合にONJと確定診断する．
①破骨細胞機能修飾薬による治療を現在受けているか，または過去に受けていた．
②顎骨への放射線療法の既往がない．
③口腔顎顔面領域に8週間以上持続して露出骨／壊死骨を認める．
ただし骨露出がみられずONJ様の症状が継続する場合はステージ0としている．国際タスクフォースが作成中のポジションペーパーでは，ステージ0はOUBS（oral ulceration with bone sequestration）とよぶことを提唱している．

症状と分類

ONJの症状としては，顎骨露出（下顎臼歯部に多い），疼痛，腫脹，下顎オトガイ部知覚異常（Vincent症候），排膿，軟組織潰瘍，口腔内瘻孔，皮膚瘻孔，歯の動揺，深い歯周ポケット，X線上での骨溶解と骨硬化病変混在，があげられる．これらの症状の重症度に応じてONJは4つのステージに分類されている（表）．

リスク因子

BP製剤では，窒素非含有BP（エチドロン酸）投与ではONJ発生は少なく，窒素含有BP（ゾレドロン酸，アレンドロン酸，リセドロン酸，パミドロン酸）で発生頻度が高い．

局所的因子としては抜歯，歯科インプラントの埋入，根尖外科手術など骨への侵襲を伴う歯科処置によりONJの発生率が7倍以上になる．歯周病や口腔衛生の不良もリスク因子となる．下顎は上顎に比べて約2倍発生頻度が高い．

全身的因子としては免疫能の低下，抗がん剤やステロイド剤の投与，糖尿病などがONJの発生率を高める．先天的因子は不明である．サイクロフォスファミド，エリスロポエチン，サリドマイド，血管新生抑制

表 ONJの重症度と治療（文献3をもとに作成）

	症状	治療
ステージ0	歯肉潰瘍，下口唇部の知覚異常，深い歯周ポケット，X線上歯槽硬線肥大，歯根膜腔の拡大	・口内洗滌，含嗽，患者教育
ステージ1	骨の露出/壊死（無症状，感染なし），X線上軽度の骨溶解	・抗生物質を含む含嗽剤による口内洗滌 ・4カ月に一度のフォローアップ ・薬物投与継続，中止の検討
ステージ2	発赤と痛みを伴う骨の露出/壊死，膿の排出，X線上骨溶解と部分的な骨硬化	・広スペクトラム抗生物質（ペニシリン，セファレキシン，クリンダマイシン，または第1世代のフルオロキノロン）経口投与による対症療法 ・含嗽剤による口内洗滌 ・疼痛コントロール
ステージ3	ステージ2に，病的骨折，外歯瘻，遊離腐骨，X線上進展性の骨溶解と骨硬化の混在を伴う	・軟組織への刺激除去のための簡単な外科処置 ・含嗽剤による口内洗滌 ・栄養補給 ・抗生物質投与 ・疼痛コントロール ・感染と痛みへの抜本的対応のための外科的処置 ・顎骨離断

剤などの薬物，また喫煙，飲酒は発生頻度を高める．

発症メカニズム

再現性の高いONJ動物モデルが確立されていないため，明確なメカニズムは不明である．

破骨細胞による骨吸収の抑制

ONJは抗骨吸収薬物の投与と密接に関連することから，破骨細胞の阻害が主たるメカニズムと考えられる．またONJが治癒する際には破骨細胞による骨吸収が回復すること，さらにヒトリコンビナント副甲状腺ホルモンであるテリパラチドにより骨リモデリングを促進するとBRONJの治癒が促進されることからも（⇒第3部2章 Keyword 2），破骨細胞の抑制がONJに共通のメカニズムであると考えられる．

口腔内常在細菌による感染

ONJが顎骨にしか発生しない理由として，口腔内には感染源として800種類以上の常在菌が存在し，顎骨では上皮を破って歯牙が植立しており，口腔内の感染源が顎骨に直接波及しやすいことがあげられる．

血管新生の抑制，血管閉塞，血流低下

血管新生抑制剤の使用によりまれにONJが発生する．また血中のVEGF（vascular endothelial growth factor）レベルの低下がONJの予知マーカーであるとの報告もみられる．

上皮細胞の増殖，遊走の阻害

歯肉上皮細胞の増殖，遊走が阻害されると骨露出が起こり，感染しやすくなってONJが発症する．

抗骨吸収薬物投与患者の歯科治療と一時的休薬・再開

BPは骨に蓄積するため，短期間の休薬がBRONJ発生予防に効果を示すかは不明である．したがって，原則的にがん患者において休薬を検討する必要はまれである．骨粗鬆症患者では，BRONJ発生頻度がきわめて低く，休薬の必要性はより少ない．骨密度が骨折を避けられる程度に回復しているようであれば休薬を検討する（図）．Dmabの場合は骨に蓄積せず，また血中半減期も短いのでBPとは異なり休薬の効果が期待できると推測される．

歯科治療

抗骨吸収薬物治療を開始する前に歯科治療を終了させておく．最も重要なことは，抗骨吸収薬物の治療前，治療中，治療後にかかわらず，患者に口腔管理の重要性を教育，認識させ，歯科医師による口腔管理を徹底させることである．

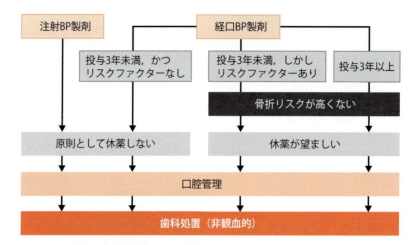

図　BPの投薬様式と歯科治療前の休薬
注射BP製剤は主にがん患者，経口BP製剤は主に骨粗鬆症患者を想定している．ポジションペーパーでは**休薬は治療前3カ月，またBP投与再開は，術後2カ月**を提唱している．BP休薬によりONJが予防できるというエビデンスは得られていない．（文献2, 3をもとに作成）

投与の再開

抗骨吸収薬物の再開は，手術で骨に侵襲が及んだ場合は骨のリモデリングがほぼ完了する2カ月後，またがん患者の歯科治療後で再開が早期に必要な場合は，抜歯窩が上皮で閉鎖され，感染がなければ2週間で再開する．

治療

治療のゴールは，進行を最小限にとどめ，疼痛や知覚異常の緩和，感染をコントロールし，患者のQOL（quality of life）を保護することである．そして患者教育，および経過観察を頻繁に行い，口腔内管理を徹底することにより再発を防止する．治療はONJの重症度に応じて対応する（表）．

（米田俊之）

文献

1) Marx RE：J Oral Maxillofac Surg, 61：1115-1117, 2003
2) Yoneda T, et al：J Bone Miner Metab, 28：365-383, 2010
3) 米田俊之，他：『ビスフォスフォネートの有用性と顎骨壊死』（ビスフォスフォネート関連顎骨壊死検討委員会／編），pp1-128, 大阪大学出版会，2010
4) Ruggiero SL, et al：J Oral Maxillofac Surg, 72：1938-1956, 2014

第3部 キーワード解説　骨疾患の病態と治療薬・診断法

1章　骨の疾患

Keyword 18 運動器疾患の疫学

欧文表記：epidemiology of bone and joint diseases

研究の背景

疫学研究の意義と課題

　2007年，日本整形外科学会は，運動器の障害のために要介護となる危険の高い状態をロコモティブシンドローム（locomotive syndrome，以下ロコモ）と定義し[1]，要介護予防の立場から疾患横断的に運動器障害をとらえ，その予防対策に乗り出している．

　ロコモの原因となる運動器障害の代表的な疾患として，骨粗鬆症（osteoporosis：OP）と変形性関節症（osteoarthritis：OA）がある．これらの疾患の一次予防のためには，まずどのくらいの対象者がいるのか（有病率），それらに影響を及ぼす要因は何かを明らかにする必要がある．さらに追跡調査が可能となれば，どのくらいの患者が発生するのか（発生率），発生に影響する要因は何かを明らかにすることができる．

　しかしながら，ロコモの原因となる運動器障害は高齢者に多く，慢性に進行し，経過が長いという特徴があり，医療機関に受診しないことが多い．そのためこれらの疾患の医療機関での発見は難しく，予防に必要な疫学指標（有病率，発生率）を推定するためには，一般住民の集団を設定して，集団全体について診断や調査を行う必要がある．このような事情のために，患者数がきわめて多いと考えられるにもかかわらず，本疾患を目的疾患とした疫学研究の報告は十分とはいえない．

大規模住民コホートROADプロジェクト

　われわれは，わが国の運動器障害とそれによる運動障害，要介護予防のために，OPとOAを中心とした運動器障害の基本的疫学指標を明らかにし，その危険因子を同定することを主たる目的として，2005年より大規模住民コホートROAD（Research on Osteoarthritis /osteoporosis Against Disability）プロジェクトを開始した[2,3]．本稿では，ROADにおける一般住民検診結果を用いて推定した，OPとOAの有病率および発生率を報告する．

骨粗鬆症の有病率と有病者数

　ROAD参加者の中から，腰椎および大腿骨頸部の骨密度をDXA（dual energy X-ray absorptiometry）にて測定した山村，漁村住民1,690人を対象に，日本骨代謝学会骨粗鬆症診断基準を用いてOPの有病率（40歳以上）を求めたところ，腰椎では男性で3.4％，女性で19.2％，大腿骨頸部の場合は男性12.4％，女性26.5％となった[2]．

　OPの年代別有病率を図1に示す．これを調査実施時の2005年度の年齢別人口構成にあてはめて本邦のOP患者数（40歳以上）を推定すると，腰椎で診断した場合の患者数は約640万人（男性80万人，女性560万人），大腿骨頸部の場合の患者数は約1,070万人（男性260万人，女性810万人）と推計された．これらの診断箇所をまとめて，腰椎か大腿骨頸部のいずれかでOPと判断された者の総数は1,280万人（男性300万人，女性980万人）と推定された．

骨粗鬆症の累積発生数と発生者数

　OPの発生率については，前述のROADコホート参加者の3年間の追跡調査によるOPの累積発生率が，近年報告された[4]．この報告では，ROADコホートのうち，和歌山県山村・漁村地域1,683人について，腰椎，大腿骨近位部の骨密度測定から，ベースライン調査時にはOPではなかったが，3年後の追跡調査時

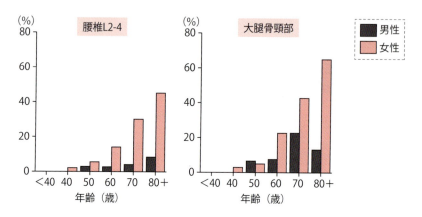

図1 骨粗鬆症（OP）の有病率（文献2をもとに作成）

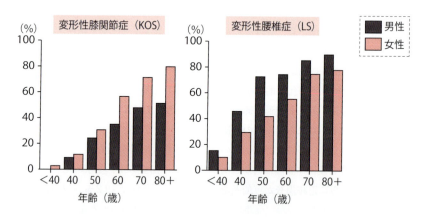

図2 変形性関節症（OA）の有病率（文献2をもとに作成）

にWHO基準に基づいて[5]判定し，OPの範疇に入った者を発生者と定義した．

3年間でのWHO基準による発生率は，腰椎では0.76％/年，大腿骨頸部では1.8％/年であった．これを男女別にみると，男性ではほとんど発生がみられなかった．女性の大腿骨頸部骨折の発生率を年代別にみると，40歳代0.7％/年，50歳代1.2％/年，60歳代1.9％/年，70歳代6.2％/年，80歳以上5.0％/年となり，70歳代以上で上昇していた．2010年度の年齢別人口構成にあてはめて本邦女性のOP発生者数を求めたところ，腰椎で診断したOPの発生者数は年間50万人，大腿骨頸部では年間105万人となった．

変形性関節症の有病率と有病者数

ROADスタディベースライン調査全参加者の3,040人を対象として，OAの有病率を推定するために，X線写真を用いてOAの有無を診断した．すなわち，立位膝X線，および立位腰椎X線を撮像し，KL（Kellgren-Lawrence）スケールを用いて整形外科医が分類し，少なくとも1つの関節についてKLグレードが2以上ありと診断された場合をOAありとした．

40歳以上でみると，変形性膝関節症（KOA）の有病率は男性42.6％，女性62.4％であった[2]．一方，変形性腰椎症（LS）の有病率は40歳以上でみた場合，男性81.5％，女性65.5％であった[2]．これらの性・年齢別分布を図2に示す．KOA，LSともに明らかに年齢とともに有病率は高くなっていた．性別にみると，

KOAは女性に，LSは男性に多いことがわかった．

この有病率を，2005年度の年齢別人口構成にあてはめて，ここから本邦のOA有病者数（40歳以上）を推定すると，X線で診断されるKOAの患者数は2,530万人（男性860万人，女性1,670万人），LSの患者数3,790万人（男性1,890万人，女性1,900万人）となり，従来の試算よりもはるかに多いことがわかった．

変形性関節症の累積発生率と発生者数

ROADスタディ第2回調査では，ベースライン調査参加者3,040人中2,485人の参加を得た（81.7％，平均年齢69.3歳，平均追跡期間3.3年）．第2回調査においても初回同様，立位膝X線，および立位腰椎X線を撮像し，ベースラインと2回目のKLグレードを同一の整形外科医が比較読影を行う方法で，推移を明らかにした．

まず，ベースライン調査時に両膝ともKLグレードが0，1であった1,098人（男性467人，女性631人）を，KOAになる可能性のある人数（population at risk）とした．そして追跡調査時にいずれかの膝関節がX線上KLグレード2以上になったと診断された者を新規発生と定義すると，KOAの年間累積発生率は年間2.9％（男性2.1％，女性3.6％）であると推定された[6]．

次に，ベースライン調査時にはすべての腰椎椎間関節のX線上のKLグレードが0，1であった727人（男性152人，女性575人）をLSのpopulation at riskとして，追跡調査時にいずれかの椎間関節がX線上KLグレード2以上になったと診断された者を新規発生とすると，LSの年間累積発生率は年間11.4％（男性15.2％，女性10.4％）であると推定された[7]．

ここからKOAおよびLSの発生者数を推定すると，KOAの年間発生者数（40歳以上）は190万人（男50万人，女140万人），LSの年間発生者数（40歳以上）は900万人（男500万人，女400万人）となった．

今後の展望

疫学研究の最終目標は目的疾患の予防，予防による寿命の延伸，QOL（quality of life）の維持向上である．今回の疫学研究からは，まだその第一歩である目的疾患の有病率，累積発生率が推定されたのみであり，今後さらなる追跡研究により運動器疾患の発生率の推定が必要である．ROADスタディは，今後も引き続き追跡調査を行い，OP，OAのみならず脊椎疾患を含む他の運動器疾患の発生や悪化の危険因子を明らかにし，運動器障害による要介護状態の一次，二次，三次予防に貢献したい．

〈吉村典子〉

文献

1) 中村耕三：日整会誌，82：1-2, 2008
2) Yoshimura N, et al：J Bone Miner Metab, 27：620-628, 2009
3) Yoshimura N, et al：Int J Epidemiol, 39：988-995, 2010
4) Yoshimura N, et al：Osteoporosis Int, 26：151-161, 2015
5) World Health Organization：World Health Organ Tech Rep Ser, 843：1-129, 1994
6) Muraki S, et al：Arthritis Rheum, 64：1447-1456, 2012
7) Muraki S, et al：Osteoarthritis Cartilage, 20：712-718, 2012

2章 骨疾患の治療法

本章で解説する Keyword

1	ビスホスホネート ⇒p.273	7	抗RANKL抗体 ⇒p.289
2	副甲状腺ホルモン製剤 ⇒p.276	8	抗スクレロスチン抗体 ⇒p.292
3	SERM ⇒p.279	9	抗IL-6療法 ⇒p.294
4	活性型ビタミンD_3製剤 ⇒p.282	10	抗TNF療法 ⇒p.296
5	ビタミンK製剤 ⇒p.284	11	骨・軟骨の再生療法 ⇒p.298
6	カテプシンK阻害薬 ⇒p.286		

第3部 キーワード解説　骨疾患の病態と治療薬・診断法

2章　骨疾患の治療法

Keyword 1 ビスホスホネート

欧文表記：bisphosphonate

対象と適応

骨粗鬆症治療

ビスホスホネート（BP）は骨粗鬆症治療の第一選択薬で，治療対象はきわめて広い．長期の治療に伴って非定型大腿骨骨折，顎骨壊死といった有害事象のリスクが上昇することも知られていることから，高齢者や脆弱性骨折を有する例，骨折リスクが比較的高い例がよりよい適応である．

がんに伴う骨病変の治療

BPは悪性腫瘍に伴う高カルシウム血症，多発性骨髄腫や固形がん骨転移による骨病変に対して使用される．悪性腫瘍に伴う高カルシウム血症には，パミドロン酸，アレンドロン酸，ゾレドロン酸が保険適応である．さらにゾレドロン酸は多発性骨髄腫による骨病変，固形がん骨転移に対して，パミドロン酸は乳がんの溶骨性骨転移に適応がある．

作用機序

BPはピロリン酸の酸素原子の代わりに炭素原子をもち，2つのC-P結合を特徴とする．第一世代のBPは側鎖に窒素を含まず，第二世代は側鎖に窒素を含むが，環状構造を有しない．第三世代は側鎖に環状窒素構造を有する．基礎的検討結果では世代が進んだBPほど破骨細胞の骨吸収抑制作用が大きい（表）．

骨に取り込まれたBPは破骨細胞による骨吸収の際，酸性環境下で波状縁から特異的に破骨細胞に取り込まれる（図）．窒素含有BPは，コレステロール合成のメバロン酸経路の中間産物であるファルネシルピロリン酸（FPP）やゲラニルゲラニルピロリン酸（GGPP）の合成を阻害する[1]．FPPやGGPPはRho, Rac, Rabなどの低分子Gタンパク質のプレニル化に必要であるため，これらのタンパク質の細胞膜への結合が阻害され，破骨細胞機能が抑制される．

臨床効果と使用法

骨粗鬆症治療

臨床効果

窒素含有BPを3年間投与した検討では腰椎骨密度

表　骨粗鬆症治療に使用されるビスホスホネートの種類と投与方法・頻度

分類	一般名	骨吸収抑制作用の効力比[*1]	経口投与	静脈内投与
第一世代	エチドロン酸	1	間歇投与	なし
第二世代 （窒素を含有する）	アレンドロン酸	100〜1,000	連日，週1回[*2]	4週に1回
	イバンドロン酸	1,000〜10,000	なし[*3]	月に1回
第三世代 （側鎖に環状窒素構造を有す）	リセドロン酸	1,000〜10,000	連日，週1回，月1回	なし
	ミノドロン酸	＞10,000	連日，4週に1回	なし

*1：エチドロン酸を1とした比較　*2：錠剤の他，ゼリー剤の使用が可能　*3：現在，開発中

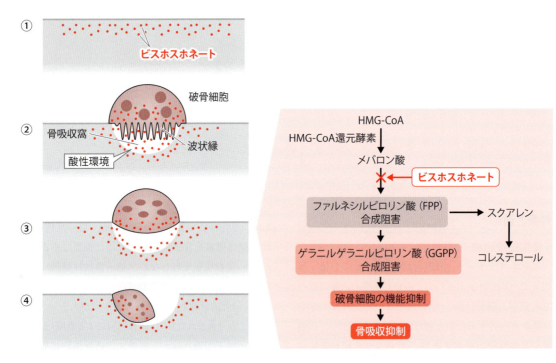

図　ビスホスホネート（BP）の破骨細胞に対する作用
①BPが骨表面に沈着する．②BPが破骨細胞に取り込まれる．③BPが破骨細胞の波状縁を消失させ，④不活性化させる．
HMG-CoA：3-hydroxy-3-methyl-glutaryl-CoA reductase（3-ヒドロキシ-3-メチルグルタリル CoA レダクターゼ）

は5～10％，大腿骨近位部骨密度は2～5％増加する．BPは椎体骨折を有する骨粗鬆症例のみではなく，骨折のない骨量減少例でも椎体骨折を抑制し，さらに，大腿骨近位部骨折の初発，再骨折ともに抑制が示されている[1]．

投与方法

【経口製剤（連日，週1回，月1回投与）】 連日服薬製剤のほか，週1回服薬製剤，月1回（4週間に1回）服薬製剤が使用される（表）．上部消化管障害を防ぐために，起床時にコップ一杯の水とともに服用し，飲んでから30分間は横にならないようにする．

【静注製剤，ゼリー剤】 アレンドロン酸点滴製剤とイバンドロン酸のボーラス製剤が臨床現場で使用可能である（表）．アレンドロン酸はゼリー剤も臨床応用されていて，嚥下機能が低下している骨粗鬆症患者はよい適応となる．

がんに伴う骨病変の治療

臨床効果

固形がん骨転移，多発性骨髄腫の骨関連事象を減少させる．

投与方法

点滴静注を行う．高カルシウム血症に対する治療では，必要に応じ，1週間以上間隔をあけて反復投与を行う．多発性骨髄腫ではゾレドロン酸を3～4週間に1回程度投与する．骨転移に対してはパミドロン酸，ゾレドロン酸を3～4週間に1回程度投与する．

副作用

頻度が高いもの

上部消化管障害

連日製剤よりも週1回製剤の方が発生率が低いと報告されている．予防には十分な服薬指導が大切で，消化管障害出現時には，経口製剤では休薬や中止を考慮するか，静脈内投与製剤へ切り替える．

急性期反応

急性期反応はBP投与後に発熱，筋痛，疲労，骨痛といった症状を認めるものである．BPのなかでも注射製剤での発生率が高く，経口剤では毎日服用する

製剤に比べて，月1回あるいは4週に1回服用する製剤のように服薬用量の多い製剤での発生頻度が高い．高齢者や過去にBPを投与された例では発生リスクが低い．症状は初回投与時に多く発生し，軽度の症状がほとんどで，短期間に改善してその後の再発は少ない．

頻度が低いもの

顎骨壊死

BP長期使用例での顎骨壊死（ONJ⇒第3部1章 Keyword 17）の発生が報告されている．その頻度はきわめて低いものの，BP使用に際して注意が必要で，その対応のため5学会連盟でのポジションペーパーが作成されている[2]．

非定型大腿骨骨折

BP長期使用例で非定型大腿骨骨折の発生が報告されている[3]．これは大腿骨転子下または骨幹部に，転倒などの軽微な外力によって横骨折をきたすものである．厚い皮質骨部分に軽微な外力で骨折を生じることから，通常の（定型的な）骨幹部骨折とは異なるため"非定型"呼称される．その頻度はきわめて低いが，使用期間が長期になるほどその発生リスクが上昇する．

今後の展望

海外では食事の影響を受けないBPの開発が進められ，食後服用の週1回投与のリセドロン酸が臨床応用されている．わが国でも本剤の臨床試験が開始され，臨床応用が待たれている．

リセドロン酸は海外では年1回の点滴静注製剤が骨粗鬆症治療薬として承認されている．さらにその投与によって死亡率が有意に低下したことが明らかにされた[4]．わが国でも骨粗鬆症治療薬としての臨床開発が進められている．

〈萩野　浩〉

文献

1) Murad MH, et al：J Clin Endocrinol Metab, 97：1871-1880, 2012
2) 「ビスフォスフォネート関連顎骨壊死に対するポジションペーパー（改訂追補2012年版）」（ビスフォスフォネート関連顎骨壊死検討委員会/編），2012
3) Shane E, et al：J Bone Miner Res, 29：1-23, 2014
4) Lyles KW, et al：N Engl J Med, 357：1799-1809, 2007

第3部 キーワード解説
骨疾患の病態と治療薬・診断法
2章 骨疾患の治療法

Keyword 2 副甲状腺ホルモン製剤

欧文表記：parathyroid hormone (PTH) 1-34
一般名：テリパラチド (teriparatide)

適応

副甲状腺ホルモン（parathyroid hormone：PTH ⇒第2部6章 Keyword 1）の生理活性を有するフラグメント（副甲状腺ホルモン製剤）であるPTH1-34（テリパラチド）の1日1回投与による閉経後骨粗鬆症治療の臨床試験が海外で進められ，2001年にその椎体骨折および非椎体骨折抑制効果が実証された[1]．また，わが国では独自に週1回投与による臨床開発が進められ，椎体骨折抑制効果が明らかにされている[2]．

対象

テリパラチドによる治療の対象は「骨折の危険性の高い骨粗鬆症」であり，薬剤添付文書では，低骨密度，既存骨折，加齢，大腿骨頸部骨折の家族歴などの骨折の危険因子を有する患者を対象とすることとされている．

WHOの骨粗鬆症診断基準には重症骨粗鬆症（severe osteoporosis）という範疇が設けられており，「骨密度Tスコア−2.5以下かつ既存脆弱性骨折あり」とされている．日本で用いられている診断基準には骨粗鬆症の程度による分類は存在しないため，「骨折危険性の高い骨粗鬆症」は個別に臨床的に判断することとなる．

一般的には，ビスホスホネート製剤やSERM（選択的エストロゲン受容体モジュレーター）で治療されている患者のうち，新規骨折が発症した場合や骨密度が低下する場合に，テリパラチドへの切り替えを検討することが多い．

ステロイド性骨粗鬆症の管理と治療ガイドライン（2014年改訂版）[3]においては，第一選択薬であるアレンドロン酸もしくはリセドロン酸が使用できない場合の代替え治療としてテリパラチド（1日1回投与）が推奨されている．

作用機序

テリパラチドの骨作用は，直接的作用と腎臓への作用を介する間接的作用に大別される（図）．骨に対する直接作用は，骨芽細胞前駆細胞を活性化し骨形成を促進する作用と，破骨細胞の形成を誘導し骨吸収を促進する作用に分けられる．1日1回や週1回などのテリパラチド間欠的投与は，骨形成促進作用が優先的にかつ速やかに発現するため，投与開始早期に骨形成が進行し，骨量の増加をもたらすとされている．腎臓を介する間接的な骨作用としては，ビタミンDの$1,25(OH)_2D$への活性化促進による腸管からのカルシウム・リン吸収の増加作用が想定される．

以下に，1日1回投与製剤と週1回投与製剤それぞれに特徴的な作用機序を記載する．

ヒト遺伝子組換えPTH1-34：1日1回投与

テリパラチド投与により，骨形成マーカーである血清I型プロコラーゲンN末端プロペプチド（procollagen type I N-terminal propeptide：P1NP）が開始後1カ月で上昇し，遅れて骨吸収マーカーである尿中I型コラーゲン架橋N-テロペプチド（N-terminal telopeptide of type I collagen：NTX）の上昇を認める．両者の乖離期間は"anabolic window"とよばれ，テリパラチドが投与早期から骨密度上昇をもたらす機序とされている．

ヒト合成PTH1-34：週1回投与

骨形成マーカーである血中オステオカルシン濃度は投与4週目で有意に上昇し，少なくとも48週までその効果は持続する．一方，骨吸収マーカーである

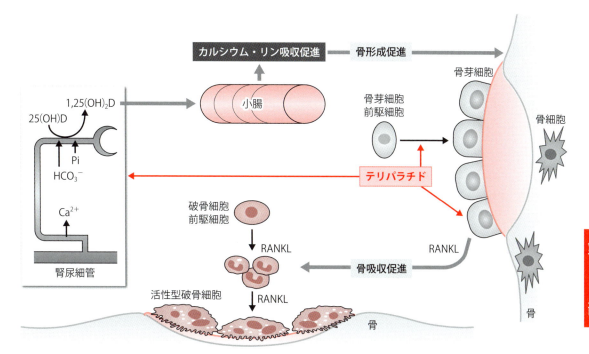

図 テリパラチドの骨およびカルシウム代謝作用

尿中NTXは投与4週目から低下を認め，72週の投与期間中，テリパラチド群ではプラセボ群を下回る．1日1回投与に対して週1回投与で認められた骨吸収マーカー抑制効果は特筆すべきものであるが，その機序や臨床的意義については今後の検討課題である．

使用方法と効果

テリパラチド1日1回投与のプラセボ対照臨床試験では，18カ月間のテリパラチド投与により，椎体骨折が65％，非椎体骨折が53％抑制された[1]．また，テリパラチド週1回投与の72週間継続により，脆弱性椎体骨折の新規発症は79％抑制された[2]．

テリパラチドは「骨折の危険性の高い骨粗鬆症」に用いることとなっており，すでにビスホスホネート製剤やSERMを投与されている患者が対象となることが多い．これまでの検討では，ビスホスホネートやSERMからテリパラチド（1日1回投与）へ切り替えた場合にも，骨密度上昇効果が認められている．また，ビスホスホネート製剤を中止してテリパラチド開始するまでの間に休薬期間は必要ないとされている．

一方，テリパラチドは使用期間に制限があることと，投与終了後には速やかな骨密度低下を認めることから，テリパラチドから骨吸収抑制薬への切り替えが必要とされる．この場合の骨吸収抑制薬はビスホスホネート製剤が一般的であるが，デノスマブ（denosumab）やSERMのラロキシフェンという選択肢もある．

なお，テリパラチドは骨代謝を活性化することから，骨吸収抑制薬関連顎骨壊死症の患者への投与が試みられており，顎骨壊死病変の改善を認めたとする報告が多数発表されている（⇒第3部1章 Keyword 17）．

副作用

テリパラチドを長期間ラットに投与すると高率に骨肉腫が発生するとされるが，テリパラチドで治療された30万人以上の患者のなかで，骨肉腫の報告例は1例であり，この例でもテリパラチド投与と骨肉腫の因果関係は明らかではないとされている．テリパラチドは投与期間が生涯を通じて24カ月までと限定さ

れていることもあり，骨肉腫の発生リスク増加はほぼ無視できると考えられる．

テリパラチドにより高カルシウム血症や高カルシウム尿症および高尿酸血症を生じる可能性がある．とりわけ，これらに起因する腎機能障害に注意する必要がある．

(竹内靖博)

文献
1) Neer RM, et al：N Engl J Med, 344：1434-1441, 2001
2) Nakamura T, et al：J Clin Endocrinol Metab, 97：3097-3106, 2012
3) 『ステロイド性骨粗鬆症の管理と治療ガイドライン 2014年改訂版』(日本骨代謝学会 ステロイド性骨粗鬆症の管理と治療ガイドライン改訂委員会／編), 大阪大学出版会, 2014

Keyword 3 SERM

フルスペリング：selective estrogen receptor modulator
和文表記：選択的エストロゲン受容体モジュレーター

発見と研究の経緯

　骨粗鬆症は，閉経に伴う女性ホルモンの減少により骨密度と骨質が低下し，骨折リスクが高まる疾患である．このため閉経後女性にホルモン補充療法（hormone replacement therapy：HRT）を行うことは病態から考えると理にかなっている．しかし，HRTの心血管系疾患予防に関する大規模試験において思わしくない成果が報告され，骨粗鬆症治療薬としてのHRTの使用は現時点では一般的ではない．

　これに対し，エストロゲン受容体に結合し作用を発揮する選択的エストロゲン受容体モジュレーター（SERM）は，骨に対してはアゴニストとして，子宮や乳腺に対してはアンタゴニストに作用する薬剤として広く使用されるに至っている．

薬剤の開発

　第一世代のSERMであるタモキシフェン（tamoxifene：TAM）は，基礎的，臨床的エビデンスに基づき乳がん予防作用や骨密度維持作用が確認された．第二世代のラロキシフェン（raloxifene：RLX）の前身であるケオキシフェン（keoxifene）は，当初は乳がん予防を主な目的として開発された．その後，RLXがMORE試験[1]にて，骨粗鬆症および骨量減少症に対する椎体骨折防止効果が証明された．また，子宮内膜がんを増やすことなく乳がんリスクを75％低下させることも明らかにされた．また，第三世代のSERMであるバゼドキシフェン（bazedoxifene：BZA）も同等の椎体骨折防止効果が確認され，骨粗鬆症治療薬として使用されている．

分子構造

　SERMは，作用機序に影響する分子骨格および組織選択性に関連する側鎖について，構造活性相関から最適な化学構造を選択して創薬された．エストロゲンが結合する部分に，SERMはエストロゲンと競合的に結合する．RLX，BZAはコアドメイン，側鎖とのヒンジ部，側鎖の末端の官能基が異なっている．

　SERMはエストロゲン受容体（estrogen receptor：ER）のリガンドとして結合することにより，標的遺伝子の転写を正または負に制御することにより機能を発揮する．ERにはαとβの2つのサブタイプが存在し，SERMの種類により親和性が異なる．SERMの種類によって臓器に対してアゴニストもしくはアンタゴニストとして作用する差異は，①ERの標的組織における発現の多様性，②ERとリガンドの結合依存的な立体構造の多様性，③ER転写共役因子の発現と結合の多様性，に依存する．

その機能

骨密度増加効果

　SERMは，ERに結合して，主な作用を発揮する．RLX，BZAのエストロゲン様作用は，骨，血管（動脈系，静脈系）に対して発揮されるのに対し，子宮内膜に対しては両剤とも抗エストロゲン様作用を有する．骨に対しては閉経により亢進した骨吸収を抑制し，骨密度増加効果を発揮する．RLXは，4年の投与期間でプラセボに対し腰椎で2.6％，大腿骨頸部で2.1％の骨密度増加を示した[1]．BZAは5年の投与期間でベースラインに比べ腰椎で2.2％の増加，大腿骨頸部ではプラセボ群に対して有意な高値を示した[2]．

　骨折防止効果に関してはRLXおよびBZAともに大腿骨近位部骨折に対する予防効果のエビデンスは不足しているが，椎体および非椎体骨折の予防効果に

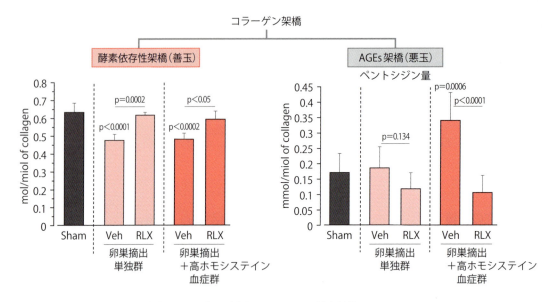

図　卵巣摘出家兎を用いた骨質低下モデルに対するSERMの骨質改善効果
1％メチオニン混餌投与により血中のホモシステイン高値を誘導した．骨密度の低下を伴わない骨質低下モデルを確立した．4カ月間のラロキシフェン（RLX）投与により，善玉架橋の形成は，卵巣摘出単独群，卵巣摘出＋高ホモシステイン血症群ともにSham群と同程度に維持された．これに対し，悪玉AGEs架橋の形成はRLX投与群で著しく抑制された．Veh：非投与もしくはコントロール（文献5をもとに作成）

関してはエビデンスを有する．RLXでは，骨密度がZスコアで－2.5SD（標準偏差）以下の骨粗鬆症例のみならず，骨量減少領域の症例に対しても椎体骨折防止効果を発揮することが示されている．この条件での骨折防止効果のエビデンスを有するのは骨粗鬆症治療薬のなかでRLXのみである．また，既存骨折のない骨粗鬆症例に対する新規骨折防止効果も有意である．一方，BZAは，既存骨折を有する新規骨折の高リスク集団に対する3年間の投与で，その期間中に関して非椎体骨折防止効果が有意であることが示されている．

骨質の改善

また，RLX，BZAの骨密度の増加効果はビスホスホネート剤と比べると弱いにもかかわらず，椎体骨折防止効果に関しては同程度であることから，SERMは骨密度以外の骨強度因子である骨質を改善する可能性が指摘されていた．

骨粗鬆症例では，骨吸収の亢進により構造的な骨質（骨微細構造）の破綻と，閉経や加齢に伴う酸化ストレスの増大による材質的な骨質（材質特性）の劣化が生じる．後者は，酸化ストレスを高める生活習慣病（糖尿病，慢性腎不全，高ホモシステイン血症）により一層，劣化が進行する[3]．骨の材質特性は単位体積あたり50％を占める骨コラーゲンの分子間の架橋形成に大きく依存することが示されている[3]．コラーゲン架橋は，骨強度を高め，石灰化を誘導する生理的な酵素依存性架橋（未熟，成熟架橋）と，骨強度を低下させ，石灰化を抑制する非生理的な終末糖化産物（advanced glycation end products：老化AGEs架橋）に分類される．前者は善玉架橋であり，後者は悪玉架橋といえる．酸化ストレスの増大により酵素依存性架橋が低形成となるのに対し，AEGs架橋は過剰に誘導され，骨密度とは独立して骨強度を低下させる[3]〜[5]（⇒第2部2章 Keyword 1）．

ヒトと同じく骨リモデリングを営む家兎に卵巣摘出を行い，RLXを投与すると，コラーゲン架橋パターンが改善することで骨強度が維持される[5]．また，同モデルに動脈硬化因子である高ホモシステイン血症を誘導するとコラーゲンの劣化は進行するものの，RLXの投与によりホモシステイン低下作用，抗酸化作用によりコラーゲンの架橋パターンが改善し，骨強度も改善することが示されている[5]（図）．同様の

結果は,卵巣摘出したサル骨粗鬆症モデルに対するBZA投与でも確認されている.

以上の事実から,SERMはエストロゲン様作用による骨吸収抑制作用と抗酸化作用により,骨密度および骨質を改善し骨強度を高める薬剤と考えられる.

(斎藤　充)

文献

1) Ettinger B, et al：JAMA, 28：2637-2645, 1999
2) Silverman SL, et al：Osteoporos Int, 23：351-363, 2012
3) Saito M & Marumo K：Osteoporos Int, 21：195-214, 2010
4) Saito M, et al：Calcif Tissue Int, 79：160-168, 2006
5) Saito M, et al：Osteoporos Int, 21：655-666, 2010

Keyword 4 活性型ビタミンD₃製剤

欧文表記：active vitamin D_3 compound
別名：エルデカルシトール，カルシトリオール，アルファカルシドール

活性型ビタミンD₃製剤エルデカルシトールの特徴と作用機序

　ビタミンDは主に腸管カルシウム（Ca）吸収促進を介し骨量増加効果を示すが，骨への直接作用も存在すると考えられている．従来の活性型ビタミンD_3より強力な骨作用を示す誘導体としてわが国で開発されたのが，エルデカルシトール〔1α,25-dihydroxy-2β-(3-hydroxypropyloxy) vitamin D_3〕である．

　エルデカルシトールは，活性型ビタミンD_3であるカルシトリオール（1α,25-dihydroxyvitamin D_3）の2β位に3-ハイドロキシプロピロキシル（3-HP）基を導入した化合物である[1]．血清中ビタミンD結合タンパク質（DBP）への親和性はカルシトリオールの4倍あまりと高く，これはDBPとカルシトリオールとの水素結合3個に加え3-HP基を介しさらに3個の水素結合が形成されることによると思われる．ビタミンD受容体（VDR）との結合親和性はカルシトリオールの1/2弱と低い一方，VDRとの間で形成される9個の水素結合と2個のCH-π相互作用により，カルシトリオールの6個の水素結合による結合より安定して強固に結合する．

　一方，エルデカルシトールの3-HP基は24水酸化酵素の酵素ポケットへの結合を阻害することで24水酸化による代謝が抑制され，DBPとの高い結合能と相まって血中半減期は53時間と非常に長い[2]．エルデカルシトールはカルシトリオールと比較し副甲状腺細胞への取り込みは5分の1以下で，副甲状腺ホルモン（PTH）分泌抑制作用は30分の1あまりと弱い．

動物実験成績

　卵巣摘除後3カ月の骨代謝回転が低下した雌ラットでは，エルデカルシトールはアルファカルシドール（1α-hydroxyvitamin D_3）より強い骨形成促進効果を示した．一方，卵巣摘出直後のラットではエルデカルシトールが骨吸収とともに骨形成も抑制した．したがって骨代謝回転が亢進した状態では骨吸収抑制効果が前面に出るが，骨代謝回転が高くない状態では骨形成の促進効果が認められる可能性がある．

　エルデカルシトールにより，骨の一部に"ミニモデリング（⇒第1部5）"とよばれる骨吸収に依存しない骨形成促進像もみられる[3]．またエルデカルシトールは骨吸収を抑制するものの骨折治癒は遷延させず，正常な治癒過程が維持される．

臨床試験成績

　エルデカルシトールの骨効果がビタミンD不足や欠乏に対する補充効果に過ぎないものではないことを示すため，後期第Ⅱ相二重盲検用量設定試験が行われ，ビタミンD_3補充下で0.5，0.75，1.0 μgの3用量が投与された．腰椎骨密度は1年後用量依存性に増加し，大腿骨でも活性型ビタミンD_3製剤で初めて0.75，1.0 μgの2用量で増加した．尿中・血中Caは全用量において正常範囲内の変動で終了1カ月後には前値に回復した[4]．またその効果は血清25(OH)D濃度にかかわりなく発現し，ビタミンD補充効果ではないと考えられた．以上より0.75 μg/日のエルデカルシトールが骨粗鬆症患者に対する至適用量とされた．

　エルデカルシトール0.75 μgのアルファカルシドール1.0 μgに対する骨折防止効果の優位性を検証する第Ⅲ相二重盲検試験は，1,054例の骨粗鬆症患者を対象として3年間行われ[5]，エルデカルシトールは主に骨吸収抑制効果を介して腰椎・大腿骨近位部ともに

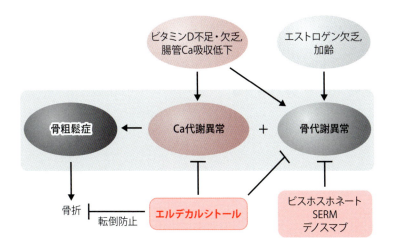

図　骨粗鬆症の発症機序と活性型ビタミン D_3 の役割

骨粗鬆症治療ではCa代謝異常と骨代謝異常の両方を改善する必要がある．エルデカルシトールはCa代謝改善作用に骨代謝改善作用をあわせもつユニークな骨粗鬆症治療薬であり，転倒防止効果なども期待できる．エルデカルシトールとビスホスホネートなど骨吸収抑制薬との併用は，両者の効果の増強だけでなく，エルデカルシトールによる高Ca血症や骨吸収抑制薬による低Ca血症のリスクも軽減させる．
（文献6をもとに作成）

アルファカルシドールより優れた骨密度増加効果を示した．主要評価項目である椎体骨折発生率は，アルファカルシドール投与患者に対し26％抑制され，椎体骨折の発生は年を追って減少した．非椎体骨折全体の発生率には差がなかったが，橈骨骨折はエルデカルシトール投与患者で大幅に発生率が低下した（ハザード比 0.29）．

以上より，エルデカルシトールが従来の活性型ビタミン D_3 を上回る骨密度増加効果と骨折防止効果を示すことが証明された．橈骨骨折抑制の理由として，転倒抑制作用や筋力増加を介する運動機能改善作用を有する可能性などがあるが，今後の検討課題である．

エルデカルシトールのプラセボ対照に対する骨折防止効果は検討できていないため，今回の対象患者からミノドロン酸の骨折防止試験のエントリー基準を満たす例だけを抽出し，2年間の盲検期間でのプラセボ対照患者の骨折発生率とエルデカルシトールおよびアルファカルシドール投与患者での骨折発生率と比較すると，エルデカルシトールはプラセボ対照に対し椎体骨折を48.8％低下させ，アルファカルシドールは31.4％低下させたと推定される．そしてエルデカルシトールはアルファカルシドールと比較し，母集団での26％とほぼ同じ25.1％の椎体骨折抑制効果があったことになる．

これは異なる試験成績からの推定値に過ぎないが，エルデカルシトールはCa代謝改善作用に加え骨代謝改善作用をあわせもつユニークな骨粗鬆症治療薬として，各種の骨吸収抑制薬などとの併用を含め幅広い臨床応用が期待される（図）．

使用上の注意点

Ca製剤やPTH製剤との併用は避けるべきである．また，慢性腎臓病（CKD）ステージ3B以下の腎機能障害患者では高Ca血症を起こしやすいので，血清Ca濃度を定期的に測定し慎重に投与する．尿中Ca排泄も0.3 mg/dL GFを超えない程度に投与量を調節し，飲水量も保ち尿路結石の防止をはかる．高Ca血症の出現時はいったん休薬し，血清Caが正常化後にエルデカルシトール0.5 μg より再開するが，0.5 μg/日の骨折抑制効果は確立されていない．増量後，再び高Ca血症が出現するなら他剤への変更を検討する．

妊婦や授乳婦への投与は禁忌で，新生児，乳児，小児や重症肝疾患患者に対する安全性も確立していない．マグネシウム製剤との併用は高マグネシウム血症をきたす可能性がある．

（松本俊夫）

文献

1) Kondo S, et al：J Steroid Biochem Mol Biol, 2015（doi：10.1016/j.jsbmb.2015.01.016）
2) Abe M, et al：Jpn Pharmacol Ther, 39：261-274, 2011
3) de Freitas PH, et al：Bone, 49：335-342, 2011
4) Matsumoto T, et al：J Clin Endocrinol Metab, 90：5031-5036, 2005
5) Matsumoto T, et al：Bone, 49：605-612, 2011
6) Matsumoto T, et al：BoneKEy Reports, 3：315, 2014

Keyword 5 ビタミンK製剤

欧文表記：vitamin K_2
別名：メナテトレノン（menatetrenone）

対象と適応

ビタミンK製剤であるビタミンK_2（メナテトレノン）が骨粗鬆症治療薬として使用されている．無作為化比較試験（randomized controlled trial：RCT）により，閉経後骨粗鬆症患者に対する骨密度維持・増加および骨折抑制効果が明らかにされている[1]．メナテトレノンは閉経後骨粗鬆症患者に対して使用される[1]．

作用機序

天然のビタミンKには，ビタミンK_1（フィロキノン）とビタミンK_2（メナキノン）の2つの型がある．すべての型のビタミンKには構造の一部に2-メチル-1・4-ナフトキノン環が含まれ，3位にはさまざまな脂肪族側鎖が結合し，その長さと飽和度は型によって異なる．

基本的にビタミンK_1が緑葉野菜などの食品から摂取されるのに対し，ビタミンK_2は腸内細菌によって合成されるか，あるいは納豆などの食品から摂取される．最も豊富なメナキノンの供給源は納豆すなわちメナキノン7である．摂取されたビタミンKは，側鎖が置換されてメナキノン4となって骨組織に作用する[2]．メナテトレノンはメナキノン4である．食事からのビタミンK摂取不足はビタミンK_2（メナキノン4）不足と同義である．

メナテトレノンはγ-カルボキシル化（グラ化）を介してオステオカルシン（OC⇒第2部2章Keyword 7）を活性化する（図）．メナテトレノンは血清低カルボキシル化OC（ucOC）値を減少させ，血清OC値やアルカリホスファターゼ値を増加させることが報告されているが[3]，骨吸収マーカーの有意な減少は認められていない．

使用法と効果

メナテトレノンは15 mgを1日に3回服用する（45 mg/日）．メナテトレノンが骨粗鬆症患者の骨密度や骨折発生などに及ぼす影響について検討したRCTの結果が報告されている[1, 4〜6]．閉経後骨量減少・骨粗鬆症患者において，メナテトレノンは，対照群に比べて腰椎骨密度を有意に増加させることが報告されている[1]．しかし，ベースラインからの変化率は−0.5〜1.74％であり[1]，メナテトレノンは，腰椎骨密度をわずかではあるが増加させる効果があるといえる．

骨折抑制効果の検討

Shirakiらは[4]，閉経後骨粗鬆症患者において，メナテトレノンは臨床骨折（主に椎体骨折）を抑制することを報告した．

わが国で施行された最大の大規模RCT（骨折抑制試験）であるOF studyでは[5]，被験者全体（4,015例）に対するメナテトレノンの有意な椎体骨折（対照群：5.74/100人・年，メナテトレノン群：5.87/100人・年）および臨床骨折（対照群：2.5％，メナテトレノン群：2.1％）の抑制効果は認められなかった．しかし，サブ解析により，骨折リスクの高い被験者（5個以上の椎体骨折を有する患者）に限ると，メナテトレノンは椎体骨折のリスクを39％減少させていた．また，75歳以上の患者に限ると，メナテトレノンは身長低下を減少させ，ADL（activities of daily living）を改善していた．血清ucOC値が年齢と相関を有することや，高齢女性では，若年女性に比べて血清ucOC値を減少させるにはより多くのビタミンK

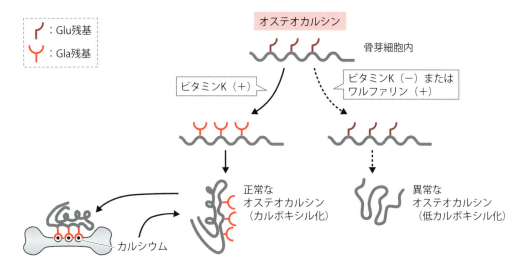

図　ビタミンKによるオステオカルシンのγ-カルボキシル化
ビタミンKはオステオカルシン（OC）の3つの側鎖をγ-カルボキシル化することが知られている．γ-カルボキシル化されたOC（カルボキシル化オステオカルシン）はハイドロキシアパタイトと結合する．しかし，ビタミンK欠乏あるいはワルファリンの存在によりこの変換が行われない場合，OC（低カルボキシル化OC：ucOC）はハイドロキシアパタイトと結合することができず，血中に放出される．

を必要とすることなどから，ビタミンK不足を有する患者すなわち多発性椎体骨折を有する75歳以上の患者に対して，メナテトレノンが効果的であった可能性があると考察されている．

閉経後骨粗鬆症患者を対象としたRCTを解析したStevensonらのシステマティックレビューによると[6]，メナテトレノンの椎体，非椎体および大腿骨近位部骨折の抑制効果は認められなかった．しかし，OF studyを除いて解析すると，メナテトレノンの椎体骨折抑制効果が認められた〔RR（相対リスク）：0.48，95％CI（信頼区間）：0.31〜0.74〕[6]．以上から，OF studyを除いて考えると，メナテトレノンの一貫した椎体骨折抑制効果が認められる．また，非椎体骨折を抑制するとの報告がある[1]．

副作用

副作用として，脂溶性ビタミンであるため消化管障害（胃部不快感や下痢）があげられる．また，ワルファリン治療を受けている患者は禁忌である．

（岩本　潤）

文献

1) 『骨粗鬆症の予防と治療ガイドライン2011年版』（骨粗鬆症の予防と治療ガイドライン作成委員会／編），ライフサイエンス出版，2011
2) Nakagawa K, et al：Nature, 468：117-121, 2010
3) Shiraki M & Itabashi A：J Bone Miner Metab, 27：333-340, 2009
4) Shiraki M, et al：J Bone Miner Res, 15：515-521, 2000
5) Inoue T, et al：J Bone Miner Metab, 27：66-75, 2009
6) Stevenson, M. et al：Health Technol Assess, 13：iii-xi, 1-134, 2009

Keyword 6 カテプシンK阻害薬

欧文表記：cathepsin K inhibitor

新規骨粗鬆症治療薬：カテプシンK阻害薬

　現在さまざまな骨粗鬆症治療薬が開発され，大規模な臨床研究から脆弱性骨折予防に対する有用性が示されているが，その大多数は骨吸収抑制薬である．骨吸収抑制薬は破骨細胞を直接の標的とし，その分化や機能を阻害することで骨代謝回転を抑制する．

　しかし既存の骨吸収抑制薬は，骨吸収抑制作用とともに骨形成抑制作用を有するため，長期間使用すると骨リモデリングの生理的な役割の1つであるマイクロダメージの修復を抑制し，骨脆弱性を増悪させる可能性がある．また過度の骨代謝回転抑制は骨折治癒遅延や顎骨壊死の発生にもつながる．このようななかで新たな作用機序を有する薬剤として注目されているのが，カテプシンK阻害薬である．

カテプシンKの発見

　骨吸収においてはミネラルの脱灰とともに骨基質タンパク質，すなわちⅠ型コラーゲンの分解が必要である．ミネラルの脱灰には酸性環境を形成することが重要であり，破骨細胞の吸収窩はpH3〜4程度の強酸性になる．カテプシンKはこのような酸性環境でも作用するプロテアーゼとして，明海大学（当時）の手塚，久米川らによって発見された[1]（⇒第2部4章Keyword 16）．カテプシンKは破骨細胞において高い発現を示し（カテプシンL，Sの100倍以上），リソソームに存在している．カテプシンKは酸性領域に至適pHを有し，コラーゲン3本鎖を複数の部分で切断する活性を有しており，骨組織のコラーゲン分解において重要な役割を果たす可能性が示唆された[2]．(図A)

骨粗鬆症治療薬の標的分子としてのカテプシンK

　濃化異骨症（pycnodysostosis）は常染色体劣性の遺伝性疾患で，骨吸収低下による骨量増加，骨硬化を呈する．1996年に2つのグループから，濃化異骨症がカテプシンK遺伝子の変異によって生じることが報告された[3]．またカテプシンK遺伝子欠損マウスでは，破骨細胞による骨吸収の低下を原因とするマイルドな大理石骨病を示した．濃化異骨症患者やノックアウトマウスにおいて他の臓器の異常がなかったため，カテプシンKは新たな骨粗鬆症治療標的の候補分子として注目を集めることになった．

　カテプシンK阻害薬が注目されるもう1つの理由は，骨代謝回転維持への期待である．先にも述べたように，ビスホスホネートやデノスマブ（denosumab）など従来の骨吸収抑制薬は，骨吸収抑制と同時に骨形成も抑制する．これに対してカテプシンK阻害薬は破骨細胞の細胞死を誘導しないため，カップリングが維持され，骨形成抑制が軽微ではないかと期待されている．実際にカテプシンKノックアウトマウスにおいては破骨細胞数の増加とともに，石灰化率などの骨形成マーカーがむしろ亢進していることが報告されている．

カテプシンK阻害薬の開発

　このような経緯から，これまでに多くのカテプシンK阻害薬が開発され，動物実験レベルではいずれも良好な成績が報告されている．しかし開発が最も進んでいたbalicatib（バリカチブ）は臨床試験において強皮症様の皮膚障害を示すことが明らかになり，開発が中止された．これはbalicatibが細胞内の酸性リソ

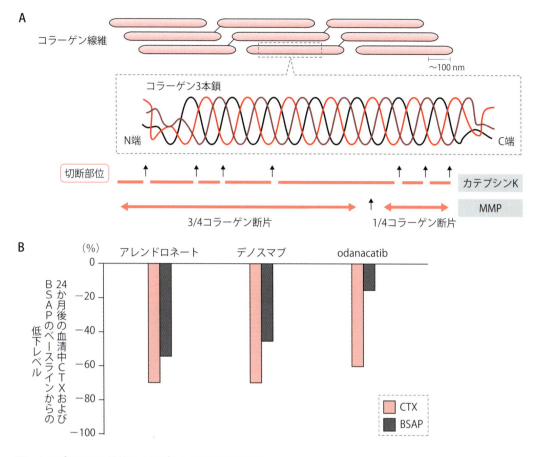

図　カテプシンKの機能とカテプシンK阻害薬の効果
A) カテプシンKおよびMMP（マトリックスメタロプロテナーゼ）による3本鎖コラーゲン切断部位の違い．（文献2をもとに作成）
B) さまざまな吸収抑制薬による骨吸収マーカー（CTX）および骨形成マーカー（BSAP）の変化．CTX：C-terminal type I collagen telopeptide，BSAP：bone-specific alkaline phosphatase（文献4をもとに作成）

ソームに蓄積されることにより，非特異的なセリンプロテアーゼ抑制作用（lysosomotrophic effect）を示すためであると考えられている．

有望な薬剤odanacatib

一方，odanacatib（オダナカチブ）は閉経後骨粗鬆症患者を対象とした第Ⅱ相臨床試験において，皮膚合併症を生じることはなく，週に10 mg以上の用量で用量依存性に骨密度を増加させた．また骨吸収マーカーを減少させる一方で，骨形成マーカー抑制効果は軽度であった（図B）[4]．同様の作用はわが国で開発されたカテプシンK阻害薬ONO-5334でも報告されており，カテプシンK阻害薬に共通した特徴であると考えられる．

2年間odanacatib投与を受けた患者の骨生検では，リモデリングの亢進や骨形成の変化はなかった．毎週50 mgのodanacatib投与を5年間継続した患者では腰椎の骨密度が11.9％増加した[4]．また内服中止によって骨代謝回転は速やかに回復すると同時に，骨密度はベースラインへと戻った．さらにサルを用いた研究において，odanacatibは大腿骨頸部の外骨膜側の骨形成を促進する作用を示すことが明らかになり，皮質骨の骨形成促進作用を有する可能性が示唆されている．これらの結果からodanacatibは新たな作用機序を有する骨吸収抑制薬として注目されている．脆弱性骨折抑制作用を検討した第Ⅲ相臨床試験（LOFT試験）では，形態椎体骨折を54％，臨床椎体

骨折を72％，大腿骨近位部骨折を47％，非椎体骨折を23％抑制することが報告された[5]．

このようにカテプシンK阻害薬は新たな作用機序を有する骨粗鬆症治療薬として注目されているが，一方で濃化異骨症患者では骨密度は高いものの線維性骨（woven bone）が多く，疲労骨折が頻発することが知られている．したがって骨質に対するカテプシンK阻害薬の作用は，今後とも注意深く検証していくことが必要である．

(田中　栄)

文献

1) Tezuka K, et al：J Biol Chem, 269：1106-1109, 1994
2) Brömme D & Lecaille F：Expert Opin Investig Drugs, 18：585-600, 2009
3) Xue Y, et al：Orphanet J Rare Dis, 6：20, 2011
4) Costa AG, et al：Nat Rev Rheumatol, 7：447-456, 2011
5) Merck Announces Data from Pivotal Phase 3 Fracture Outcomes Study for Odanacatib, an Investigational Oral, Once-Weekly Treatment for Osteoporosis. Business Wire, 2014（http://www.businesswire.com/news/home/20140915006286/en/Merck-Announces-Data-Pivotal-Phase-3-Fracture#.VFsGdfmsXAk）

第3部 キーワード解説　骨疾患の病態と治療薬・診断法
2章　骨疾患の治療法

Keyword 7 抗RANKL抗体

欧文表記：anti-receptor activator of nuclear factor-κB ligand (RANKL) antibody
別名：デノスマブ (denosumab)

対象と適応

抗RANKL抗体であるデノスマブは，以下の3つの疾患・病態に用いられる．
①骨粗鬆症
②多発性骨髄腫による骨病変および固形がん骨転移による骨病変
③骨巨細胞腫

作用機序

骨粗鬆症，がんの骨転移，関節リウマチをはじめとする多くの骨・カルシウム（Ca）代謝疾患の病態には，破骨細胞による骨吸収亢進が深くかかわっている．破骨細胞の分化，成熟，生存に最も重要な役割を担っているのが破骨細胞分化因子（receptor activator of nuclear factor-κB ligand：RANKL）である．RANKはTNF受容体ファミリーに属するⅠ型膜タンパク質で，破骨細胞の分化過程の単核の前駆細胞の時期から発現している．そのリガンドであるRANKLはTNFファミリーに属するⅡ型膜タンパク質で，破骨細胞形成を支持する骨芽細胞，骨髄間質細胞そして骨細胞に発現し，RANKに作用し，破骨細胞の分化，活性化を促進する．RANKLに対するヒト型モノクローナルIgG2抗体であるデノスマブは，RANKLとその受容体であるRANKの結合を阻害することにより，骨吸収を著明に抑制することが明らかにされ（図），骨粗鬆症とがんの骨転移例に対する臨床的有用性と安全性を示す成績が蓄積している．一方，デノスマブは他のTNFファミリーとその受容体との結合には影響することなく，高い親和性と特異性でRANKLに結合し，RANKL活性を阻害することが示されており，安全性の面からも大きな問題はなさそうである．

使用法

骨粗鬆症例にはデノスマブ（遺伝子組換え）として60 mgを6カ月に1回皮下投与する．
多発性骨髄腫による骨病変および固形がん骨転移例には，120 mgを4週間に1回皮下投与する．
骨巨細胞腫例には120 mgを第1日，第8日，第15日，第29日，その後は4週間に1回，皮下投与する．
デノスマブ投与後，早期（約1週間）に低Ca血症をきたすことがあるため，定期的なモニタリングとともに，投与開始時から予防的にビタミンD製剤を併用することが必要である．

効果

デノスマブは骨粗鬆症患者において，骨吸収を強力に抑制し，骨密度を著明に増加させ，椎体，非椎体，大腿骨近位部骨折防止効果を発揮する[1)2)]．特筆すべきは皮質骨に対する有効性である．腰椎，大腿骨のみならず，皮質骨が大部分を占める橈骨遠位端1/3に対しても明らかな骨密度増加効果を示す．そして高分解能を有する末梢骨定量的CTを用いた検討より，橈骨遠位端における皮質骨幅の増加，多孔性の低下などにより骨強度が増加するとされる．またビスホスホネートでは骨密度の増加が投与開始後3〜5年で平衡に達するのに対し，デノスマブは投与開始から少なくとも8年にわたり，骨密度をほぼ直線的に増加させ，腰椎骨密度の増加は累積で16.5％にも及ぶ．骨折発生率においても6年間の抑制効果が示されている．
一方，骨転移を有する乳がん，前立腺がん，その

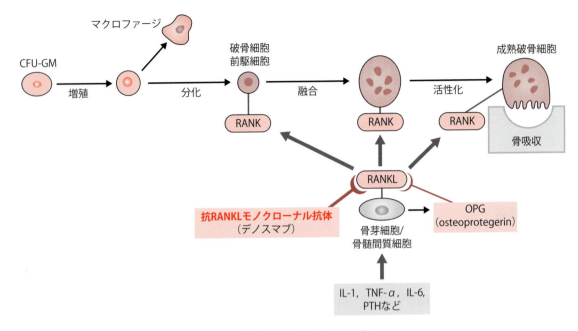

図　破骨細胞分化と骨吸収過程：抗RANKL抗体（デノスマブ）の作用点
炎症性サイトカインや副甲状腺ホルモン（PTH）などにより骨芽細胞／骨髄間質細胞膜に誘導されたRANKLは，破骨細胞前駆細胞上に発現する受容体RANKに結合することにより，破骨細胞分化と活性化が促進される．抗RANKLモノクローナル抗体（デノスマブ）はRANKLに結合することにより，デコイ受容体である破骨細胞分化抑制因子OPG（osteoprotegerin）と同様にRANKLに作用し，RANKL-RANKの結合を阻害して，破骨細胞の分化，活性化を抑制する．
CFU-GM：顆粒球マクロファージコロニー形成ユニット

他固形がんおよび多発性骨髄腫の患者においてデノスマブは，骨関連事象（skeletal related events：SRE；病的骨折，脊髄圧迫，放射線治療，骨に対する外科治療）の発生を減少させ，QOLを改善する．がんの骨転移例では，転移局所においてRANKLにより誘導される破骨細胞が骨破壊を惹起するが，骨転移を有する乳がんや前立腺がんにおいて，対照薬であるゾレドロン酸の投与に比し，骨吸収が有意に低下し，SREの出現が有意に減少したという[3)4)]．またそれらを除く固形がんと多発性骨髄腫においても，ゾレドロン酸に対し非劣性であることが示された[5)]．また骨巨細胞腫例では，腫瘍の中に間質細胞と破骨細胞様巨細胞が存在する．そして間質細胞から産生されるRANKLにRANKを発現する巨細胞が反応して活性化され，骨吸収を促進するが，デノスマブ投与により病状進行が抑制されるという．腫瘍の増大の抑制や術後の再発予防などに有効と考えられ，2014年，適応疾患として追加された．

さらに関節リウマチ患者においては，骨びらんを抑制し，骨破壊を改善するという．関節リウマチの炎症や関節破壊に対する治療薬とはなりえないが，骨量の低下や骨破壊を防止する効果が期待されることより，本邦で臨床試験が進められている．

副作用

痙攣，しびれ，失見当識などの臨床症状を伴う低Ca血症が現れることがあり，特に腎機能障害例で発現頻度が高い．また発現頻度は低いが，顎骨壊死・顎骨骨髄炎，大腿骨転子下および大腿骨骨幹部の非定型骨折，そして蜂巣炎などの重篤な皮膚感染症の報告もあり，長期投与では留意する必要がある．RANKLはリンパ節や胸腺の形成にも関与することより，免疫能に関する安全性の検討も必要である．

（杉本利嗣）

文献

1) Cummings SR, et al：N Engl J Med, 361：756-765, 2009
2) Nakamura T, et al：J Clin Endocrinol Metab, 98：4483-4492, 2014
3) Stopeck AT, et al：J Clin Oncol, 28：5132-5139, 2010
4) Henry DH, et al：J Clin Oncol, 29：1125-1132, 2011
5) Fizazi K, et al：Lancet, 377：813-822, 2011

Keyword 8 抗スクレロスチン抗体

欧文表記：anti-sclerostin antibody

スクレロスチン研究の経緯

2001年から2002年にかけて，骨密度の著増をきたす3種の遺伝子変異と骨密度の著明な低下をもたらす1種の変異が相次いで同定され，これらがいずれも古典的Wntシグナル経路（⇒第2部2章 Keyword 9）に関連する遺伝子であることが明らかとなった．このうち2種はWntの共受容体LRP5（LDL-related receptor 5）の活性化変異により高骨密度を呈する変異と，不活性化により低骨密度を呈する変異であった．他の2種はいずれも，骨細胞から分泌されるWntシグナル阻害因子スクレロスチンをコードするSOST遺伝子の欠損（骨硬化症：sclerosteosis）か，SOSTには異常はないが下流に52 kbの欠損があり，SOST発現が抑制され高骨密度を呈する変異であった（van Buchem病）（⇒第2部3章 Keyword 2）．しかも高骨密度を呈するLRP5の変異によりスクレロスチンやもう1つの古典的Wnt阻害因子DKK1（dickkopf1）の結合が阻害され，Wntシグナルが活性化されることが示された．こうして古典的Wntシグナルの骨代謝制御における重要性が明らかとなり，爆発的な研究の進展をみることとなった[1]（図）．

Wntシグナルと骨芽細胞分化

古典的Wntシグナルは，間葉系前駆細胞の骨芽細胞への分化制御に最も重要な役割を果たすと考えられている．骨硬化症を示すLRP5変異は第1βプロペラ領域に集中しており，スクレロスチンは同じ領域に結合しリガンドであるWntによる情報伝達を阻害する．スクレロスチンは骨細胞で産生・分泌され，その発現は骨形成促進に重要な力学的な負荷や副甲状腺ホルモン（PTH）により抑制される一方，骨形成抑制をもたらすグルココルチコイド過剰などにより促進される．またSOSTの遺伝子多型と骨密度との間には相関があることも報告されている[2]．したがって，スクレロスチン作用の阻害により骨芽細胞分化が促進され骨形成が高まると考えられ，新たな骨形成促進薬の標的として注目されるに至った．

抗スクレロスチン抗体の開発

スクレロスチン発現の低下により骨形成が促進されることから，これに対する抗体製剤の開発が進められてきた．卵巣摘除ラットを用いた検討では，抗スクレロスチン抗体が骨形成促進作用に基づき海綿骨・皮質骨ともに著明な骨密度増加効果を示し，とりわけ皮質骨外膜側でのリモデリング非依存性骨形成をも促進し，皮質骨厚および外径の増大とともに著明な骨強度の改善効果をもたらした[3]．

これらの成績をもとに，単回投与および用量増量複数回投与の安全性と有効性を検討し著明な骨密度増加効果が用量依存性に認められた第I相試験に引き続いて，低骨密度の閉経後女性を対象とした第II相臨床試験が行われた．毎月70，140，210 mgのromosozumab（ロモソズマブ）投与により，腰椎骨密度は毎月210 mg投与群で12カ月後に11.3％と著明に増加していた[4]．

骨形成マーカーの血清PINPは1カ月後に約2倍に増加したが，3カ月後には投与前の約30％程度の上昇となり6カ月以後にはほぼ前値にまで低下した．一方，骨吸収マーカーの血清βCTXは投与直後に一過性に50％近く低下した後，3～6カ月後には投与前値に復したがその後再び徐々に低下し，12カ月後には前値から約30％低下していた．こうして骨吸収と骨

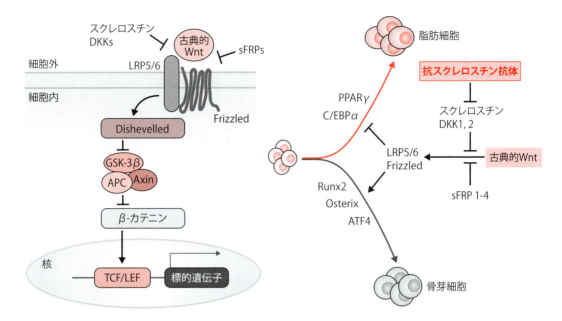

図 Wnt シグナルによる骨芽細胞・脂肪細胞分化の制御
古典的 Wnt が LRP5/6 の第1βプロペラ領域と Frizzled と結合すると Dishevelled を介し GSK-3β が不活性化され β-カテニンのリン酸化による分解が阻害される．蓄積した β-カテニンは核内に移行し転写因子 TCF/LEF とともに標的遺伝子の転写を促進する．その結果，骨芽細胞分化を促進し，脂肪細胞分化を抑制する．スクレロスチンは LRP5/6 の第1βプロペラ領域に結合して古典的 Wnt の結合を阻害する．

形成のバランスは1年間の投与期間を通じてプラスを維持したものの，1年後にはプラス幅は大幅に減少していたにもかかわらず，骨密度は持続的な増加を認めた．SOST の遺伝子異常による骨硬化症患者でみられた難聴などの頭蓋骨過形成による合併症はみられず，注射部の皮膚反応以外に安全性に問題はみられなかったため，わが国も加わり第Ⅲ相臨床試験が現在進行中である．

同じく抗スクレロスチン抗体 blosozumab（ブロソズマブ）も第Ⅱ相臨床試験を終えて強力な効果が認められており，最大投与量である 270 mg の2週間ごとの投与により1年後には骨密度が腰椎で 17.7 %，大腿骨近位部で 6.2 % と著明な増加を示した[5]．

テリパラチド（⇒第3部2章 Keyword 2）とは異なり，骨吸収が促進されずむしろ低下しながら骨形成が維持・促進されるというこれまでにない作用を発揮する抗スクレロスチン抗体の使用が可能となれば，骨粗鬆症治療において新たな効果発現様式を示す強力な骨形成促進薬が臨床現場に登場することとなる．ただし，治療終了後には骨代謝マーカーの一過性上昇とその後の骨密度低下が予想されるため，後治療も必要と思われる．適応は骨折の危険性の高い骨粗鬆症患者に限定されると予想されるのに加え，現在の臨床試験プロトコールからは投与期間が1年以内に限られてはいるものの，休薬後の再投与は可能となるかもしれない．全く新しい作用機序の強力な骨強度改善効果が期待される薬剤を有効かつ安全に活用するためには，さらに今後の検討が必要である．

（松本俊夫）

文献
1) Baron R & Kneissel M：Nat Med, 19：179-192, 2013
2) Uitterlinden AG, et al：Am J Hum Genet, 75：1032-1045, 2004
3) Li X, et al：J Bone Miner Res, 24：578-588, 2009
4) McClung MR, et al：N Engl J Med, 370：412-420, 2014
5) Recker R, et al：J Bone Miner Res, 30：216-224, 2015

第3部 キーワード解説　骨疾患の病態と治療薬・診断法

2章　骨疾患の治療法

Keyword 9　抗IL-6療法

和文表記：抗インターロイキン6療法
欧文表記：anti-interleukin-6 therapy

対象と適応

対象

　IL-6（interleukin-6）は，免疫応答や炎症反応にかかわる重要なサイトカインである（⇒第2部6章 Keyword 18）．しかし，関節リウマチ（rheumatoid arthritis：RA）や若年性特発性関節炎（juvenile idiopathic arthritis：JIA）などの炎症性疾患では，IL-6の過剰産生が生じ，IL-6の生理活性に基づく多彩な病態が形成される．抗IL-6療法は，IL-6の作用を特異的に阻害する分子標的療法であり，IL-6の過剰産生が病態形成にかかわる疾患に効果が期待される[1]．

適応

　抗IL-6療法に用いられる抗体医薬としては，IL-6に対する中和抗体とIL-6受容体（IL-6R）の阻害抗体があり，種々の炎症性疾患や自己免疫疾患，悪性腫瘍に対し，複数の薬の臨床試験が行われている．しかし，現時点で承認されているのはトシリズマブ（tocilizumab：TCZ）とシルツキシマブ（siltuximab：STX，本邦では未承認）のみである．

　TCZは，IL-6Rに対するヒト化抗体であり，日本オリジナルで世界初の抗IL-6療法薬である．本邦では，2005年にリンパ増殖性疾患であるキャッスルマン病に，2008年にRAと全身発症型JIA（systemic-onset JIA：sJIA）ならびに多関節型JIA（poly-articular type JIA：pJIA）に承認された．さらに2009年に欧州連合，2010に米国でRAに承認され，2011年にsJIAに，2013年にpJIAに承認され，現在では世界130カ国以上で用いられている．STXは，IL-6に対するヒト・マウスキメラ型抗体であり，2014年に米国でキャッスルマン病に対してのみ承認された．したがって，現時点で実質上使用可能なものはTCZのみであり，本稿ではTCZについて述べる．

作用機序

　TCZはIL-6RのIL-6結合部位を認識し，IL-6の結合を競合的に阻害し，IL-6の過剰な作用を特異的に抑制することで，効果を発揮する．

IL-6の機能

　IL-6は多彩な生理活性をもつ分子であり，さまざまな細胞の増殖・分化にかかわる．T細胞の増殖・分化を促し，なかでも自己免疫疾患の病態形成にかかわるIL-17産生Tヘルパー細胞（Th17細胞）は，TGF-βとIL-6の共存下で分化誘導されるが，IL-6非存在下では逆に自己免疫反応を抑制する制御性T細胞へと分化する．また，IL-6はB細胞分化因子として自己抗体の産生を増強する[1]．

疾患との関連性

　炎症反応においては，発熱や食思不振，体重減少，倦怠感などの症状を引き起こす．また，肝細胞からC反応性タンパク質（CRP），血清アミロイドA，フィブリノーゲンなど急性期タンパク質の産生を誘導すると同時に，アルブミンの産生を抑制する．さらに，肝細胞からのヘプシジン産生を介して，鉄の吸収を抑制するとともに，網内系細胞に取り込まれた鉄の再利用を抑制し，炎症性貧血を引き起こす．炎症組織では，血管内皮増殖因子の産生を介して，炎症性浮腫と血管新生を促す．血管新生は組織の再生・修復にとって重要であるが，RA患者の罹患関節にみられる滑膜増殖とパンヌス形成に不可欠である．また，IL-6は活性酸素の産生を介し，心臓・血管疾患や糖尿病などの代謝性疾患の病態にもかかわる[1]．

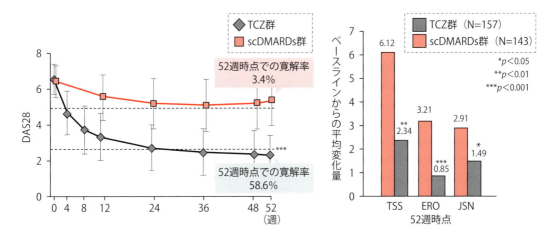

図　関節リウマチ（RA）患者に対するトシリズマブ（TCZ）の臨床効果

A) 本邦でのRAに対するTCZの第Ⅲ相SAMURAI試験における疾患活動性のマーカー（DAS28）の推移と52週時点での寛解率：欧州リウマチ学会の寛解基準であるDAS28（disease activity score 28：28関節の評価に基づくRA活動性のスコア）の経時的な変化．DAS28＜2.6で定義される臨床的寛解症例は，コントロールのscDMARDs群で3.4％であったのに対し，TCZ群で58.6％とTCZ群で有意に高かった．DAS28は下記の計算式で求める．

　DAS28 = 0.56 × √圧痛関節数 + 0.28 × √腫脹関節数 + 0.7 × log（血沈）
　　　　+ 0.014 × 患者の全般的評価（10 cmのvisual analog scaleによる）

B) 第Ⅲ相SAMURAI試験における総シャープスコア（TSS）に基づく関節破壊の抑制効果（52週時点）：治療前から52週時点でのTSSの変化量の平均の比較．
TCZ：トシリズマブ，scDMARDs：従来の合成抗リウマチ薬，TSS：総シャープスコア，ERO：骨びらんスコア，JSN：関節裂隙の狭小化スコア（文献3をもとに作成）

骨・軟骨の代謝においても，可溶性IL-6Rの存在下で破骨細胞分化を誘導し，関節破壊や骨粗鬆症を引き起こす．また，細胞外マトリックス分解酵素の産生を介し，プロテオグリカンやコラーゲンの分解にかかわる[1]．

使用法と効果

RA，pJIAに対しては，8 mg/kg体重のTCZを4週ごとに点滴静注する．sJIAとキャッスルマン病では，8 mg/kg体重のTCZを2週ごとに点滴静注する．sJIAとキャッスルマン病では，症状改善が不十分であり，かつCRPを指標としてIL-6作用の抑制効果が不十分と判断される場合に限り，投与間隔を1週間まで短縮できる．また，RA患者に対しては，皮下注射製剤が承認されており，162 mgを2週ごとに皮下注射する[2]．

TCZは，メトトレキサートの併用の有無にかかわらず，RAやpJIAに伴う臨床症状を改善するとともに関節の構造的損傷を防止する[3,4]（図）．またキャッスルマン病やsJIAに伴う炎症症状や検査値の異常を改善する[5,6]．

副作用

有害事象に関しては，感染症が最も多い．TCZ使用により，発熱や倦怠感などの感染症状やCRPの増加も抑えられるため，患者の状態を十分に観察し，丁寧な問診を行うことが必要である．患者には自己判断を避け，主治医に相談するように指導する．検査値の異常としては，肝機能検査値の異常や脂質異常，好中球の減少がみられることがある[2]．

（西本憲弘，村上美帆）

文献

1) Nishimoto N & Kishimoto T：Nat Clin Pract Rheumatol, 2：619-626, 2006
2) アクテムラ®添付文書
3) Nishimoto N, et al：Ann Rheum Dis, 66：1162-1167, 2007
4) Imagawa T, et al：Mod Rheumatol, 22：109-115, 2012
5) Nishimoto N, et al：Blood, 106：2627-2632, 2005
6) Yokota S, et al：Lancet, 371：998-1006, 2008

第3部 キーワード解説　骨疾患の病態と治療薬・診断法

2章　骨疾患の治療法

Keyword 10　抗TNF療法

欧文表記：anti-tumor necrosis factor therapy

骨・関節疾患におけるTNFの関与

抗TNF療法が最も広く導入され，治療改革をもたらした疾患は，関節リウマチ（RA⇒第3部1章Keyword 2）である．

RAは関節炎を主座とする代表的な炎症性自己免疫疾患である．関節破壊は発症早期から進行して不可逆的な身体機能障害を生じる．TNF（⇒第2部6章Keyword 16）は滑膜細胞の増殖，血管新生，リンパ球の集積などを引き起こし，RAの病態形成において最も中心的な役割を担う．一方，TNFは滑膜細胞を刺激してMMPなどの酵素の産生を誘導する．関節腔に放出されたMMPなどは軟骨の主成分であるⅡ型コラーゲンなどを切断して，軟骨を関節腔側からびまん性に吸収する．

また，滑膜炎組織で産生されるTNFなどのサイトカインは，単球の遊走を促進し，破骨細胞への分化，活性化を誘導するとともに，滑膜細胞やT細胞にRANKLの発現を誘導し，骨芽細胞非存在下でも破骨細胞への成熟を促す．さらに，TNFはDKK-1やスクレロスチンの発現誘導を介して骨芽細胞の分化を抑制し，SMURF1/SMURF2を介して，RUNXやOsterixの転写を抑制して骨芽細胞分化を制御し，骨芽細胞による骨形成，修復を阻害し，骨破壊をさらに助長する．すなわち，TNFは単なる炎症性サイトカインとしてのみならず，骨・軟骨破壊に間接的，直接的に介在し，ゆえに重要な治療標的となりうる．

抗TNF療法

本邦では，抗TNF療法として，2003年の抗TNFキメラ抗体インフリキシマブ（infliximab）に続き，可溶性TNF受容体Ig融合タンパク質エタネルセプト（etanercept），抗TNF抗体ヒト型アダリムマブ（adalimumab），抗TNF抗体ヒト型ゴリムマブ（golimumab），抗TNFポリエチレングリコール（PEG化）修飾ヒト化Fab抗体セルトリズマブ（certolizumab）が市販された．2014年には，低価格を目的としたインフリキシマブのバイオシミラーが市販された．また，IL-6受容体抗体トシリズマブ（tocilizumab），T細胞選択的共刺激調節剤であるCTLA4-Ig融合タンパク質アバタセプト（abatacept）が市販され，RAに対して高い臨床的効果を示している（図）．

また，インフリキシマブはベーチェット病，乾癬，強直性脊椎炎，クローン病，潰瘍性大腸炎，エタネルセプトは若年性特発性関節炎，アダリムマブは乾癬，強直性脊椎炎，若年性特発性関節炎，腸管型ベーチェット病，クローン病，潰瘍性大腸炎にも適応が認められ，いずれも高い治療効果を示している．

関節リウマチにおける抗TNF療法の意義

RAの治療には，免疫異常を是正して疾患活動性を制御することを目的として，メトトレキサート（MTX）などの抗リウマチ薬を使用する．しかし，MTXでは疾患制御が不十分な際には，抗TNF療法などの生物学的製剤が選択される．その結果，高い臨床的寛解導入率がもたらされた[1)～5)]．本邦のRECONFIRM試験では，RAに対するインフリキシマブの効果をDAS（disease activity score）28で評価し，開始時に90％が高活動性だったが，22週目に28％が寛解基準に到達した．JESMR試験では，MTXに効果不十分な症例に対してエタネルセプトの追加併用群とMTXからエタネルセプト単独への切り替え群を比較し，52週後のDAS28寛解率はおのおの35.6％と18.8％であっ

図 承認された生物学的製剤

キメラ抗体（マウス由来可変部位／ヒトIgG定常領域）
TNF抗体（インフリキシマブ，インフリキシマブBS）
CD20抗体（リツキシマブ）

ヒト化抗体（マウス由来相補性決定領域）
IL-6R抗体（トシリズマブ）

ヒト型抗体
TNF抗体（アダリムマブ，ゴリムマブ）
p40（IL-12/IL-23）抗体（ウステキヌマブ）
RANKL抗体（デノスマブ）

PEG化（抱合型）抗体（ポリエチレングリコール（PEG））
TNF抗体（セルトリズマブ）

Ig融合タンパク質（可溶性受容体／ヒトIgG）
TNFR2-Ig（エタネルセプト）
CTLA4-Ig（アバタセプト）

色文字は本邦で関節リウマチなどに対して承認されたもの．ウステキヌマブ（ustekinumab）は乾癬，関節炎症乾癬など，リツキシマブ（rituximab）は顕微鏡的多発血管炎など，デノスマブ（denosumab）は骨粗鬆症に承認．インフリキシマブBSは，バイオシミラー．

た．HOPEFUL試験では，MTX未使用の早期RAに対してアダリムマブまたはプラセボとMTXを併用比較し，26週後のDAS28寛解達成率はプラセボ群の15％に対し，実薬群で31％が満たした．

一方，本邦ではRAに対して抗TNF療法を使用する際，安全性の検証などを目的とした市販後全例調査（PMS）が義務づけられた．日本リウマチ学会ではPMS調査委員会を設置し，使用の適正化をめざした．例えば，エタネルセプトの市販後13,894例全例調査結果では，副作用の発生は3,714例，このうち重篤な副作用は636例であった．重篤な副作用では肺炎が174例と最多で，多変量解析により肺炎の危険因子としては，高齢，呼吸器疾患の既往，ステロイド薬併用があげられた．これらをもとに，抗TNF療法の使用に際しては，結核といった日和見感染症などの重篤な副作用に対する内科的な管理や治療が要求される．

骨，関節破壊に対するTNF療法

抗TNF療法の最大の利点は，関節破壊抑制効果にあることが明確になった．複数の手，指，趾関節をX線撮影し，関節裂隙狭小化と骨びらんを点数化した総Sharpスコア変法（mTSS）で評価すると，MTXとbDMARD（バイオ抗リウマチ薬）の併用は関節破壊の進行を抑止することが示された．前述のRECONFIRM試験におけるmTSS年間増加量は，MTX治療中は約21であったが，インフリキシマブ追加により0に抑止できた．斯様な効果はいずれの抗TNF療法でも得ることが可能である．さらに，これらの治療を継続すると，10年間にわたって身体機能障害が進行しないことが示され，RAも他の内科疾患と同様に，臨床的寛解の維持により長期にわたる構造的寛解，機能的寛解が重要な治療のアウトカムになった．

（田中良哉）

文献

1) Smolen JS, et al：Ann Rheum Dis, 69：631-637, 2010
2) Tanaka Y：Curr Opin Rheumatol, 24：319-326, 2012
3) Tanaka Y：Ann Rheum Dis, 72：ii124-ii127, 2013
4) Smolen JS, et al：Ann Rheum Dis, 73：492-509, 2014
5) Burmester GR, et al：Nat Rev Rheumatol, 10：77-88, 2014

第3部 キーワード解説
骨疾患の病態と治療薬・診断法

2章 骨疾患の治療法

Keyword 11

骨・軟骨の再生療法

欧文表記：regenerative medicine for bone and cartilage diseases

骨と軟骨の共通点と相違点

　骨と軟骨はともに荷重を支えるなど物理的な機能を果たす必要があり，その機能を担っているのは細胞外マトリックスの物質特性である．

　一方，軟骨と骨は異なる面をもつ．軟骨組織は，分化程度が異なるものの，1種類の軟骨細胞系譜の細胞のみを含む．骨組織は骨芽細胞と血球系由来の破骨細胞を含む．骨は豊富な血管系をもつが，軟骨組織は無血管である．関節軟骨の細胞は分裂することはまれだと考えられているが，骨の細胞は骨リモデリングを行うため比較的活発に増殖分化している．また，軟骨の再生には組織に力学的強さを与えることに加えて，関節摺動面をつくることが求められる．これら組織に求められる機能の違いにより，両組織のティッシュエンジニアリングはほぼ別に進められている．

作用機序

　組織修復は2つのアプローチに分けられる．内因性の修復能を促進することと，外因性の修復である．

内因性の修復

　内因性の修復能は，内在するプロジェニター細胞集団（組織を構成する細胞になりうる分化能をもつ，比較的未分化な細胞）の増殖・分化・組織形成・リモデリング・動員を刺激することで促進できる．具体的には，増殖因子を局所へ投与する．軟骨再生の場合は，海外を中心に変形性関節症や関節軟骨損傷に対してOP1/BMP7やFGF18を投与する臨床試験が行われつつある（www.clinicaltrials.gov）．また，軟骨下骨を貫いて骨髄に達する穴をあける骨髄刺激法は，骨髄からの出血と間葉系細胞を軟骨欠損部へ導入するものであり，内在性の修復能を使っているととらえられる．

外因性の修復

　一方，外因性の修復は軟骨細胞を用意して移植するものである．限局した関節軟骨欠損に対して行われており，以下に述べる．

自家軟骨細胞移植

　限局した関節軟骨欠損に対して，自家軟骨細胞移植が行われている．これは，罹患関節または他の関節の関節面の辺縁部から軟骨組織を少量採取し，そこから軟骨細胞を培養して数を増やし，欠損部に注入して移植するものである．細胞を局所にとどめておくために，骨膜で欠損部を覆う．その後改良され，細胞をコラーゲンゲルなどの担体に播種して，それを欠損部に充填する方法が開発されている．しかし，軟骨細胞は培養して増やすと脱分化して線維芽細胞様になる．すなわち，大きな欠損を充填しようとして細胞数をたくさん増やすと，できあがる組織は線維軟骨を含んだ組織になってしまう．

同種骨軟骨移植

　海外では同種骨軟骨移植が行われている．多くの軟骨を供給しうる，手術が一度ですむ，軟骨採取部の不都合がない，などの利点がある．軟骨は無血管組織なので免疫特権があり，免疫拒絶の可能性は低いとの考え方があるが，これについては研究の余地が残されている．

iPS細胞の活用

　研究レベルでは，軟骨細胞の新たなソースとしてiPS細胞が検討されている．当初は患者自身の皮膚細胞や血球細胞からiPS細胞をつくり，それを軟骨細胞に分化誘導して軟骨欠損部に自家移植することが検

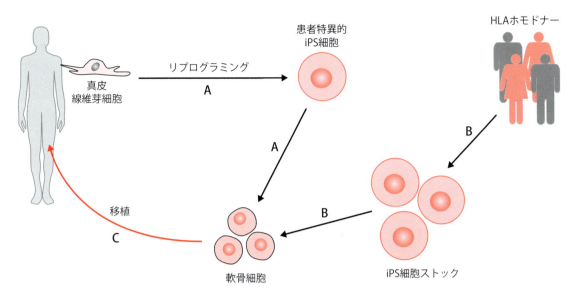

図　自家iPS細胞あるいはiPS細胞ストックを用いた移植治療への取り組み
患者自身の皮膚線維芽細胞や血球からiPS細胞をつくり，次いで軟骨細胞を分化誘導する（A）．またはiPS細胞ストックから軟骨細胞を誘導する（B）．分化誘導した軟骨細胞を患者の軟骨欠損部に移植する（C）．（文献1より引用）

討された．しかしこれには費用と労力がかかる．それに代わり，種々のホモHLAタイプからなるiPS細胞ストックを用意し，マッチするiPS細胞から軟骨細胞を分化誘導して他家移植を行うことが検討されている（図）．

骨の再生治療

軟骨組織と異なり，骨組織には再生能力が備わっている．しかしそれにも限界があり，粉砕骨折，開放骨折，感染性骨折，骨腫瘍に対する切除術などに伴う大きな骨欠損に対しては，再生医療が期待されている．

BMPによる修復

BMP（⇒第2部2章 Keyword 6）の局所投与の有効性は，腰椎前方固定，新鮮解放骨折，脛骨骨折後偽関節において示され，欧米を中心に臨床応用されている．BMPは，骨が存在しない場所で間葉系細胞などを骨形成細胞に分化させて新生骨をつくることができ，この能力を「骨誘導能」という．また，より少量のBMPで効果的な作用をもたらすような，安全で効果的なドラッグデリバリーシステムの開発が行われている．

骨移植

大きな骨欠損に対しては骨移植術が行われている．患者自身の腸骨や腓骨を移植する自家骨移植では，一般に移植した自家骨片は吸収されて後に新生骨に置換される．移植骨は，内在するプロジェニター細胞集団を動員・刺激することで新生骨がつくったので，自家骨移植は内因性の骨再生ともいえる．同種保存骨も用いられており，この場合も細胞は死んでいるので，内因性の骨再生を起こしていることになる．

人工骨

骨欠損部の充填物として，骨基質の無機質の主成分であるハイドロキシアパタイトや生体内で吸収されるβリン酸三カルシウムなどの種々のセラミックスでできた人工骨が開発されている．内部に気孔とよばれる小空隙をたくさん有する多孔体人工骨は，気孔内に新生骨が侵入し，母床骨と連続させることができる「骨伝導能」を有する．

外因性の修復

さらに大きな骨欠損に対しては，骨形成能をもつ移植物の開発が行われている．「骨形成能」とは，移植するものに骨形成細胞が存在している状態で，多孔体人工骨に骨髄由来間葉系細胞を導入したものが

研究されている．また，セラミックスなど人工のスキャフォールドを使わずに，間葉系細胞などから分化させた骨形成細胞に細胞外マトリックスをつくらせ，スキャフォールドフリー骨様組織の作製の研究が行われている．

〈妻木範行〉

文献
1) 妻木範行：『骨代謝 つくり，壊し，変える—そのメカニズムと最新治療（実験医学増刊 Vol.32 No.7）』（田中 栄／編），pp177-184，羊土社，2014

3章
骨疾患の診断と解析法

本章で解説する Keyword

1	骨形態計測	⇒ p.302	5	骨密度測定	⇒ p.312
2	骨・硬組織の染色法	⇒ p.304	6	骨構造解析	⇒ p.314
3	微細構造解析	⇒ p.307	7	骨の生体イメージング	⇒ p.316
4	骨代謝マーカー	⇒ p.310	8	骨構成細胞特異的遺伝子改変マウス	⇒ p.319

骨形態計測

欧文表記：bone morphometry / bone histomorphometry
別名：組織学的骨形態計測

概念と原理

骨形態計測，すなわち組織学的骨形態計測法（bone histomorphometry）は，骨組織を定性的のみならず，定量的に評価する方法である．基礎研究における実験動物，臨床における患者さんからの骨を実際に直視下で観察し，骨組織における類骨と石灰化骨との識別，骨および骨髄内の細胞を識別し，骨量，骨形成，骨吸収に関するパラメーターを測定・算出することで骨の静的，動的な状態を評価するものである．

最も特徴的なことは，骨の動的な状態を把握できることである．あらかじめ投与された骨標識剤の骨における所見から「時間的な要素」を加えた動的状態を評価することができる点が有用な評価法である．骨組織レベルでの基礎的な知見，骨代謝疾患の病態解明，力学的な負荷や薬剤介入効果を明らかにすることができる．

対象

骨粗鬆症，変形性関節症や脊椎症などの運動器の障害では骨代謝状態の評価が必要である．さらに骨代謝にはホルモン，ビタミンや成長因子など多くの因子が関連しており，臓器連関，特に近年，神経系との関連が明らかになり，さまざまな疾患とかかわっていることがわかってきた．その意味で骨の評価はますますその重要性を増しており，骨密度測定，CTによる骨構造解析，骨組織の質的解析，力学的な評価（材料試験），イメージングとともに評価することは一層有用な情報を与えてくれる．

骨の評価においては類骨と石灰化骨とを識別できること，骨標識剤を観察評価できること，細胞（骨芽細胞，骨細胞，破骨細胞）を観察できることが要件であり，その意味で非脱灰標本が適している．以下に非脱灰標本作成とその評価について示す[1)～3)]．

骨生検法とその評価

骨標識

テトラサイクリン系抗生物質を2回投与することで骨の動態を評価できる．具体的にはテトラサイクリン（ヒトではアクロマイシン® 20 mg/kgあるいは1 g/日を4回に分割投与）2～3日間服用，7～14日間休薬，2～3日間2回目の服薬，7～14日後に生検をする[1)2)]．

生検

腸骨から骨生検を行うことが多い．zone3（上前腸骨棘から後方2 cm，腸骨稜下1.2～1.8 cm）部位からtransilial（外板：皮質骨，海綿骨，内板：皮質骨）に6～8 mm径で採取する（図）．つぶさないように採取することが最も重要で，その後の正確な評価につながる．

採取した骨は70％アルコールにて固定．その後，染色する．染色には通常Villanueva bone stainを用い，その後MMA（メタクリル酸メチル）樹脂に包埋する[1)2)]．

非脱灰標本のための組織切片作製

薄切（厚さ3～5 μm）あるいは研磨標本（厚さ10～30 μm）を作製する．

計測・評価

画像解析機器にて観察，計測する．標本切片を観察し，直接計測する一次パラメーターと，そこから計算算出する二次パラメーターとがある．また普通光で観察した静的パラメーターと蛍光顕微鏡下で観察した動的パラメーターがある．他にも海綿骨パラ

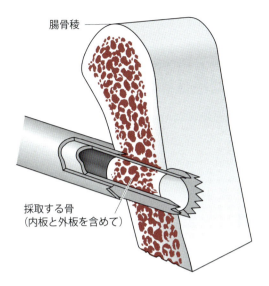

図　腸骨からの骨生検

メーターと皮質骨パラメーターがあり，それぞれ分けて観察算出する[1)〜3)]．

　続いて計測結果を評価する．例えば類骨の量的状態を評価することで，骨軟化症の診断を行うことができる．骨軟化症は骨芽細胞の機能障害による石灰化障害，すなわち類骨過剰状態をきたすもので，骨組織所見から診断できる．また骨形成および骨吸収パラメーター値を検討することで，骨の形成や吸収状態を評価できる．さらに最も有用なことは，骨標識（骨標識剤が2回投与されていれば）による二重標識の有無，状態を検討することで，骨リモデリング，モデリングをはじめとする骨の動態を評価できる．骨標識剤を用いた場合にはまさに時間の要素を加えたパラメーターの算出が可能となり，他の検査評価にはない動的評価結果を得ることができる．

〈遠藤直人〉

文献
1) 『骨形態計測ハンドブック』（高橋栄明／編），西村書店，1983
2) 『新しい骨形態計測』（遠藤直人／監　山本智章／編），ウイネット，2014
3) 田中伸哉，他：日本骨形態計測学会雑誌，24：1-8, 2014

第3部 キーワード解説　骨疾患の病態と治療薬・診断法

3章　骨疾患の診断と解析法

Keyword 2 骨・硬組織の染色法

欧文表記：staining methods on bone and mineralized tissues

骨組織における染色法の種類

さまざまな組織において，特定の物質を染色する方法は以前から用いられてきた．骨組織もその例外ではない．その例として，H-E染色，アザン染色，鍍銀染色，von Kossa染色といった物理化学染色の他，酵素活性を利用した酵素組織化学，抗体を利用した免疫組織化学，放射性同位元素を用いたオートラジオグラフィー，そして，mRNAをとらえる in situ ハイブリダイゼーションなどの組織化学をあげることができる．以下に，骨組織にてよく使用される染色法について記す．

物理化学反応による染色

基本的な物理化学染色は，やはりH-E（ヘマトキシリン-エオジン）染色である．H-E染色は，酸性タンパク質をエオジンでピンク色に，また，塩基性タンパク質をヘマトキシレンで紫色に染めることで，骨組織のさまざまな構造を可視化することができる．しかし，骨や歯はリン酸カルシウムが沈着した石灰化組織であり，石灰化基質そのものが解析の対象になりうることがある．von Kossa染色は，未脱灰の組織切片を硝酸銀溶液と反応させるだけで，石灰化基質を茶色に表現することができる（図A）．また，鍍銀染色は，神経や細網線維を染色するのによく使用されるが，骨組織においては骨細管系の分布を表現することができる（図B）．

酵素組織化学

酵素組織化学は，細胞あるいは基質内に存在する特有の酵素活性を利用して可視化する方法である．その主なものに，破骨細胞のマーカーとして，酒石酸抵抗性酸性ホスファターゼ（tartrate-resistant acid phosphatase：TRAPase）活性と，骨芽細胞のマーカーとして，アルカリホスファターゼ（alkaline phosphatase：ALPase）をあげることができる（図C, D）．

TRAPaseは酸性ホスファターゼの一種であり，破骨細胞の水解小体や波状縁の領域に認めることができる．一方，ALPaseは骨芽細胞，象牙芽細胞，肥大化軟骨細胞の細胞膜上に局在するGPIアンカー型タンパク質であり，ピロリン酸をモノリン酸に分解する機能を有する．例えば，骨芽細胞系細胞では，骨基質を合成する活性型骨芽細胞だけでなく，前骨芽細胞の細胞膜にも多量のALPaseが発現されている．

酵素組織化学は基質を変えることにより，異なる可視化像を得ることができる．例えば，ALPaseやTRAPaseにおいて，リン酸エステル（ナフトールリン酸）を基質とすると，ホスファターゼ活性によって加水分解されて生成したナフトール産生物がジアゾニウム塩と化合しアゾ色素が産生される（アゾ色素法）．一方，同反応において，クエン酸鉛を基質として用いるゴモリ法などがある．ゴモリ法ではリン酸鉛が沈着するため，電子線を通さず，透過型電子顕微観察（⇒第3部3章 Keyword 3）に向いている．

免疫組織化学

免疫組織化学は，特定のタンパク質に対する抗体を用いて可視化する方法であり，手法的には一次抗体と二次抗体の組み合わせによる間接法を基本として考えることができる．顕微鏡下で免疫反応を識別するために，最終標識として，西洋わさびペルオキシダーゼ（horseradish peroxidase：HRP）やALPaseが標識された二次抗体を用いる酵素抗体法，

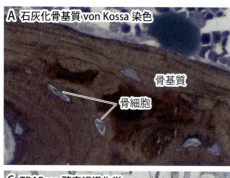
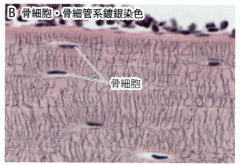
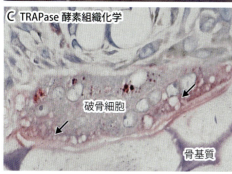
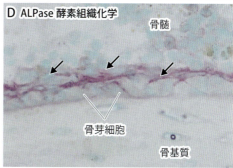
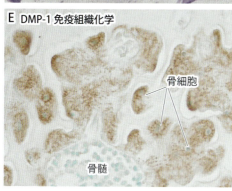
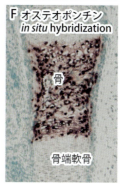
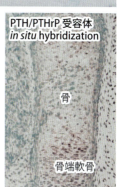

図　骨の各種染色法の例

A）硝酸銀を未脱灰切片に反応させるとリン酸銀が生成されて，石灰化領域を黒く染めることができる（von Kossa染色）．
B）鍍銀染色で骨細管系を黒く染色することで，骨細胞のネットワークを可視化することができる．
C）酵素抗体法で酒石酸抵抗性酸性ホスファターゼ（TRAPase）を赤く染めた例．破骨細胞の水解小体および波状縁（矢印）の領域に反応がみられる．
D）酵素抗体法でアルカリホスファターゼ（ALPase）を染めた例．ALPaseは前骨芽細胞（矢印）と骨芽細胞の血管側に観察される．
E）HRPを用いた酵素抗体法でDMP-1（dentin matrix protein-1）を茶色に染めた免疫組織化学．骨小腔と骨細管がDMP-1陽性を示す．
F）オステオポンチン（左）とPTH/PTHrP受容体（右）の*in situ*ハイブリダイゼーション（hybridization）．胎生期大腿骨の連続切片で比較すると，オステオポンチンは骨組織に，PTH/PTHrP受容体は骨端軟骨に発現することがわかる．
（A，B，D，E，F右：文献1より転載，C：文献2より転載，F左：文献3より転載）

FITC（フルオレセインイソチオシアネート）やRITC（ローダミンイソチオシアネート）などの蛍光色素を標識した蛍光抗体法，そして，ナノサイズの金粒子を結合させた金コロイド法などをあげることができる（図E）．

HRPを用いた酵素抗体法では，HRPにより過酸化

水素から酸素が生成され，それが基質として用いられたDAB（3,3′-diaminobenzidine）と結合することで，標的タンパク質を茶色に染めることができる．一方，蛍光抗体法では，共焦点走査型レーザー顕微鏡での観察や多重染色が容易なことを利点としてあげることができる．金コロイド法は粒子のサイズがナノオーダーであるため電子顕微鏡での使用が主流であるが，銀増感によって光学顕微鏡でも観察することができる．なお，酵素抗体法も電子顕微鏡への応用が可能である．

免疫染色に影響を与える要因として，一次抗体の特異性と力値，サンプルの固定状態，包埋のしかた，抗体の浸透，エピトープの露出法などをあげることができる．

◆ オートラジオグラフィー

オートラジオグラフィーは放射性同位元素あるいは放射性同位元素で標識した物質を用いて，その物質の局在・動態を切片上で観察する方法である．放射性同位元素を可視化するため，切片に乳剤を塗布し暗室で感光させることにより，銀粒子として表現させる．例えば，^{3}H-チミジンをマウスに静脈内注射すると，それはDNA合成の材料として使用されるため，DNA合成（細胞増殖）を行う細胞の核に一致して銀粒子の局在を観察することができる．

◆ *in situ* ハイブリダイゼーション

細胞のタンパク質合成の過程で発現するmRNAを検出する方法であり，アイソトープ標識またはジゴキシゲニンを標識したアンチセンスmRNAを用いる方法が主流を占めている（図F）．*in situ* ハイブリダイゼーションの利点は，その時点で，特定タンパク質を発現している細胞を同定できることにある．また，液性因子などを分泌する細胞の同定や，よい抗体がない場合になどにも用いられる．

(網塚憲生，長谷川智香)

文献

1) 網塚憲生，他：THE BONE, 28：37-46, 2014
2) 下村淳子，網塚憲生：『新しい透析骨症』（黒川 清／監 深川雅史／編），pp107-115，日本メディカルセンター，2003
3) 網塚憲生：『口腔組織・発生学 第2版』（脇田 稔，他／編），pp341-345，医歯薬出版，2015

第3部 キーワード解説 骨疾患の病態と治療薬・診断法

3章 骨疾患の診断と解析法

Keyword 3 微細構造解析

欧文表記：ultrastructural analysis

電子顕微鏡とは

電子顕微鏡は真空中の電子線を利用する顕微鏡であり，最も分解能が優れた微細構造観察機器である．一般に，顕微鏡の分解能は波長の大きさに影響され，波長より小さいものは観察できない．光学顕微鏡の可視光の波長は約400〜800 nmであるのに対して，電子顕微鏡はオングストローム（Å）単位の波長を有する電子線を用いるため，光学顕微鏡と比べて高い分解能をもつ．現在の観察機器で，電子顕微鏡以上の高分解能を有するものは存在しない．電子顕微鏡から得られる情報は，微細構造，元素分布，特定のタンパク質や酵素活性の微細局在，さらには細胞機能にまで及ぶ．骨代謝研究においてよく使用される電顕手法を以下に記載する．

透過型電子顕微鏡

透過型電子顕微鏡（transmission electron microscopy：TEM）は，電子線が薄い切片を透過したときの投影像を観察する装置である．透過型電子顕微鏡における生物学試料観察では，加速電圧50〜100 KVを用いて厚さ100 nmほどの超薄切片を用いることが多い．通常，脱灰・オスミウム酸固定を行った骨組織サンプルを作製し，その超薄切片を酢酸ウランとクエン酸鉛で電子染色することが多い．なお，タンニン酸染色を事前に施すとコラーゲン線維を黒く染めることができ，また，未脱灰サンプルをそのまま超薄切片とし検鏡すると，石灰化基質を観察することができる（図A，B）．

透過型電子顕微鏡は，後述するように，抗体を用いた免疫染色（免疫電顕）やオートラジオグラフィーなどさまざまな応用をしやすい点で有用性がある．

走査型電子顕微鏡

走査型電子顕微鏡（scanning electron microscopy：SEM）は試料に電子線を照射し，その表面形態を観察する装置である（図D〜F）．したがって，組織切片を樹脂に包埋して超薄切片をつくる必要はなく，観察したい試料を走査型電子顕微鏡に入れて検鏡することになる．また，走査型電子顕微鏡を用いて，反射電子，すなわち，入射電子がエネルギーをほとんど失わずに，試料外に後方散乱された電子を検出する方法もある．

走査透過電子顕微鏡

走査透過電子顕微鏡（scanning transmission electron microscopy：STEM）は，走査型電子顕微鏡（SEM）のように電子線を走査させながら，透過型電子顕微鏡（TEM）のように試料を透過した電子線から顕微鏡像を得る手法である．走査透過電子顕微鏡は，透過型電子顕微鏡では観察が困難であった高分子材料や有機材料，生物試料などの微小な密度差や組成差を，コントラストよく観察することが可能となっている．

分析電子顕微鏡

試料の性状を明らかにする目的で使用するものに分析電子顕微鏡がある．

エネルギー分散型X線分光（energy dispersive X-ray spectrometry：EDSまたはEDX）は，電子線を照射された観察領域から発生する各元素に特異的なX線（特性X線）を検出することで，試料に含まれる元素の種類や量を調べる装置である．また，走査型電子顕微鏡に特性X線の分光分析を装着した電

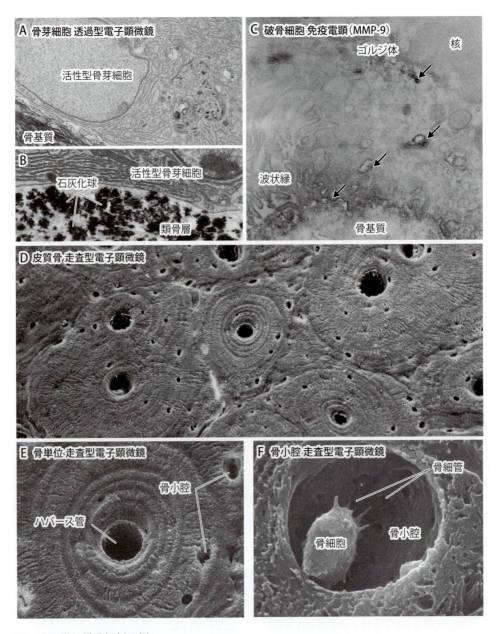

図　骨の微細構造解析の例

A）透過型電子顕微鏡で活性型骨芽細胞を観察した所見．ここではタンニン酸染色をすることでコラーゲン線維を黒く染めてある．
B）未脱灰の類骨層を観察した透過型電子顕微鏡像．球状の石灰化球を観察することができる．
C）破骨細胞におけるMMP-9の免疫染色像．ゴルジ体，輸送小胞（矢印），そして波状縁の領域にMMP-9の陽性反応をみることができる．
D）皮質骨の横断面における走査型電子顕微鏡像．ここでは次亜塩素酸ナトリウムと塩酸処理を行っており，多数の骨単位（オステオン）を観察することができる．
E）Dの一部，拡大像．ハバース管を中心とした同心円構造を観察し，それに沿って骨小腔が配列している．
F）細胞を残して骨小腔を走査型電子顕微鏡で観察した所見．骨小腔の壁に開口した骨細管に向かって骨細胞の突起が伸びることがわかる．

（A, B：文献1より転載, D：文献2より転載, E：文献3より転載, F：文献4より転載）

子プローブマイクロアナライザー（electron probing micro-analyzer：EPMA）でも元素マッピングを行うことができる．

一方，電子エネルギー損失分光（electron energy-loss spectroscopy：EELS）は，入射電子が試料の原子に衝突するとき，そのエネルギーを一部失って散乱される電子（非弾性散乱電子）のエネルギーを分光する顕微鏡である．その結果，微小領域から元素の定性定量分析を行うことができる．

免疫電顕

電子顕微鏡において，細胞や基質，あるいは特定の物質を可視化する細胞組織化学を行うことができる（図C）．例えば，免疫組織化学（⇒第3部3章 Keyword 2）の方法を電顕レベルで行うことにより，特定の物質が細胞内のどの部位に局在するか明らかにする方法があり，免疫電顕とよばれる．ただし，光学顕微鏡と同様に，抗原と抗体が結合しただけでは可視化できないため，何らかの方法で可視化させる必要がある．そのために，二次抗体にHRP（西洋わさびペルオキシダーゼ）などの酵素（酵素抗体法），あるいは，金粒子（金コロイド法）などを標識する．

電顕オートラジオグラフィー

電顕レベルでオートラジオグラフィーを行うことができる．原理は光学顕微鏡のときと同じであり（⇒第3部3章 Keyword 2），例えば，^{3}H-チミジンや^{3}H-プロリンを動物に投与すると，細胞増殖あるいはコラーゲン合成に一致した銀粒子の局在をみることができる．電顕オートラジオグラフィーでは，電子顕微鏡用に超薄切片を作製し，その上にごく薄い乳剤の膜をかぶせ同様に現像することで，電顕観察で検出することのできる銀粒子を成長させる．

FIB-SEM

FIB（集束イオンビーム加工観察装置）により観察面の切削加工を行いながら観察することができる，走査型電子顕微鏡（FIB-SEM）が開発された．FIB-SEMは，断面の形成と観察を繰り返すことで，標的の細胞などを立体的に再構築することができる．

骨組織においては，骨芽細胞・骨細胞の細胞突起を張り巡らす構造，コラーゲン線維とそれら突起との三次元的立体関係，あるいは，破骨細胞の波状縁の三次元構造など，さまざまな情報が得られるものと考えられる．ただし，サンプル内をFIBで切削してSEM観察をするために，あらかじめブロック染色などを施しておく必要がある．

（網塚憲生，長谷川智香）

文献

1) 網塚憲生，他：『歯の移動の臨床バイオメカニクス』（下野正基，他／編），pp60-75，医歯薬出版，2006
2) 網塚憲生，他：THE BONE, 28：37-46, 2014
3) 網塚憲生：『口腔組織・発生学 第2版』（脇田稔，他／編），pp340-341，医歯薬出版，2015
4) 下村淳子，網塚憲生：『新しい透析骨症』（黒川清／監 深川雅史／編），pp107-115，日本メディカルセンター，2003
5) 長谷川智香，網塚憲生：『新しい骨形態計測』（遠藤直人／監 山本智章／編），pp189-198，ウイネット，2014

Keyword 4 骨代謝マーカー

欧文表記：bone turnover markers

概念と原理

骨は常にリモデリングを受け，活発な骨吸収と骨形成とのバランスの上にその恒常性を保っている．骨リモデリングは微細な局所（リモデリング単位）で起こる骨吸収−骨形成の一連の過程であることから，一般に吸収と形成とは連動して動く（共役＝カップリング）．骨代謝マーカーは，多数のリモデリング単位で進行する吸収もしくは形成のある瞬間の全身的総和を反映する．血中・尿中の骨代謝マーカーの測定は，骨代謝動態を非侵襲的にリアルタイムで評価できる唯一の方法である．

各論

骨代謝マーカーとして用いられているのは，骨芽細胞や破骨細胞から特異的に分泌される可溶性因子およびⅠ型コラーゲン代謝産物である（図）．

骨吸収マーカー

骨吸収マーカーとしては，Ⅰ型コラーゲンの架橋成分を含む分解産物が汎用されてきた．DPDは尿中，NTXおよびCTXは血中・尿中，1CTPは血中のみで測定される．

Ⅰ型コラーゲンそのものは体内に広く分布するが，活発な生理的代謝が営まれるのはほとんど骨組織のみであることから特異性が保たれる．また，架橋成分は成熟した基質コラーゲンの分解産物にのみ含まれることから，骨吸収をよく反映する．

NTXやCTXが破骨細胞由来のカテプシンKによる分解で生じるのに対して，1CTPはMMP（matrix metalloproteinase）により分解されて生じる大きなⅠ型コラーゲン断片を測定する骨転移がんマーカーであり，骨粗鬆症に保険適応はない．TRACP-5bは破骨細胞から特異的に産生・分泌される因子であり，その血中濃度はコラーゲン関連マーカーに比して食事の影響や日内変動が少ない．

骨形成マーカー

骨芽細胞産物としては，分化初期骨芽細胞由来のBAPおよび分化後期細胞由来のOCの血中濃度が骨形成マーカーとして用いられている．OCはビタミンK依存性にカルボキシル化を受けることから，ucOCがビタミンK不足をも反映する指標として用いられる．しかし一般的にはucOCは総OCに比例して動く骨形成マーカーであり，単独でビタミンK充足状態を判断することはできない．骨芽細胞から産生・分泌されたⅠ型プロコラーゲンの分解産物であるP1NPも，分化初期の骨芽細胞活性を反映する骨形成マーカーとして用いられる．

有用性

骨強度の指標

骨代謝マーカーの高値は将来の骨密度減少を予測する因子となると同時に，骨密度とは独立した骨折の危険因子である．これはリモデリング単位の増加が，骨の微細構造や力学的特性の変化を介して骨強度を低下させることによると考えられている．

骨代謝異常の病態把握

骨代謝マーカーは種々の骨代謝異常の診断や病態把握に有用である．一般に，共役関係が維持されている病態では吸収と形成は常に連動して変化する．例えば，閉経後骨粗鬆症などでは骨代謝すなわちリモデリングが活発となり，骨吸収・形成マーカーがともに高値を示す（高骨代謝回転型骨粗鬆症）．

他の病態としては，骨代謝マーカーの著明な高値

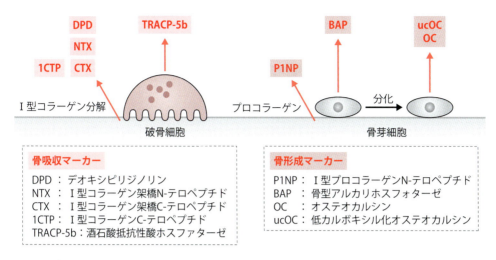

図　骨代謝マーカーの種類とその産生部位

骨吸収マーカー
DPD　：デオキシピリジノリン
NTX　：Ⅰ型コラーゲン架橋N-テロペプチド
CTX　：Ⅰ型コラーゲン架橋C-テロペプチド
1CTP ：Ⅰ型コラーゲンC-テロペプチド
TRACP-5b：酒石酸抵抗性酸ホスファターゼ

骨形成マーカー
P1NP ：Ⅰ型プロコラーゲンN-テロペプチド
BAP　：骨型アルカリホスフォターゼ
OC　 ：オステオカルシン
ucOC ：低カルボキシル化オステオカルシン

は新鮮骨折や骨転移などを示唆する．また，基質の石灰化障害により未石灰化骨基質（類骨）の蓄積をきたす骨軟化症では，BAPの著明な上昇がみられる．グルココルチコイド過剰や悪性腫瘍の骨転移などでは骨吸収マーカーが上昇もしくは低下しないにもかかわらず，骨形成マーカー，特に後期骨芽細胞マーカーであるOCの低下が認められる．このような吸収と形成との共役の破綻を"アンカップリング"とよぶ．

骨粗鬆症治療薬の効果判定

骨粗鬆症治療薬の効果判定にも有用性が示されている．ビスホスホネート（⇒第3部2章 Keyword 1）などの骨吸収抑制薬は骨代謝回転を抑制する結果，骨吸収・骨形成マーカーをともに低下させる．治療早期の骨代謝マーカーの低下は骨密度の上昇よりも強く骨折抑制効果を反映するとされている．

一方，テリパラチド（連日製剤）（⇒第3部2章 Keyword 2）は骨形成優位に骨代謝回転を賦活化して骨代謝マーカーを増加させる．その効果判定には特にP1NPが有用である．骨粗鬆症治療の際，骨密度よりダイナミックに動く骨代謝マーカーの変化を示すことにより，患者の治療意欲の維持にも役立つ．

限界と注意点

骨代謝マーカーは全身の総和を反映する指標であり，局所の情報は得られない．例えば，閉経後の全身的な骨代謝亢進でも骨転移局所での骨吸収亢進でも同じく骨吸収マーカーは増加することから，これらの病態を区別することはできない．逆にある局所で骨代謝が極端に低下していたとしても，その変化は他の部位での正常な骨代謝に埋もれてしまい骨代謝マーカーの低下としてとらえることはできない．

測定上の問題として，多くのマーカーは腎機能による影響を受ける．中等度以上の腎不全で用いることができるのはBAPとTRACP-5bのみである．また，ほとんどのコラーゲン関連マーカーは食事や時間の影響を受けることから，早朝空腹時の測定が望ましい．

今後の展望

現在，定量的に測定しうる骨折リスク因子は骨密度と骨代謝マーカーのみであり，骨質を反映する生化学的マーカーは存在しない．ペントシジンやホモシステインは，加齢，性ホルモン低下，全身の酸化ストレスなどを反映する骨密度と独立の骨折危険因子であることから骨質マーカーとして期待されているが，臨床応用にはさらなる検討が必要である．

（井上大輔）

第3部 キーワード解説　骨疾患の病態と治療薬・診断法
3章　骨疾患の診断と解析法

Keyword 5 骨密度測定

フルスペリング：bone mineral density measurement
別名：二重エネルギーX線吸収測定法（dual energy X-ray absorptiometry：DXA）／
定量的コンピュータ断層法（quantitative computed tomography：QCT）

骨密度について

　骨密度（mg/cm³）とは骨体積あたりのミネラル量（bone mineral content：単位 g, mg）を意味し，骨ミネラル量を測定するには，X線を使用する．

　したがって，厳密には定量的コンピュータ断層法（quantitative computed tomography：QCT）で計測して得られるが，臨床においては簡便性・再現性に優れた二重エネルギーX線吸収測定法（dual energy X-ray absorptiometry：DXA）が骨密度測定の基準であり，広汎に普及している．DXAでは一方向からのX線の照射によるため，単位面積あたりの骨量（単位 g/cm²）として算出する．

　手部X線写真の写真濃度を測定する，X線写真濃度測定法（photodensitometry）もある．

DXAに基づく骨密度測定

　測定の目的は，骨粗鬆症の診断（骨折リスクの評価），骨粗鬆症治療開始の指標，モニタリングである．

骨粗鬆症診断における骨密度測定

　骨粗鬆症診断には，腰椎と大腿骨近位部の両者を測定することが望ましい[1]．面積骨密度（単位 g/cm²）で算出された骨密度値を，性別ごとの若年成人（20～44歳）平均値（young adult mean：YAM）との比率（％YAM），あるいは若年成人平均値との差を標準偏差値で除したT値を用いて診断する．

原発性骨粗鬆症診断のための評価

　本邦の原発性骨粗鬆症診断基準[2]に基づき，原則として腰椎または大腿骨近位部骨密度を用いる．また，複数部位を測定した場合には，より低い％値またはSD（標準偏差）値を採用することとする．腰椎においてはL1～L4またはL2～L4を基準値とする．ただし，高齢者において，脊椎変形などのために腰椎骨密度の測定が困難な場合には，大腿骨近位部骨密度とする．大腿骨近位部骨密度には頸部またはtotal hip（total proximal femur；頸部，転子部，骨幹部の3部位を合わせた領域）を用いる．これらの測定が困難な場合は橈骨，第二中手骨の骨密度とするが，この場合は％値のみ使用する．

モニタリングのための評価

　骨密度測定は，4カ月に1度は保険上認められている．モニタリングに用いる骨密度測定には高い精度が要求される．一般に，測定精度の2倍を超えて骨密度が増加すれば，治療効果があると判断できるとされている．

腰椎DXA

　前後方向L1～L4を計測し，L1～4あるいはL2～4を評価対象とする（図A）．側方向測定は診断に使用しない[1]．椎体レベルによって骨密度の基準値が変わるので，椎体レベルを正確に同定することが重要である．

　顕著な大動脈石灰化や変形性脊椎症[3]症例では正確な評価が困難なことがある．骨折椎体は除外して評価すべきであり，解析時には脊椎X線写真を参照する．血液透析症例で腰椎に骨硬化性変化があると，骨病変の進行・改善の評価は困難である．体内に除去できないアーチファクトを認める症例は評価不能である．

大腿骨DXA

　頸部，ワード三角，大転子部，骨幹部，total hipの5領域の骨密度を得る（図B）．診断には頸部あるいはtotal hipを用いる．ワード三角は診断に用いない．モニタリングにはtotal hipが推奨される．

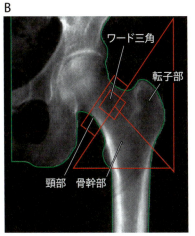
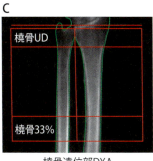

図 DXA測定法
A）腰椎DXA測定：各椎体ごと（L1～L4）に椎体輪郭・椎間を決めて設定した測定領域を示す．
B）大腿骨近位部DXA測定：頸部・転子部・ワード三角部・骨幹部の測定領域を示す．
C）橈骨遠位部DXA測定：橈骨の遠位端から，橈骨長の10％部位（ultradistal：UD），33％部位の測定領域を示す．

関心領域（ROI）が頸部軸に垂直であること，大転子部にかからないこと，頸部の上下両側に軟部組織を含んでいることを確認する．

橈骨DXA

骨粗鬆症の診断やモニタリングには感度・精度が十分でないため，腰椎や大腿骨近位部に比べて臨床的意義は低い．

腰椎および大腿骨近位部測定が十分に行われない場合には，前腕骨が測定の対象になる[1]．例えば，両股関節術後，腰椎椎体骨折多発例，強度変形性脊椎症例や，極度の肥満症例などの場合である．腰椎と大腿骨のいずれかが測定できない場合に，第2選択部位として前腕骨を測定することもある．

副甲状腺機能亢進症では，橈骨幹部（1/3遠位部）は最適な測定部位である（図C）．

前腕DXAには，非利き腕の橈骨1/3遠位部を用いる．骨折既往があれば反対側を計測する．

QCT法

椎体や大腿骨近位部を対象とし，被験者の背面に骨量ファントムをしいた状態でCT画像を得て，ファントムの既知濃度の標準物質（ハイドロキシアパタイトやK_2HPO_4）のCT値と比較して，骨のCT値から標準物質相当量として骨密度値を算出する方法である．コストが高いこと，保険適用でないこと，被曝線量がDXA法に比べて大きいことが問題で，一般診療への適用は限られるが，体積密度が得られる点，海綿骨と皮質骨を分離して測定できる点，骨サイズの評価もできる点で，病態解明や薬物効果を判定する目的において有用な方法である．

（伊東昌子）

文献

1) Leib ES, et al：J Clin Densitom, 7：1-6, 2004
2) 日本骨代謝学会，日本骨粗鬆症学会合同原発性骨粗鬆症診断基準改訂検討委員会：原発性骨粗鬆症の診断基準（2012年度改訂版）．オステオポローシス ジャパン，21：9-21, 2013
3) Steiger P, et al：J Bone Miner Res, 7：625-632, 1992

第3部 キーワード解説　骨疾患の病態と治療薬・診断法

3章　骨疾患の診断と解析法

Keyword 6

骨構造解析

欧文表記：bone structure analysis / trabecular microstructure / cortical microstructure / bone geometry

三次元骨微細構造解析

骨の微細構造分析は，組織片を顕微鏡下で観察する方法の他，特殊なX線CT装置を用いて組織を非破壊的に観察する方法がある．後者では，海綿骨の骨梁構造や皮質骨の微細な孔構造を，高い解像度で三次元可視化し定量化する．微細構造評価により，骨病態の解明，骨力学特性との関係，骨粗鬆症治療薬による効果に新たな情報を提供してきた．

in vitro 骨構造解析法

マイクロCTは小焦点X管と高分解能検出器を有し，摘出骨の微細構造を可視化し，定量化する測定装置である．ダイナミックな観察はできないが，病態に伴う骨構造の変化や骨粗鬆症治療薬による変化をとらえることができる．

放射光CTは，放射光の直進性や単一エネルギーにより，より高い解像度と高いS/N（signal/noise）比で，歪みの少ない画像を得ることができる．

in vivo 骨構造解析法

高解像度pQCT（HR-pQCT），高解像度MRI，MDCTを用いる．

HR-pQCT[1]は，現行のモダリティーのなかで in vivo に最も高い分解能（ボクセルサイズとして80～60 μm等大性）で末梢骨（橈骨・脛骨）をスキャンする．高分解能・高S/N比である点で，MRIやMDCTに比べて著しく優れる．測定精度は著しく高く，骨密度計測では1％未満，形態評価では4.5％未満であり，一方，実効線量は約4.2 μSvと顕著に低い．

高解像度MRIは，非X線検査である点に優れるが，主として末梢骨を対象にしていること，皮質骨情報が得られないという限界がある．MDCTは躯幹骨計測を可能とするが，微細構造を評価するには解像度は十分でないこと，また被曝線量の問題がある．

力学指標として極モーメント〔moment of inertia (mm^4)〕などの指標の算出の他，有限要素解析を適用することができる．

海綿骨微細構造指標

基本的に三次元体積データに基づき算出し，骨体積〔BV（単位：mm^3）〕，全組織体積〔TV (mm^3)〕，骨体積比〔BV/TV（％）〕，骨梁幅〔Tb.Th (mm)〕，骨梁間距離〔Tb.Sp (mm)〕，骨梁数〔Tb.N (1/mm)〕の他，異方性度（degree of anisotropy：DA），骨梁連結性〔connectivity density (1/mm^3)〕[2]，骨梁の形態（structure model index：SMI）[3] を定量化する指標がある（図）．

皮質骨微細構造指標

多スライス二次元データの平均値として算出する．Tt.Ar〔total cross-sectional area (mm^2)〕，Ma.Ar〔marrow area (mm^2)〕，Ct.Ar〔cortical bone area (mm^2)〕，Ps.Pm〔periosteal perimeter (mm)〕，Ec.Pm〔endosteal perimeter (mm)〕，Ct.Ar/Tt.Ar〔cortical bone area fraction (%)〕，Ct.Th〔cortical thickness (mm)〕がある．多孔性指標として cortical porosity〔皮質骨多孔性（％）〕，total pore volume（全細孔容積），pore number（孔数）なども算出する．

骨ジオメトリー評価法

二重エネルギーX線吸収測定法（DXA）画像データやCT三次元データを用いて，一般に大腿骨近位部を対象に骨密度・骨構造・骨力学特性を評価する．非侵襲的な骨強度予測や，骨粗鬆症治療薬の効果評価に有用な方法である．

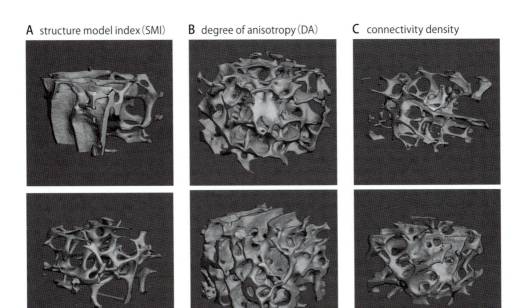

図　海綿骨骨梁構造
海綿骨骨梁には，板状構造・棒状構造があり，連結性の状態や，骨梁の方向性をみることで骨梁構造の特徴を把握できる．この他に，骨梁幅，骨梁間距離，骨梁数，骨体積比を三次元情報に基づき定量化する．
A）骨梁の形態：板状骨梁と棒状骨梁を定量化する指標（structure model index：SMI），B）異方性度：骨梁の方向性の強さを定量化する指標（degree of anisotrophy：DA），C）骨梁連結性：骨梁の連結性を定量化する指標（connectivity density）

DXAに基づく大腿骨近位部ジオメトリー評価
（DXA-based HSA）

大腿骨近位部DXAデータを用いたHSA（hip structure analysis）[4]を，DXA-based HSAとよぶ．DXA測定値をピクセルごとに細分して算出し，その値に基づき三次元的に再構築し，頸部・転子部・骨幹部において，骨密度や頸部長・皮質骨幅・断面積（CSA）などの構造指標および骨強度指標を算出する．

CTに基づく大腿骨近位部ジオメトリー評価
（CT-based HSA）

臨床用X線CTによるHSA解析は，CT-based HSAとよばれている．CT-based HSAは三次元データに基づくため頸部軸や骨幹軸を検出し，頸部長・頸体角を算出し，さらに頸部軸に直行する頸部横断面像を求め，三次元海綿骨・皮質骨・全骨密度や，皮質骨幅・皮質骨周囲長・曲率などの構造評価と，

それに基づき骨強度指標も算出できる．

骨力学特性指標

SM（section modulus），座屈比（buckling ratio：BR）がある．SMとは曲げ強度の指標であり，断面二次モーメント（CSMI）を骨量中心からの最大外径（d_{max}）で除して求める．BRとは菲薄化した皮質骨に曲げの外力が働いた場合に生じる座屈の強度指標であり，d_{max}を平均皮質骨幅（CoTh）で除した値である．

（伊東昌子）

文献

1) Boutroy S, et al：J Clin Endocrinol Metab, 90：6508-6515, 2005
2) Odgaard A & Gundersen HJ：Bone, 14：173-182, 1993
3) Hildebrand T & Rüegsegger P：Comput Methods Biomech Biomed Engin, 1：15-23, 1997
4) Beck TJ, et al：J Bone Miner Res, 15：2297-2304, 2000

第3部 キーワード解説　骨疾患の病態と治療薬・診断法

3章　骨疾患の診断と解析法

Keyword 7

骨の生体イメージング

欧文表記：intravital imaging of bone tissues

本技術の研究の経緯

　石灰質に囲まれた骨組織は，生体で最も"硬い"組織であるため，従来，生きたままでの観察がきわめて困難であると考えられていた．実際にこれまでの骨や骨髄の研究では，固定して摘出した骨を切片にして観察していたため，骨組織内の細胞の"形態"や免疫染色による"分子発現"を解析することはできたが，骨髄腔内を流れる豊富な循環血流を保ったまま，そこで流出入する細胞の"動き"や細胞同士の"相互作用"をとらえることはできなかった．

二光子励起顕微鏡の活用

　近年，さまざまな蛍光タンパク質や蛍光色素の開発が進み，注目する細胞や分子を蛍光標識し，その挙動を可視化して解析する"蛍光イメージング"研究が急速に発展してきている．さらに，顕微鏡・レーザー技術が飛躍的に向上し，特に組織深部の観察が可能な"二光子励起顕微鏡"の登場により，個体・組織を生かしたままで，生きた細胞の動態を観察することが可能となってきた．

　われわれは，"二光子励起顕微鏡"を駆使して，マウスを生かしたままで骨組織内の細胞動態をリアルタイムで解析するイメージング方法を確立した[1]．この方法を用いて，特に破骨細胞の動きと機能に注目して解析を行い，破骨前駆細胞の骨への遊走・位置決めがスフィンゴシン1リン酸（sphingosine-1-phosphate⇒第2部4章 Keyword 1）によって制御されていることや[1,2]，成熟破骨細胞の骨吸収がRANKL（receptor activator of NF-κB ligand⇒第2部4章 Keyword 2）によって制御されていることが明らかになった[3]．

二光子励起顕微鏡のメリット

　蛍光とは，蛍光分子の基底状態に適当な波長の光を外部から当てて励起状態を誘発し，これが基底状態に戻る際に放出されるエネルギーの一部が光となる現象である．二光子励起顕微鏡では，通常の蛍光顕微鏡観察（共焦点レーザー顕微鏡も含む）で用いる励起光の半分のエネルギー（2倍の波長）をもったレーザー光を，細かいパルス状に放出したものを励起光源に用いる．

　二光子励起は，レンズで集約された光子が集まる1点の焦点面にしか起こらないため，非常にクリアな画像が得られ（高い空間解像度），観察対象となる組織・臓器への光毒性や蛍光の退色もきわめて小さく抑えることができる（低い組織侵襲性）．また，励起光として通常の半分のエネルギー（2倍の波長）の近赤外光（波長が780〜1,000 nm）を用いるため，組織の深部まで励起光を到達させることができる（高い組織透過性）．

　以上の特長から，二光子励起顕微鏡は，マウスを生かしたままで，生きた骨組織内部を観察するためにきわめて有用である（図A）．

骨の生体イメージングの方法

　骨基質に含まれるリン酸カルシウム結晶は励起光を容易に散乱させるため，二光子励起に用いる近赤外レーザーを用いても深部まで到達させることは難しい．このため，骨基質が比較的薄く，骨表面から骨髄腔まで約80〜120 μmで到達できるマウスの頭頂骨を用いることで，生きた骨組織内部を非侵襲的に高解像度で観察することが可能である．具体的には，麻酔したマウスの頭皮の毛をシェーバーや除毛

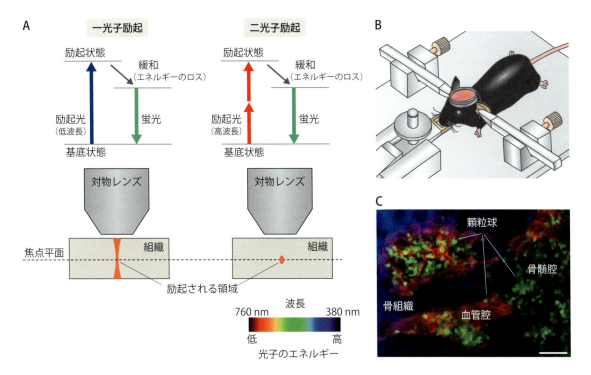

図 骨の生体イメージング
A) 二光子励起顕微鏡の原理：通常の蛍光観察（一光子励起）では1個の蛍光分子を1個の光子で励起するが，二光子励起では2個の光子で励起する．このような現象は非常に起こりにくく，光子密度が極大となる焦点平面のみで起こる．
B) マウスの固定方法一例
C) 骨の生体イメージング一例：LysM発現細胞（主に顆粒球）をEGFPで標識したマウスの骨髄腔の生体二光子励起イメージング．骨髄腔内の血管構造は，赤色蛍光色素（Texas Red）を結合させた高分子デキストランを静脈注射して可視化．青色は骨組織を示す．（スケールバー：50 μm）（A, Cは文献4，Bは文献5より引用）

クリームで取り除いた後，頭皮を皮膚切開し，頭頂骨を露出させる．歯を金具に引っ掛けるように前方に固定し，次に両耳に金具を押し付け，3点で頭部をしっかり固定する（図B）．

ライブイメージングでは，骨髄腔内を流れる豊富な血流が保たれているため，骨組織に定着している細胞の動きのみならず，血管から骨髄内へ細胞が流入したり，逆に血中へ還流していく様子を観察することができる（図C）．さらに，薬剤を尾静脈などから全身投与すると血流を通して速やかに観察部位に到達させることができるので，細胞レベルで薬効をリアルタイムで評価することができる．

骨の生体イメージングの意義

生体イメージング技術は，細胞の位置情報（x-y-z：3D）のみならず，時間軸（t）を含めた4D情報が得られる画期的な方法論である．さらに最近，破骨細胞の活性化を可視化する"pH応答性蛍光プローブ"が開発され，成熟破骨細胞が生体内で"実際に"骨破壊を行っている様子を可視化することができるようになった[3)6)]．これまでの生体イメージング研究の多くは，生体内での細胞の"動き"（動く速さ）や細胞間の"相互作用"（細胞同士の接触時間）を観察するにすぎなかったが，蛍光プローブという新たなツールを組み合わせることにより，生体内での細胞の"機能"をイメージングすることが可能となった．

骨の生体イメージング技術は，生きた骨組織内のさまざまな細胞の時空間的な挙動や機能をリアルタイムで観察することができるため，今後，生体骨組織内の複雑な細胞ネットワークの機序解明，関節リウマチや骨粗鬆症，がんの骨転移など骨疾患の病態

解明,さらには薬剤のスクリーニングや新規治療薬の開発において強力な手段となることが強く期待される.

(菊田順一,石井　優)

文献

1) Ishii M, et al：Nature, 458：524-528, 2009
2) Ishii M, et al：J Exp Med, 207：2793-2798, 2010
3) Kikuta J, et al：J Clin Invest, 123：866-873, 2013
4) 『in vivoイメージング実験プロトコール』(石井 優／編), 羊土社, 2012
5) 菊田順一, 他：『骨代謝 つくり,壊し,変える―そのメカニズムと最新治療(実験医学増刊 Vol.32, No.7)』(田中 栄／編), pp1054-1060, 羊土社, 2014
6) Kowada T, et al：J Am Chem Soc, 133：17772-17776, 2011

骨構成細胞特異的遺伝子改変マウス

欧文表記：mouse for bone-specific gene targeting

はじめに

骨組織は，骨基質形成を担う骨芽細胞と骨基質内に埋め込まれた骨細胞，そして骨基質を溶解・吸収する破骨細胞から構成されている．これらの骨を構成する細胞における特定の遺伝子の機能を解析するために，骨構成細胞特異的遺伝子改変マウスが作製されている．

遺伝子改変マウスについて

遺伝子改変マウスには，特定の遺伝子を導入するトランジェニックマウスと，遺伝子を欠損させるノックアウトマウスがある．また遺伝子改変マウスには全身で遺伝子を改変させるマウス（グローバル遺伝子改変マウス）と，時間もしくは組織特異的に遺伝子を改変させるマウスが存在する（コンディショナル遺伝子改変マウス）．現在，骨構成細胞での特定の遺伝子の機能を検討する目的で，骨構成細胞特異的コンディショナルノックアウトマウスが作製・利用されている．

コンディショナルノックアウトマウスを作製する際には，Cre/loxPシステムが用いられている．Cre/loxPシステムは，組換え酵素であるCreタンパク質がDNAの特定配列（loxP配列）に挟まれた遺伝子配列を欠損させる特性を利用し，時間・空間特異的に遺伝子を欠損させる手法である．コンディショナルノックアウトマウスを作製するうえで最も重要な点は，標的細胞に対してどれだけ特異的に特定の遺伝子を欠損させることが可能であるかどうかという点である．近年，Cre/loxPシステムに加えてLoxP部位の遺伝子組換えの時期を調節する目的として，Cre-ERシステムが利用されている．このシステムでは，エストロゲン誘導体であるタモキシフェンをマウスの腹腔内や皮下に注射することで，Cre-ERタンパク質が細胞の核内に移行し，LoxP部位の遺伝子組換えが起こる．またドキシサイクリンをマウスに投与することによってCreタンパク質発現が誘導され，LoxP部位の遺伝子組換えが起こるといった手法も存在する．これらの遺伝子改変マウス作製手法を組み合わせて利用することにより，骨構成細胞における特定の遺伝子の機能や，マウスの成長・発達後における骨構成細胞での特定の遺伝子の機能を評価できる．

骨構成細胞特異的Cre発現マウス

分化段階に応じた遺伝子発現の利用

骨を形成する骨細胞，骨芽細胞は間葉系細胞から分化し，破骨細胞は骨髄の単球系細胞が分化融合して形成される．現在，それぞれの細胞の分化段階に応じた遺伝子発現の変化が明らかとなっている（図）．骨構成細胞特異的に遺伝子の機能を解析するために，それらの遺伝子のプロモーターの下流にCreタンパク質を発現させるマウスが作製されている．骨芽細胞特異的にCreタンパク質を発現するために$Runx2$（Runt-related transcription factor 2）遺伝子，Ⅰ型コラーゲン遺伝子（$Col1a1$），Osterix遺伝子（Osx），オステオカルシン（Ocn）遺伝子のプロモーターが用いられている．また，骨細胞ではデンチンマトリックスタンパク質（$Dmp1$）遺伝子プロモーター，破骨細胞では酒石酸耐性酸性ホスファターゼ（TRAP）遺伝子，カテプシンK（$Cat\ K$）遺伝子プロモーターなどが用いられている．

各Creマウスの特徴

引き続いて，代表的な骨構成細胞特異的Creマウ

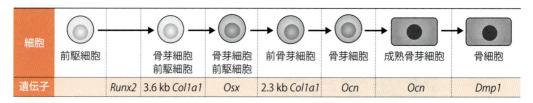
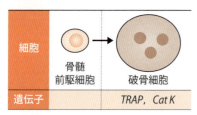

図　骨細胞，破骨細胞分化と遺伝子発現
各分化段階の遺伝子プロモーターの下流にCreタンパク質を発現させ，骨細胞特異的遺伝子改変マウスを作製する．

スの特徴について述べる．

　*Runx2*は骨芽細胞系譜を決定するRunxファミリーのなかでも，特に重要な転写因子をコードしている．*Runx2*-Creマウスは*Runx2*の骨特異的プロモーターの転写開始部位にCreタンパク質が挿入されている[1]．*Runx2*-Cre新生仔マウスは，骨細胞，骨芽細胞，骨膜細胞にCreタンパク質が発現しているため，同マウスは骨芽細胞特異的Creタンパク質発現モデルとしてではなく，骨前駆細胞運命決定の検討に有用であると考えられている．

　Col1a1-Creマウスに関しては，マウスの*Col1a1*プロモーターの2.3 kbp近位部に骨芽細胞特異的エンハンサーが同定されたため，2.3 kb *Col1a1*-Creマウスが前および成熟骨芽細胞特異的Creタンパク質発現モデルとして広く利用されている[2]．また，3.6 kb *Col1a1*-Creマウスも2.3 kb *Col1a1*-Creマウスと同様に骨芽細胞特異的Creタンパク質発現モデルであるが，2.3 kb *Col1a1*-Creプロモーターが前および成熟骨芽細胞に発現しているのに対して，3.6 kb *Col1a1*-Creプロモーターは初期の骨芽細胞分化段階の頃から発現している．そのため，3.6 kb *Col1a1*-Creマウスは骨芽細胞系譜細胞でのCreタンパク質発現モデルといえる[3]．

　*Ocn*は成熟・分化した骨芽細胞に発現しており，*Ocn*-Creマウスは成熟骨芽細胞特異的Creタンパク質発現マウスとして利用されている．

　骨細胞は完全に分化した骨芽細胞であり，Dmp1タンパク質発現の有無により骨芽細胞と分けることが可能であるため，*Dmp1*プロモーターを利用して，*Dmp1*-Creマウスが骨細胞特異的Creタンパク質発現モデルとして利用されている．

　破骨細胞特異的Creタンパク質発現マウスとしては，*TRAP*-Creマウス，*Cat K*-Creマウスなどが知られている．TRAPは破骨細胞で高度に発現しているため，*TRAP*-Creマウスは全身の破骨細胞で遺伝子組換えを起こすことができるが，一部の軟骨細胞にもCreタンパク質が発現している[4]．*Cat K*は破骨細胞選択的に発現している遺伝子であり，*Cat K*-Creマウスは成熟破骨細胞特異的Creタンパク質発現マウスとして利用できる[5]．

　以上のように，骨芽細胞，骨細胞，破骨細胞それぞれでCreタンパク質発現マウスが作製されており，機能解析に利用されている．

（石丸大地，秋山治彦）

文献
1) Rauch A, et al：Cell Metab, 11：517-531, 2010
2) Rossert J, et al：J Cell Biol, 129：1421-1432, 1995
3) Boban I, et al：Bone, 39：1302-1312, 2006
4) Takahashi S, et al：J Clin Invest, 95：167-171, 1995
5) Nakamura T, et al：Cell, 130：811-823, 2007

索引 Index

太字 → その項目について詳しく解説されているページを示します

数字

1CTP……310
Ⅰ型コラーゲン……184, 310
Ⅰ型プロコラーゲンＮ末端プロペプチド……276
1,25-水酸化ビタミンD……111
Ⅱ型コラーゲン……52

欧文

A

A1型短指症……63
ACVR1……242
ADAMTS……54
AGEs (advanced glycation end products)……76, 280
ALK2……242
α-TTP……181
α-TTP欠損マウス……182
$α_vβ_3$インテグリン……202
αトコフェロール……181
ALPase……35
aly/aly マウス……134
anabolic window……276
AP-1……**131**
APC……95
AR (androgen receptor)……176
ARONJ……266
ASARM……112

B

Bcl6……**148**
β-カテニン……95
Blimp1……**148**
Blomstrand型軟骨異形成症……175
blosozumab……247, 293
BMP……73, **88**, 107, 242, 299
BMP-2……84
BP ⇒ ビスホスホネート
BP関連顎骨壊死検討委員会……266
BR (buckling ratio)……315
BRONJ……266
BSP1……204

Btk 阻害剤……137
b-Zip……86
B型短指症……142
B細胞……148

C

c-Fms……120, 128
c-Fos……131
c-Jun……131
c-Maf……86
c-Src……150, 203
CAR 細胞……**170**
Cbfa1……82
Cbfb……82
CCN1……64
CCN2……64
CCN3……65
CCN4……65
CCN5……65
CCN6……65
CCNファミリータンパク質……**64**
CCR1……221
CCR2……220
cervical loop……46
chemo-repulsion……122
CKD-MBD……**256**
Cl^-輸送……154
ClC-7……**154**
CN (calcineurin)……139
CNP……238
cortical porosity……314
Cre-ERシステム……319
Cre/loxPシステム……319
CSF-1……128
CSF-1R……128
Csk……150
CSMI……315
CT-based HSA……315
CTGF (connective tissue growth factor)……64
Cthrc1……**193**
CTLA8……216
CT受容体……160
CX3CR1……221
CXCL12……170

Cyr61……64
C型ナトリウム利尿ペプチド……238

D

DAP12 (DNAX-activating protein of 12 kD)……138
DAS28……295
db/dbマウス……98
DC-STAMP……**143**
ΔFosB……132
denosumab ⇒ デノスマブ
Dkk1……96
DMP1……103, **105**
DXA (dual energy X-ray absorptiometry)……312
DXA-based HSA……315

E

ECM……184
ecto-nucleotide pyrophosphatase/phosphodiesterase1/3……179
Enpp1/3……179
EphB4……188
ER (estrogen receptor)……176
ETA1……204

F

Fam20C……105
FcRγ (Fc receptor common γ subunit)……138
FGF……**200**
FGF-2……200
FGF23 (fibroblast growth factor 23)……103, 105, 108, **110**, 115, 239, 256
FGF23関連低リン血症性くる病・骨軟化症……240
FGFR3……200
FIND……143
FOP……89, **242**
FRAX®……247
FTY720……123

G

γ-カルボキシル化……284
G-CSF……163, 166, **218**

GDF5……235
Gli……61
gp130……214
GPCR（G protein-coupled receptor）……220
grey lethalマウス……155
GSK-3β……95
Gタンパク質共役型受容体……220

H

Hey1……186
HMG（high mobility group）ボックス……56
HR-pQCT……314
*Hyp*マウス……115

I

ICSBP……146
IFN……**207**
IGF……189, **198**
IGF-1……189, 198
IGF-2……198
IGF結合タンパク質……198
IGFBP……198
I*κ*B……133
IKK……133
IL（interleukin）-1……212
IL-1受容体……126
IL-1ファミリー……**212**
IL-6……214, 294
IL-6ファミリー……**214**
IL-11……214
IL-17……215, **216**
IL-17A……216
IL-18……212
IL-34……**128**
*in situ*ハイブリダイゼーション……306
iPS細胞……63
IRAK……127
IRF8……**146**
IRS-1……199
IRS-2……199
ITAMシグナル……138

J・K・L

JAK1……207
Jansen型骨幹端軟骨異形成症……175
Klotho……111
Lrp5……95

M

Maf……**86**
MafB……86
M-CSF……117, **128**
MEPE……103, **112**
MIP（macrophage inflammatory protein）-1α……258
miRNA……**223**
Mitf……182
MMP……54, **184**
MMP-2……185
Mmp-9……184
Mmp-13……184
Mmp-14……184
MPS（mononuclear phagocyte system）……128
MRONJ……266
MyD88……127

N

NC-2300……158
ncRNA……223
NFAT……**136**
NFATc1……138, 146, 188
NF-*κ*B……**133**
Notch……**186**
NOV……64
Nrp1……190

O

OASISファミリー……68
*ob/ob*マウス……98
OC-STAMP……**143**
OCIF……124
odanacatib……158, 247, 287
ODF……124
OF45……112
OMRONJ……266
ONJ……**266**, 275
ONO-5334……287
*op/op*マウス……128
OPG（osteoprotegerin）……120, **124**
OPGL……124
Osterix……72, **84**, 107
Ostm1……**154**

P

p38……182
p130Cas……203
PCP……141
Pebp2αA……82
PHEX……103, **114**
pmf（proton-motive force）……152
PPAR……**92**
PPARγ……92, 250
Prdm1……148
PRG4……53
primary cilium……54
PTH……96, 107, 108, **173**, 189, 197, 205, 256
PTH1-34……276
PTH/PTHrP受容体……174
PTH/PTHrP受容体遺伝子……173
PTHrP（parathyroid hormone-related protein）……62, **173**, 260
pycnodysostosis……286
PYK2……203

Q・R

QCT（quantitative computed tomography）……312
RAGE（receptor of AGEs）……77
RANK……120, **124**, 126
RANK欠損マウス……124
RANKL……117, **124**, 136, 212, 215, 216, 231
RANKL中和抗体……167
RGD配列……202, 204
rhFGF-2……200
RISC……223
romosozumab……247, 292

太字 → その項目について詳しく解説されているページを示します **Index**

Ror……141
Runx2……71, **82**, 84, 107
Ryk……141

S

S1P……**122**
S1P受容体……122
SARM (selective androgen receptor modulator)……177
SCF……170
Sema3A……190
Sema4D……190
SERM (selective estrogen receptor modulator)……177, 247, **279**
SFK……150
SIBLINGs……112, 204
siltuximab……294
SM (section modulus)……315
Smad……84, **88**
SOST……96, 104, **107**
SOST遺伝子……292
Soxファミリー……**56**
Sox9……52, 62
SOX9遺伝子……57
Sp7……84
SPP1……204
Srcファミリー……**150**
SRE (skeletal-related events)……260
Sry-related HMG-box……56
STAT……207

T

Tecチロシンキナーゼ……138
TGF-β (transforming growth factor-β)……108, **196**, 260
Th17細胞……216
TIMP……**184**
TLR (Toll-like receptor)……126, 146
TNF……**209**
TNF受容体ファミリー……124
TNF-α……147
TNF-α阻害薬……232
tocilizumab⇒トシリズマブ

TRAF6……**126**
TRANCE……124
TRPV5/6 (transient receptor potential vanilloid 5/6)……179
TSS……295
TYK2……207

U・V

ucOC……284
unfolded protein response……67
van Buchem病……107
V-ATPase……**152**, 155
VDR……**178**
V型ATPase⇒V-ATPase

W

Waardenburg症候群……57
WISP……64
Wnt……73, 95, 108
Wnt/β-カテニンシグナル……95, 104
Wnt-Ca^{2+}経路……141
Wnt-PCP経路……141, 193
Wnt5a……142
Wolffの法則……230

X・Y

X染色体上のエンドペプチダーゼ類似リン調節遺伝子……114
X連鎖性低リン血症性くる病……110, 114, 240
X連鎖性低リン血症性骨軟化症……240
YAM (young adult mean)……312

和 文

あ

アグリカン……59
アダリムマブ……232, 296
アディポサイトカイン……98
アナキンラ……212
アバタセプト……232, 296
アフリカツメガエル……16
アポトーシス……177, 210
アルカリホスファターゼ……35, 79
アルファカルシドール……240, 282
アレンドロン酸……273, 274
アロマターゼ阻害薬……250
アンドロゲン……176
アンドロゲン受容体……176

い

遺伝性出血性末梢血管拡張症……89
イソプロテレノール……205
イバンドロン酸……274
異物巨細胞……144
イブルチニブ……137
イメージング……316
インスリン受容体基質-1……199
インスリン受容体基質-2……199
インスリン分泌能……91
インスリン様成長因子……189, 198
インターフェロン……**207**
インターフェロン制御因子8……**146**
インターロイキン1ファミリー……**212**
インターロイキン6ファミリー……**214**
インターロイキン17……**216**
インターロイキン34……128
インテグリン……54, **202**
インフリキシマブ……232, 296

う

ウズラ-アヒルキメラ……23
宇宙飛行士……254
運動……254, 255
運動と骨……**254**
運動器疾患の疫学……269
運動器障害……269

え

栄養……255
栄養性くる病……114
疫学
　運動器疾患の―……**269**
液胞型H$^+$-ATPase……152
エスケープ現象……160

エストロゲン……176, 279
エストロゲン受容体……176
エタネルセプト……232, 296
エナメル芽細胞……45
エナメル結節……44
エナメル質……42
エフリン……**188**
エフリンB2……188
エムドゲイン®……263
エルデカルシトール……247, 282
沿軸中胚葉……20
炎症性ケモカイン……220
炎症性骨疾患……209
炎症性骨破壊……147
炎症性サイトカイン……209
エンハンサー……82

お

オートラジオグラフィー……306
オステオカルシン……**90**
オステオポンチン……**204**
オステオン……27
オダナカチブ……158, 247, 287

か

外エナメル上皮……44
外傷性骨折……229
海綿骨……25, 253
下顎顔面異常症……244
架橋……76, 280
顎骨壊死……**266**, 275
核内受容体……92
仮骨……229
荷重負荷……254
家族性広汎性骨溶解症……125
家族性若年性ポリポーシス……89
活性型ビタミンD_3製剤……**282**
カップリング……37, 189, 286, 310
カップリング因子……38, 193, 196
滑膜線維芽細胞……231
カテプシンK……119, **157**, 286
カテプシンK欠損マウス……74
カテプシンK阻害薬……158, **286**
寡毛症−リンパ性浮腫−毛細血管拡張
　症候群……57

可溶性Wnt阻害因子……258
顆粒球コロニー刺激因子⇒G−CSF
カルシウム……178
カルシウム感知受容体……173
カルシウム貯蔵庫……14, 16
カルシトニン……**159**
カルシトニン受容体……120
カルシトリオール……282
カルボキシル化……90
感覚神経……29
がん幹細胞ニッチ……169
がんの骨転移……**260**, 273, 289
関節軟骨……234
関節破壊……296
関節リウマチ……121, 125, 129, 137,
　205, 209, 213, 215, 216, **231**, 294,
　296
間葉系細胞凝集……52

き

器官形成……88
基質小胞……32, 79
基質石灰化……**79**
機能的分泌領域……118
キャッスルマン病……294
休止線……39
急性期反応……274
急性骨髄性白血病……169
休薬……267
共役……310
境界……21
矯正力……264
屈曲肢異形成症……57

く・け

グリコーゲン……54
くる病……**239**
血管
　―新生……33
　―新生抑制剤……267
　骨の―……25
血清低カルボキシル化OC……284
ケモカイン……170, **220**
ケモタキシス……122
原発性骨粗鬆症……108

原発性肺高血圧症……89
原発性副甲状腺機能亢進症……249

こ

抗IL-6受容体モノクローナル抗体
　……214
抗IL-6療法……**294**
抗RANKL抗体……121, 125, **289**
抗TNF療法……**296**
抗インターロイキン6療法……**294**
高解像度MRI……314
高解像度pQCT……314
口蓋裂……244
高カルシウム血症……273
交感神経……28, 74, 204
口腔内管理……268
口腔内常在細菌……267
硬結性骨化症……107
抗骨吸収薬物関連顎骨壊死……266
後縦靱帯硬化症……80
恒常性ケモカイン……220
甲状腺機能亢進症……249
口唇裂……244
抗スクレロスチン抗体……109, 238,
　292
硬組織の染色法……**304**
酵素組織化学……304
酵素補充療法……238
好中球増殖因子……218
高リン血症性家族性腫瘍状石灰沈着
　症……111
骨移植術……299
骨芽細胞……33, 62, **71**, 84, 86, 162,
　168, 186, 208, 320
骨芽細胞と造血幹細胞……**168**
骨芽細胞分化……82
骨関連事象……260
骨吸収……143, 154
骨吸収抑制薬関連顎骨壊死症
　……277
骨強度……247, 310
骨巨細胞腫……289
骨形成……193
骨形成因子⇒BMP
骨形成作用……200
骨形成不全症……85, 197, 236

Index

太字 → その項目について詳しく解説されているページを示します

骨形成抑制因子……91
骨形態計測……**302**
骨系統疾患……60, **236**
骨構成細胞特異的遺伝子改変マウス
　……**319**
骨構造解析……**314**
骨再生……63, 299
骨細胞……14, **101**, 105, 107, 320
骨質……247, 249
骨質マーカー……311
骨髄……27, 163, 170
骨髄異形成症候群……169
骨髄移植……218
骨髄環境……**162**, 163
骨髄腫……129
骨髄増殖性腫瘍……169
骨髄抑制……218
骨折の修復機構……**229**
骨粗鬆症……77, 85, 96, 108, 121,
　137, 167, 206, 213, 215, **247**, 249,
　252, 269, 284, 289, 293
骨粗鬆症治療薬……283
骨代謝
　歯科矯正治療における―……**264**
骨代謝マーカー……**310**
骨大理石病……153
骨転移……206, 260, 273, 289
骨動態……303
骨軟化症……**239**
骨肉腫……277
骨パジェット病……121, 125
骨発育……252
骨膜……26
骨マトリックスマーカー……77
骨密度……247
骨密度測定……**312**
骨リモデリング……196, 286
古典的Wntシグナル……**95**, 292
コラーゲン……51, **76**, 280, 286
コラゲナーゼ……184
ゴリムマブ……232, 296
コロニー刺激因子……128
コンディショナル遺伝子改変マウス
　……**319**

さ

再生療法……298
細胞外マトリックス……58
細胞性骨……15
細胞融合……143
座屈比……315
鎖骨頭蓋異形成症……83
鎖骨頭蓋骨異形成症……245
酸化ストレス……280
酸性環境……152
酸分泌……155

し

歯科矯正治療における骨代謝
　……**264**
歯科治療……267
シクロスポリン……137
歯根膜……42, 264
歯周炎……217, 262
歯周疾患……262
歯周組織……42
歯周組織再生療法……263
歯周病……121, 210, 213, **262**
歯槽骨……42, 262, 263, 264
疾患感受性遺伝子……235
歯肉……42
歯肉炎……262
歯乳頭……45
歯胚……42
脂肪細胞……86, 92
若年性特発性関節炎……294
若年性パジェット病……125
終末糖化産物……76, 280
種差……22
樹状細胞……143
酒石酸抵抗性酸ホスファターゼ
　……118
腫瘍壊死因子……**209**
腫瘍性くる病……110
腫瘍性骨軟化症……106, 110, 240
常染色体優性低リン血症性くる病
　……110
常染色体劣性低リン血症性くる病
　……80
上部消化管障害……274

小胞体ストレス応答……67
小胞体ストレスセンサー……**67**
女性ホルモン……176
シルツキシマブ……294
進化……14
唇顎口蓋裂……244
神経
　―堤……19
　―堤細胞……33
　骨の―……**25**
腎原性cAMP……173
人工骨……299
進行性骨化性筋炎……242
進行性骨化性線維異形成症
　……89, **242**
腎臓……256

す

水生脊椎動物……14
頭蓋顔面先天異常……**244**
頭蓋骨幹端異形成症……80
頭蓋縫合早期癒合症……245
スクレロスチン……73, 107
スタチン……238
ステロイド骨粗鬆症……109
スフィンゴシン1リン酸……**122**
スマッド⇒Smad

せ

脆弱性骨折……248, 287
成熟骨芽細胞……90
星状網細胞……44
生体イメージング……316
成長軟骨板……25
成長ホルモン投与……238
生物学的製剤……232
性ホルモン……**176**
脊椎肋骨異骨症……187
脊椎側弯……187
セクキヌマブ……217
石灰化……79, 239, 256
ゼブラフィッシュ……15
セマフォリン……**190**
セメント質……42
セメントライン……37

セルトリズマブ……296
セルトリズマブペゴル……232
線維芽細胞増殖因子……200
線維芽細胞増殖因子23⇒FGF23
線維性骨……35, 229, 288
穿下性吸収……265
染色法……304
選択的エストロゲン受容体モジュレーター⇒SERM
先端大腿骨頭異形成……63
相関解析……235

そ

臓器連関……74
象牙芽細胞……45
象牙質……42
造血幹細胞……162, 166, 168, 170
造血幹細胞移植……238
造血前駆細胞……166
走査型電子顕微鏡……307
総シャープスコア……295
層板骨……229
続発性骨粗鬆症……**249**
側板中胚葉……20
組織学的骨形態計測……302
ソスト⇒SOST
ソマトメジンC……198
ゾレドロン酸……258, 273, 274

た

胎児胎盤系……175
体節……20
大腿骨近位部骨折……253
大腸がん……95
大理石骨病……120, 125, 127, 132, 155, 166, 203, 208, 236
大理石病……158
タクロリムス……137
多中心性の手根足根骨溶解症……87
脱分化……298
多発性硬化症……208
多発性骨髄腫……87, 208, **258**, 289
タモキシフェン……279
単核食細胞系……128
短指症……63

男性ホルモン……176
断面二次モーメント……315

ち

チアゾリジン誘導体……92
緻密骨……25
中性リン製剤……241
中胚葉……19
中胚葉誘導……89
長期臥床……254
直接性吸収……265

て

低出力超音波パルス……230
低ホスファターゼ症……79, 236
定量的コンピュータ断層法……312
低リン血症性くる病……105
ティンプ……184
デコリン……60
デノスマブ……125, 247, 258, 259, 261, 289
テリパラチド……230, 247, **276**
転写因子……82, 87
転写制御……56
転写抑制因子……148
デンタルプラーク……262

と

動員……166, 219
透過型電子顕微鏡……307
糖脂質代謝……91
糖質コルチコイド……250
糖質コルチコイド過剰……249
糖尿病……250
頭部神経堤細胞……20
トシリズマブ……214, 232, 294, 296
特発性乳児動脈石灰化症……80
トファシチニブ……232
トランスフォーミング増殖因子β⇒TGF-β
トリーチャー・コリンズ症候群……244

な

内エナメル上皮……44
内軟骨性骨化⇒軟骨内骨化

ナトリウム-リン共輸送体……111
軟骨・骨……64, 88
軟骨再生……298
軟骨細胞……**51**, 62, 85, 86
軟骨細胞の後期分化……82
軟骨性骨原基……26
軟骨内骨化……17, **30**, 51, 58
軟骨内骨化部……16, 17
軟骨の再生療法……**298**
軟骨無形成症……236

に・の

二光子励起顕微鏡……316
二次海綿骨……16, 17, 18
二重エネルギーX線吸収測定法……312
ニッチ……162, 166, 168, 170
乳がん……175
乳腺……175
濃化異骨症……286

は

バイグリカン……60
ハイドロキシアパタイト……79
破骨細胞……87, **117**, 126, 143, 146, 148, 157, 166, 193, 208, 210, 216, 231, 320
破骨細胞修飾薬剤関連顎骨壊死……266
破骨細胞と造血幹細胞……**166**
バゼドキシフェン……279
白血病……164
発生
　歯の―と構成細胞……**42**
　骨の―……**19**
ハバース管……27
パミドロン酸……273, 274
パルス電磁場……230

ひ

ヒアルロン酸……51
ピクノディスオストーシス……158
非古典的Wntシグナル……**141**
非コラーゲン性タンパク質……90
微細構造解析……**307**
皮質骨……253

Index

太字 → その項目について詳しく解説されているページを示します

ビスホスホネート……167, 238, 247, 258, 261, 266, 273
ビスホスホネート製剤……121
肥大化軟骨細胞……32
ビタミンD……114, 178, 255
ビタミンD欠乏症……240
ビタミンD受容体……**179**
ビタミンE……**181**
ビタミンK製剤……284
ビタミンK_2……284
非定型大腿骨骨折……275
ヒトダウン症候群……137
ビトロネクチン受容体……119
病的骨折……229
疲労骨折……229
ピロリン酸……79

ふ

フィブロネクチン……54
フィンゴリモド……123
フォルクマン管……27
副甲状腺ホルモン⇒PTH
副甲状腺ホルモン関連タンパク質⇒PTHrP
副甲状腺ホルモン製剤……**276**
ブロソズマブ……248, 293
プロテオグリカン……51, **58**
プロトンポンプ……152
分化……148

へ

平滑筋……175
閉経……252
閉経後骨粗鬆症……77, 206, 213, 215, 284
ヘッジホッグ……**61**
ヘッジホッグシグナル……69
ベッドレスト研究……254
ペルオキシソーム増殖剤応答性受容体……**92**
ヘルトビッヒ上皮鞘……45
変形性関節症……54, 60, 66, **234**, 269
変形性膝関節症……187, 270

変形性腰椎症……270
ペントシジン……77

ほ

放射光CT……314
傍脊椎石灰囊……17
ホーミング……170
骨・硬組織の染色法……**304**
骨・軟骨……64, 88
骨・軟骨の再生療法……**298**
骨の血管・神経……**25**
骨の進化……**14**
骨の生体イメージング……**316**
骨の発育と老化……**252**
骨の発生……**19**
骨と運動……**254**

ま

マイクロCT……314
マイクロRNA……**223**
マイクロプロセッサー複合体……223
膜性骨化……30, **33**
膜内切断……67
マクロファージコロニー刺激因子⇒M-CSF
マスター転写因子……136
末梢血幹細胞移植……219
マトリックスメタロプロテアーゼ9……119
マトリックスメタロプロテナーゼ⇒MMP
マラッセの上皮遺残……46
慢性骨髄性白血病……208
慢性腎臓病に伴う骨・ミネラル代謝異常……**256**

み・む

ミニモデリング……**36**, 39
未分化間葉系細胞……34
無細胞性骨……15

め・も

メカニカルストレス……204
メカニカルセンサー……101

メダカ……15
メナキノン4……284
メナテトレノン……284
免疫グロブリン様受容体……136
免疫組織化学……304
免疫電顕……309
モデリング……**36**

や

薬剤投与関連顎骨壊死……266
有病率……271
由来組織……21

ら・り

ライフサイクル……**252**
ラロキシフェン……279
陸生脊椎動物……14
リコンビナントRANKL……238
リコンビナントヒトFGF-2……200
リスク因子……266
リモデリング……**36**, 303, 310
両生類……16
リン代謝制御ループ……101

る・れ

累積発生率……271
ルブリシン……53
劣性遺伝性Robinow症候群……142
レプチン……**98**
レプチン受容体発現細胞……170

ろ

ロイシンジッパー……132
老化……252
ロコモティブシンドローム……269
ロモソズマブ……247, 292

わ

ワルファリン治療……285

骨ペディア　骨疾患・骨代謝キーワード事典

2015年5月15日　第1版 第1刷発行
2015年6月30日　第1版 第2刷発行

編　集　　日本骨代謝学会
発行人　　一戸裕子
発行所　　株式会社 羊 土 社
　　　　　〒101-0052
　　　　　東京都千代田区神田小川町2-5-1
　　　　　TEL　　03（5282）1211
　　　　　FAX　　03（5282）1212
　　　　　E-mail　eigyo@yodosha.co.jp
　　　　　URL　　http://www.yodosha.co.jp/
装　幀　　野崎一人
印刷所　　株式会社 Sun Fuerza

© YODOSHA CO., LTD. 2015
Printed in Japan
ISBN978-4-7581-2056-2

本書に掲載する著作物の複製権，上映権，譲渡権，公衆送信権（送信可能化権を含む）は（株）羊土社が保有します．
本書を無断で複製する行為（コピー，スキャン，デジタルデータ化など）は，著作権法上での限られた例外（「私的使用のための複製」など）を除き禁じられています．研究活動，診療を含み業務上使用する目的で上記の行為を行うことは大学，病院，企業などにおける内部的な利用であっても，私的使用には該当せず，違法です．また私的使用のためであっても，代行業者等の第三者に依頼して上記の行為を行うことは違法となります．

JCOPY ＜（社）出版者著作権管理機構 委託出版物＞
本書の無断複写は著作権法上での例外を除き禁じられています．複写される場合は，そのつど事前に，（社）出版者著作権管理機構（TEL 03-3513-6969，FAX 03-3513-6979，e-mail：info@jcopy.or.jp）の許諾を得てください．